# 黄帝内經

## 运气遗篇集注

○

杜武勋 主编

上海交通大学出版社
SHANGHAI JIAO TONG UNIVERSITY PRESS

## 内容提要

《黄帝内经》作为中医四大经典著作之首，被历代医家奉为圭臬，是我国医学宝库中现存成书最早的一部医学典籍。"五运六气理论"是传统中医理论中极具华彩的一部分，主要载于《黄帝内经·素问》的《天元纪大论》《五运行大论》《六微旨大论》《气交变大论》《五常政大论》《六元正纪大论》《至真要大论》"七篇大论"中，合称为"运气七篇"，以及另外《本病论》和《刺法论》两个"遗篇"中，合称为"运气九篇"，它是五运六气理论的源头。

《本病论》和《刺法论》两部"遗篇"以运气学说为依据，以"气交失守"为中心，主要论述了间气升降不前、司天不迁正与不退位的原因，以及与此"气交失守"相对应的物候、病候、五郁之发等的表现，并提出针对性的针刺选穴方法。突出阐述了"刚柔失守"所致"三年化疫"和"三虚"，提出针对疫疠的"全真"预防及针刺方法，并介绍了推运疫疠流行规律和预防传染的方法。与此同时，还阐述了十二脏之神失守位的原因和针刺治疗方法。

本书将上述两篇经文合并，并将古今医家注释集萃，以期为读者呈现出古今医家丰富的注释解读，为个人学习五运六气理论奠定基础，本书适合有志于研究五运六气理论的读者朋友阅读参考。

**图书在版编目（CIP）数据**

黄帝内经运气遗篇集注 / 杜武勋主编. —上海：上海交通大学出版社，2020

ISBN 978 - 7 - 313 - 22785 - 0

Ⅰ. ①黄⋯　Ⅱ. ①杜⋯　Ⅲ. ①《内经》-运气（中医）-研究　Ⅳ. ①R221②R226

中国版本图书馆 CIP 数据核字（2020）第 005122 号

**黄帝内经运气遗篇集注**

**HUANGDI NEIJING YUNQI YIPIAN JIZHU**

......................................................................................................................

主　　编：杜武勋

出版发行：上海交通大学出版社　　　　　地　　址：上海市番禺路 951 号

邮政编码：200030　　　　　　　　　　　电　　话：021 - 64071208

印　　刷：上海万卷印刷股份有限公司　　经　　销：全国新华书店

开　　本：710mm×1000mm　1/16　　　印　　张：16

字　　数：320 千字

版　　次：2020 年 6 月第 1 版　　　　　　印　　次：2020 年 6 月第 1 次印刷

书　　号：ISBN 978 - 7 - 313 - 22785 - 0

定　　价：78.00 元

# 编 委 名 单

**主　编**　杜武勋

**副主编**（按姓氏笔画排列）

　　　　石宇奇　丛紫东　刘　岩　刘　津

　　　　李晓凤　张　茜

**编　委**（按姓氏笔画排列）

　　　　马　腾　　王　硕　　王　瑞　　王润英

　　　　王晓霏　　王智先　　毛文艳　　邓芳隽

　　　　石宇奇　　田　盈　　丛紫东　　朱　博

　　　　朱明丹　　朱林平　　任　莹　　刘　岩

　　　　刘　津　　刘海峰　　孙雨欣　　孙非非

　　　　杜武勋　　杜武媛　　杜依濛　　李卓威

　　　　李晓凤　　邹金明　　宋　爽　　张　茜

　　　　张少强　　张红霞　　张丽红　　张君丹

　　　　陈金红　　武姿彤　　林　杨　　赵　美

　　　　袁嘉璐　　袁宏伟　　钱昆虹　　黄　博

　　　　曹旭焱　　裴丽敏

# 编写说明

## 一、本书编写的目的与意义

《黄帝内经》(以下简称《内经》)作为中医四大经典著作之首,被历代医家奉为圭臬,是我国医学宝库中现存成书最早的一部医学典籍。"五运六气理论"是传统中医理论中极具华彩的一部分,主要载于《内经》"七篇大论"及《本病论》和《刺法论》两个"遗篇"中,合称为"运气九篇",是五运六气理论的源头。虽自诞生之日起就饱受争议,但是五运六气理论在传统中医理论中的重要地位不可忽视。《内经》以大量篇幅阐释五运六气理论,使之成为中医气化学说、藏象学说、病机学说、升降出入等理论的渊薮,为后世医家提供了基本的中医思辨方式,对指导中医临床实践具有重要意义。

作为一名医生,必须"上知天文,下知地理,中知人事",且深入学习五运六气理论,因此充分研读《内经》是每位中医学者该具备的基本素养。但由于《黄帝内经》成书年代久远,涉及天文、地理、历法、气象等多学科知识,"其文简,其意博,其理奥,其趣深",原文艰深晦涩难懂,加之历经传抄翻刻,衍文、漏文、错文众多,使众多学者望而却步。为便于读者全面掌握《内经》中的五运六气理论知识,笔者挑选古今十五家注解《内经》的代表性书籍,按字、词、句的格式进行集萃,力求为研读运气九篇的广大读者提供一部基础、易懂、全面、详尽、各家思想交互碰撞的参考书籍。并使之成为学习五运六气的基础书籍,促进广大中医学者对中医经典的研读、挖掘,促进传统中医理论的继承与发展。

中医经典理论是中医发展的源泉,对经典理论的继承、发展与创新,是中医学发展的关键科学问题,中医临床绝非简单的经验与技能总结,中医学者只有坚持不懈,溯本求源,潜心悟道,应用传统中医理论指导临床才能使中医临床取得突出疗效,才可能实现中医经典理论对临床疾病的有效指导和中医理论的自身发展。本团队在繁重的临床工作之余,编写了《黄帝内经运气篇天元纪·五运行·六微旨大论集注》《黄帝内经运气篇气交变·五常政大论集注》《黄帝内经运气篇六元正纪大论集注》《黄帝内经运气遗篇集注》《黄帝内经运气篇至真要大论集注》。后续我们还将出版运用五运六气理论解读《黄帝内经》"运气九篇"、方剂、中药,及运用五脏生克制化辨证模式指导临床应用等系列书籍，为五运六气的推广与应用，贡献一点力量。

## 二、关于本书编写所使用医家注释版本说明

本团队搜集、研读了大量历代医家注释运气九篇的相关著作，共计四十余部，从中挑选出适合本书体例、按原著篇目注释、注释内容较完善的十五部著作进行摘录整理，希望为读者呈现尽可能丰富的医家解读。碍于卷帙有限，仍有许多非常优秀的医家著作未能收录进来，部分著作将作为参考文献出现书中。

今本《黄帝内经素问》（以下简称《素问》）为唐代王冰的整理本，王冰不仅将原九卷内容分合增删、整理次注，还把"七篇大论"内容补入正文中，且在目录中保留了两个遗篇的篇名，注明"亡"，故现存《素问》共有二十四卷，可大致分为三个部分：一是除去运气七篇及遗篇外的篇目，即成书时便存在的内容；二是运气七篇，由唐代王冰订补；三是两个遗篇，目前该部分出处争议较大。本书主要整理后两部分的相关医家注释，"七篇大论"部分选用王冰、马莳、张介宾、张志聪、高士宗、黄元御、张琦、高亿、孟景春、任廷革、张灿玾、方药中、王洪图、郭霭春等医家的十四部著作进行摘录整理；"遗篇"部分则选用马莳、张介宾、高士宗、孟景春、张灿玾、王洪图等医家的六部著作，以及上海涵芬楼影印正统道藏本，共七部著作进行摘录整理。

### （一）"七篇大论"古代医家注释版本的选择

"七篇大论"指《天元纪大论》《五运行大论》《六微旨大论》《气交变大论》《五常政大论》《六元正纪大论》《至真要大论》七篇。

#### 1. 唐代重补"七篇大论"

在唐代以前，此《素问》七卷亡佚已久，究其何因，已无法考证。然王冰认为，"虽复年移代革，而授学犹存，惧非其人，而时有所隐，故第七一卷，师氏藏之，今之奉行，惟八卷尔"，七卷亡佚是因为"师氏藏之"，而后有幸得一秘本，"于先生郭子斋堂，受得先师张公秘本，文字昭晰，义理环周，一以参详，群疑冰释"，秘本中载有"运气七篇"，王冰"恐散于末学，绝彼师资，因而撰注，用传不朽"，故在整理《素问》时便将"运气七篇"加以校勘订补，使之得以流传未绝。

然而王冰注本到了宋代出现"注文纷错，义理混淆"的混乱局面，北宋嘉祐年间，北宋校正医书局林亿、高保衡等人奉敕校正《素问》，定名《重广补注黄帝内经素问》。此次校正工作深入细致，以王冰注本为底本，又参照多种传本校订，所增注文均以"新校正"标之，并说明"运气七篇"为王冰补入。至此，《素问》传本的文字基本定型，后世皆沿用此宋版，卷数虽增减分合，文字却无大变动。

宋版流传至明代由顾从德保留其旧貌，得此刻本《素问》，其刻工精良，堪称善本。而后据此影刻、影印者不绝，1956年人民卫生出版社影印此本出版《重广补注黄帝内经素问》，1963年人民卫生出版社以其影印的此本为蓝本，参校守山阁本等，排印出版《黄帝内经素问》，成为《素问》现在的通行版本。

总而言之，王冰对"运气七篇"的发掘、整理、流传功不可没，不可抹杀他对五运六气学说传承、发展的贡献。因此，我们在选取注释版本时，首选经王冰—林亿、高保衡—顾从德—人民卫生出版社整理、刊刻、影印的1963年版《黄帝内经素问》一书(因王冰注本未收录"遗篇"具体内容，直至1963年人民卫生出版社排印出版《黄帝内经素问》才将"遗篇"附于书末，故此书在"七篇"部分简称为"王冰《黄帝内经素问》"，在"遗篇"原文校注部分简称为"1963年人卫版《黄帝内经素问》")。

2. 宋金元时期校注"运气七篇"的相关书籍

宋金元时期，校注《素问》"运气七篇"内容者开始涌现，如宋代赵佶的《圣济总录》，金代张从正的《儒门事亲》，由元代滑寿编辑、明代汪机续注的《读素问抄》等书，均涉及运气相关部分知识的注释、解读，具有很高的学术价值，但因其版本多拆分重编次序，或仅选取部分原文进行解读，不适合本书体例，故未纳入本书中。

3. 明清时期校注"运气七篇"的相关书籍

明清时期是五运六气学说蓬勃发展的重要阶段，众多医家开始重视《素问》原文的研习，注家辈出，各有见地。

明代马莳用三年时间，按原文次序分篇分节对《素问》进行全面注释，著成《黄帝内经素问注证发微》一书，该书分《素问》为九卷，不仅在注释篇名、解释病名、申明字义方面下了很大功夫，同时通过《素问》《灵枢》互证、归类条文、综合各家等方式，在剖析医理方面有许多超越前人的见解，成为学习《内经》不可缺少的参考书。

明代张介宾，对《内经》研习近三十年，根据个人体会，以类分门，撰成《类经》三十二卷，全书多从易理、五运六气、脏腑阴阳气血的理论来阐发经文蕴义，集前人注家的精要，加以自己的见解，敢于破前人之说，理论、注释、编次上均有自己的创见及特色，颇能启迪后人，深为后世所推崇。

清代张志聪，治学以宗经为基础，对《内经》的研究深入肌理，所著《黄帝内经素问集注》更是融合了其同窗与学生的智慧，综观全书，其特点在于以经解经，融会贯通，重视气化，天人合一，句栉字梳，提要钩玄，既吸纳了前人的胜义，又汇集了集体的新见。

清代高士宗，对《素问》殚心研注十载，汲取了前人张景岳、马莳、吴崑以及其师张志聪等注释《内经》的经验，著成《黄帝内经素问直解》一书，全书以当时盛行的阴阳五行学说作为阐述自身理解和经验的说理工具，重视"整体运动论""脏象论"等，说理透彻，文字易懂，确具"直解"特点。

清代黄元御，推崇黄帝、岐伯、扁鹊、仲景为医门四圣，倾注毕生精力研究中医古代典籍，将通行本《素问》内容分为十类，重予编次著为《素问悬解》，其注释参考王冰等历代《内经》注家之精论，间附自己对《素问》研究之心得。他学术精湛，敢创新说，标新立异，书中的五运六气之南政北政，为此南北二极之义，所论为前人未及。

清代张琦，重医理，尤好《素问》，潜心研究二十年始著成《素问释义》十卷，书中具有"辨错简独出己见,阐阴阳互根而重阳,论阴阳升降在乎中气"等特点,部分注文精辟且有新意,对经义发挥颇多。

清代高亿,撰《黄帝内经素问详注直讲全集》一书,其弟子罗济川、张映川注,大愚子、乾一修订,全书对《素问》一书逐篇分段注释直解,其注文言简义明,音义晓然,直解则会同诸家之说,而折衷其要,通晓畅达,全无以经解经之嫌,有裨于初学《内经》者。

故本书"七篇大论"部分古代医家的注释版本选用了王冰《黄帝内经素问》,1998年人民卫生出版社出版的由田代华主校的马莳《黄帝内经素问注证发微》,2016年中医古籍出版社出版的张介宾《类经》,2002年浙江古籍出版社出版的由方春阳、黄远媛、李官火等点校的张志聪《黄帝内经集注》,1980年由科学技术文献出版社出版的由于天星整理的高士宗《黄帝素问直解》,2016年中医古籍出版社出版的黄元御《黄元御医书全集》,1998年科学技术文献出版社出版的由王洪图点校的张琦《素问释义》,2016年中国中医药出版社出版的由战佳阳、乔铁、李丹等校注的高亿著,罗济川、张映川注,大愚子、乾一修订的《黄帝内经素问详注直讲全集》此八部古代医家著作。

4."七篇大论"近现代医家注释版本的选择

为了阐述《素问》的学术思想,帮助后学更好地阅读原书,当今学者亦有不少人对其进行各种形式的整编和注释,各具特色。本书主要选取曾执教于各中医学院的教授或曾从事中医研究工作的中医学大家所著著作,各位医学大家均为中医学之前辈,为中医学的发展做出了巨大贡献,本书之编写也是对前辈的缅怀和纪念。

南京中医学院(今南京中医药大学)孟景春教授任职于医经教研组时,集合其校师生共同编写《黄帝内经素问译释》一书,对《素问》原文进行了校勘、注释、语译,并对每篇增加"题解""本篇要点"等内容,对于原文中重要理论和主要论点增补按语,提示其对临床实践的指导意义和应用价值,前后经过三次修订,目前第四版已较为全面。

北京中医学院(今北京中医药大学)任应秋教授一生阅读了大量中医古籍,尤其重视对中医典籍著作的理论研究,毕生致力于中医理论的发掘、整理、提高,并且作出了突出的成绩。他曾在中医首届研究生班上讲授《素问》内容,包括25篇《素问》文献的全文讲解,其女任廷革根据讲课录音整理成书《任应秋讲〈黄帝内经〉素问》,对没有讲课录音的部分,依据任应秋主编的《黄帝内经章句索引》进行整理。全书以《内经》系统的文献结构为线索进行整理,有较强的可读性及拓展思维的功能。

山东中医学院(今山东中医药大学)张灿玾教授与徐国仟教授等人受命整理研究中医古籍,撰成《黄帝内经素问校释》一书,对《素问》二十四卷共八十一篇按"提要""原文""校勘""注释""语译""按语"等项进行全面而系统的整理,此书是研究中医学、提高中医理论水平必读的中医古籍,可供中医学习、教学以及从事中医研究工作者参考学习之用。

中医研究院(今中国中医科学院)方药中教授对中医气化学说进行了创新性的研究,其与许家松所著的《黄帝内经素问运气七篇讲解》"各论"部分对"运气七篇"原文逐句加以解释,逐段进行述评,逐篇作出小结,全书就"运气七篇",总结其理论体系,揭示其科学内涵、精神实质和精华所在,阐述其临床指导意义,客观评价其在中医学中的地位与影响。

北京中医药大学王洪图教授是我国著名的内经研究大家,倡导"内经学"并得到学术界认同,使《内经》研究与教学发展为中医学的一个分支学科,其与贺娟撰写《黄帝内经素问白话解》一书,书中包括原文、提要、注释、白话解、按语五部分,重点突出,实用性强,准确地反映了原旨深意。

天津中医学院(今天津中医药大学)郭霭春教授博学多识,于目录、版本、校勘、训诂、音韵等专门之学造诣精深,治学精勤,著作颇丰,其主编的《黄帝内经素问校注》一书采众家之长,结合自己的见解,整理研究《素问》,资料丰富,校勘翔实,训解精当,其中对《素问》的一些研究论点,经全国有关专家审定,代表了 20 世纪 80 年代研究的最新水平,适用于临床、教学及广大中医爱好者阅读参考。

故本书"七篇大论"部分近现代医家的注释版本选用了 2009 年上海科学技术出版社出版的由孟景春、王新华主编的《黄帝内经素问译释》第 4 版,2014 年中国中医药出版社出版的由任廷革主编的《任应秋讲〈黄帝内经〉素问》,2016 年中国医药科技出版社出版的由张灿玾、徐国仟、宗全和校释的《黄帝内经素问校释》,2007年人民卫生出版社出版的由方药中、许家松所著的《黄帝内经素问运气七篇讲解》,2014 年人民卫生出版社出版的由王洪图、贺娟主编的《黄帝内经素问白话解》第 2版,2012 年中国中医药出版社出版的郭霭春编著的《黄帝内经素问白话解》此六部近现代医家著作。

(二)"遗篇"医家注释版本的选择

运气遗篇指《刺法论》和《本病论》两篇。早在南朝全元起训解《素问》之前,《刺法论》和《本病论》两篇俱已亡失,至唐代王冰时仍未现世,故王冰再次注《素问》时仅目录中保留了两篇篇名,却无具体内容,并注明"亡",因而后世统称此二篇为"素问遗篇",又名"遗篇""素问亡篇""素问逸篇""素问佚篇"。

遗篇目前流传有两个内容完全不同的版本。一是通行版本,即目前普遍使用的人民卫生出版社梅花版《黄帝内经素问》中所载遗篇内容。宋代印刷技术进步,加之朝廷重视医学,《素问》得以广泛流行与传播,通行版遗篇悄然流传于世,宋代嘉祐中期进入校正医书局,林亿、高保衡等人阅览后评价道:"今世有《素问亡篇》及《昭明隐旨论》,以谓此三篇仍托名王冰为注,辞理鄙陋,无足取者。"既指出此遗篇并非《内经》原文,又否定了其医学价值,自然未能载入《重广补注黄帝内经素问》,这也导致遗篇在此后相当长一段时期内受到正统医家的批驳与排斥,对其流传造成不利影响。其后百余年未能留存完整的遗篇刊本,直至明代英宗时期,《正统道藏》收录《素问遗篇》，将《刺法论》分为三卷，《本病论》分为二卷，共五卷，后经上海涵芬楼影印正统道藏本《黄帝内经素问遗篇》使之流传至今；马莳认为此二篇为正本所遗，首注遗篇，将其置于《黄帝内经素问注证发微》书末；张介宾将此遗篇与"运气七篇大论"统一类编，收于《类经》第二十八卷中。清代以后《素问》刊本大多将此遗篇内容附于书末，高士宗所撰《黄帝素问直解》中据马莳《黄帝内经素问注证发微》本另补《刺法论》及《本病论》，名为"素问补遗"，直接置于正文《气交变大论》之后。至近现代，多数注释《素问》的书籍均将其附于书末供读者参考研究，如上述提到的孟景春、张灿玾、王洪图等所著著作。

二是高亿版本，此版本仅见于《黄帝内经素问详注直讲全集》一书中。此书又名《黄帝内经素问完璧直讲详注》，为清末医家高亿所著，其弟子罗济川、张映川注，大愚子、乾一修订，成书于同治十一年，即1872年。书中遗篇内容与通行本完全不同，为本书特点之一。《黄帝内经素问详注直讲全集》久不见于世，现存唯一版本为同治壬申年(1872年)绿云冈原刻本。民国时期只有《医学大辞典》将其收录，现代的《中医文献辞典》《中医文献学》《中医古籍珍本提要》《中医大辞典》等辞典类工具书亦有载录，但对其评介却是寥寥数语，研究此遗篇的学者亦是少之又少。

《内经》其他篇章多处提到"刺法""本病"，可见《刺法论》和《本病论》两篇在《内经》中确实存在，篇名并非王冰杜撰。遗篇通行版虽远早于高亿版现世，但不可忽视其内容的道教色彩，受到批驳，世人对编著者纷纭争论。高亿版虽在内容上与其他篇章交相呼应，看似一脉相承，但出现时间比《内经》晚了将近两千年之久，流传情况单一，且其来历仅能参考《黄帝内经素问详注直讲全集》一家之言，未可尽信，故不能断定哪一版为《内经》固有内容。而无论哪个版本才是真正的"遗篇"，此两版的学术价值和临床指导意义都是难以否认的。当今学者在研读"遗篇"时，当两版本互参，并联系《内经》其他篇章内容作出合理取舍。因此，本书将《刺法论》《本病论》两遗篇内容与运气七篇内容统一收编，以便于读者全面掌握此两篇内容。书中两遗篇原文采用通行版本。

本书"遗篇"部分注释版本选用上海涵芬楼影印正统道藏本《黄帝内经素问遗篇》(正文中简称"正统道藏《黄帝内经素问遗篇》")，1998年人民卫生出版社出版的由田代华主校的马莳《黄帝内经素问注证发微》，2016年中医古籍出版社出版的张介宾《类经》，1980年由科学技术文献出版社出版的由于天星整理的高士宗《黄帝素问直解》，2009年上海科学技术出版社出版的由孟景春、王新华主编的《黄帝内经素问译释》第4版，2016年中国医药科技出版社出版的由张灿玾、徐国仟、宗全和校释的《黄帝内经素问校释》，2014年人民卫生出版社出版的由王洪图、贺娟主编的《黄帝内经素问白话解》第2版此七部古今医家著作。

### 三、编写体例说明

本书采用分解注释的形式，每一解分为"内经原文""字词注释""语句阐述"三部分内容。"内经原文"部分互参众多版本,经校对整理而成,卷次篇目保持不变;"字词注释""语句阐述"两部分甄选自十五部医家著作(以下称"原著"),将原著中注释、语译、白话解等内容摘录至本书中,力求保留原著释义。关于内容及格式处理,按以下原则和方法进行。

1. 原文校注

本书"七篇大论"的"内经原文",互参 2013 年人民卫生出版社出版的由郭霭春主编的《黄帝内经素问校注》,2016 年中国医药科技出版社出版的由张灿玾、徐国仟、宗全和校释的《黄帝内经素问校释》,2009 年上海科学技术出版社出版的由孟景春、王新华主编的《黄帝内经素问译释》第 4 版,2007 年人民卫生出版社出版的由方药中、许家松所著的《黄帝内经素问运气七篇讲解》,2013 年人民卫生出版社影印顾从德本《黄帝内经素问》等版本(与"遗篇"互参版本并称"互参诸本"),综合参考诸家原文,确定本书"七篇大论"所用原文。"遗篇"的"内经原文",则依法互参 2013 年人民卫生出版社出版的由郭霭春主编的《黄帝内经素问校注》,2016 年中国医药科技出版社出版的由张灿玾、徐国仟、宗全和校释的《黄帝内经素问校释》,2009 年上海科学技术出版社出版的由孟景春、王新华主编的《黄帝内经素问译释》第 4 版,2014 年人民卫生出版社出版的由王洪图、贺娟主编的《黄帝内经素问白话解》第 2 版,1963 年人民卫生出版社出版的《黄帝内经素问》(正文中简称"1963 人卫版《黄帝内经素问》"),1998 年人民卫生出版社出版的由田代华主校的马莳《黄帝内经素问注证发微》等版本,确定本书"遗篇"所用原文。

综合运用本校法与理校法,并充分参考互参诸本,作出校注。凡原文中有讹文、衍文、脱漏、倒置,以及疑似之处,均写出校记,注于原文之下。具体方法如下:

(1)凡互参诸本内容不一致者,均写出各家原文用字、用词、断句等,若有校勘者,依次列出其校勘注释,尽可能不提示倾向性意见。

(2)凡互参诸本内容不一致,若其一(多)版本明显有误时,不予采用,若无祖本或他本可据,数本互异,无所适从之时,以道理定是非,部分释义在"语句阐述"中阐明。

(3)凡不影响文义、医理以及注释的繁体字均予简化,其他不予擅改。

(4)凡古今通假字、异体字原则上不予改动,以保持古文原貌,但对于常见文字则改为通行规范字。

(5)凡断句不明处,多参考孟景春著本,若不易定夺者,则不予擅改,部分释义在"语句阐述"中阐明。

2. 原文分解

为方便读者阅读,本书将《黄帝内经素问》运气九篇原文(以下称"原文")按原段落进行分解,每解 4～6 句。

3. 字词注释

字词注释主要挑选原文中较为独立的、艰涩难懂、具有重要意义的字词进行注释,每解2~6词。并对生僻字加以注音,以方便读者阅读。

4. 语句阐述

语句阐述时将每解逐句拆分注释,保留段落中每一句原文。

5. 编排顺序

参考所选书籍的初版年份,对十五部著作进行编序。如孟景春等《黄帝内经素问译释》在"第四版前言"中提及该书初版于1959年6月;任廷革《任应秋讲〈黄帝内经〉素问》在"整理者的话"中注明该书主要根据1978年任应秋在中医首届研究生班上的讲课录音整理成书;张灿玾等《黄帝内经素问校释》在"前言"中提及该书原由人民卫生出版社于1982年2月第一次印刷出版;方药中等《黄帝内经素问运气七篇讲解》"前言"部分写于1982年8月18日;王洪图等《黄帝内经素问白话解》和郭霭春《黄帝内经素问白话解》分别在扉页中注明第一版出版印刷于2004年4月、2012年11月。故本书中"七篇大论"十四家著作的编排顺序为:①王冰《黄帝内经素问》;②马莳《黄帝内经素问注证发微》;③张介宾《类经》;④张志聪《黄帝内经集注》;⑤高士宗《黄帝素问直解》;⑥黄元御《黄元御医书全集》;⑦张琦《素问释义》;⑧高亿《黄帝内经素问详注直讲全集》;⑨孟景春等《黄帝内经素问译释》;⑩任廷革《任应秋讲〈黄帝内经〉素问》;⑪张灿玾等《黄帝内经素问校释》;⑫方药中等《黄帝内经素问运气七篇讲解》;⑬王洪图等《黄帝内经素问白话解》;⑭郭霭春《黄帝内经素问白话解》。"遗篇"七家著作的编排顺序为:①正统道藏《黄帝内经素问遗篇》;②马莳《黄帝内经素问注证发微》;③张介宾《类经》;④高士宗《黄帝素问直解》;⑤孟景春等《黄帝内经素问译释》;⑥张灿玾等《黄帝内经素问校释》;⑦王洪图等《黄帝内经素问白话解》。

6. 摘录文字及图表

"字词注释""语句阐述"两部分的文字及图表内容均摘录自十五家著作,在不影响原著释义的前提下适当改动,基本保持原著文字、图表原貌。因各家注本身所引用的参考文献/书籍版本不尽相同,本书为二次引用故不对其版本作统一校正。

(1)为避免重复,删去原著中待解的原字/词/句,仅摘录该字/词/句释义;

(2)若原著中未单独注释待解字词,则该字词注释摘录自"白话解"或"语译"等语句释义中;

(3)"此词/句未具体注释",此种写法适用于原著注释中对该词/句未提及者,若原著注释时照搬该词/句,则保留原词/句,以示区分;

(4)"此句未具体注释,总体概括此段为":此种写法适用于原著作者未逐句注释,但对段落大意进行了总结概括;

(5)正统道藏《黄帝内经素问遗篇》书中词句空白处以"□"表示,原著注"缺"处,以"(缺)"表示;

(6)高亿《黄帝内经素问详注直讲全集》书中分"批""注""讲"三部分内容,"讲"由高亿所撰,其弟子罗济川、张映川等加音释与"注",大愚子与乾一进行修订,批注为"批"，故本书分别摘录此三部分；

（7）孟景春、张灿玾、王洪图、郭霭春原著中"注释"部分有对重点字、词、短句的单独注释，将其均放入本书"语句阐述"部分的相应语句中；

（8）若原著注释出现"见下文""释义见前篇"等不明确语句，概予删除；

（9）若原著注释出现文字错漏或前后不一等情况，存疑处不予擅改，明显错误处，后加"编者按"进行说明；

（10）原著中①②③等序号均替换为[1][2][3]，与本书序号样式相区分；

（11）为适应读者阅读习惯，将繁体字、异体字、竖排，统一调整为简体字、通行字、横排，若不同著作中同一语句的某字字形略异、字义相同，且均为现代不常用字，不予擅改，如"晄"与"晄"；

（12）关于图表，由于每一本书的字体、图表样式，有较大差异，为统一、美观、清晰，将原书中所有图表，按照原书形式重新进行绘制，以图表形式放入本书相应位置；

（13）因卷帙有限，各书只采用与运气九篇有关内容，其余部分均不摘录，意欲深究者可寻原著阅读。

杜武勋

二〇一八年九月

# 目 录

绪论 …………………………………………………………………………… 1

  一、五运六气理论研究的重要性 ………………………………… 3

  二、五运六气理论阐述的学术思想 ……………………………… 5

  三、五运六气理论研究的历史脉络 ……………………………… 12

  四、五运六气理论研究需要解决的关键科学问题 ……………… 17

上篇　刺法论 ……………………………………………………………… 26

  第一节　刺法论原文 ……………………………………………… 26

  第二节　刺法论篇分解 …………………………………………… 29

    第一解 …………………………………………………………… 29

    第二解 …………………………………………………………… 32

    第三解 …………………………………………………………… 43

    第四解 …………………………………………………………… 52

    第五解 …………………………………………………………… 56

    第六解 …………………………………………………………… 63

    第七解 …………………………………………………………… 71

    第八解 …………………………………………………………… 81

    第九解 …………………………………………………………… 88

    第十解 …………………………………………………………… 94

    第十一解 ………………………………………………………… 99

    第十二解 ………………………………………………………… 104

    第十三解 ………………………………………………………… 108

    第十四解 ………………………………………………………… 111

    第十五解 ………………………………………………………… 121

    第十六解 ………………………………………………………… 132

下篇 本病论 ···································································· 136
　第一节 本病论原文 ···················································· 136
　第二节 本病论篇分解 ················································ 140
　　第一解 ·································································· 140
　　第二解 ·································································· 143
　　第三解 ·································································· 146
　　第四解 ·································································· 149
　　第五解 ·································································· 152
　　第六解 ·································································· 155
　　第七解 ·································································· 158
　　第八解 ·································································· 160
　　第九解 ·································································· 163
　　第十解 ·································································· 166
　　第十一解 ······························································ 169
　　第十二解 ······························································ 172
　　第十三解 ······························································ 174
　　第十四解 ······························································ 177
　　第十五解 ······························································ 180
　　第十六解 ······························································ 183
　　第十七解 ······························································ 185
　　第十八解 ······························································ 191
　　第十九解 ······························································ 197
　　第二十解 ······························································ 201
　　第二十一解 ···························································· 207
　　第二十二解 ···························································· 211
　　第二十三解 ···························································· 215
　　第二十四解 ···························································· 219
　　第二十五解 ···························································· 222
　　第二十六解 ···························································· 226
　　第二十七解 ···························································· 230

参考文献 ········································································ 236

后记 ············································································· 239

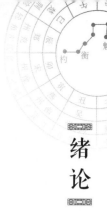

五运六气理论是怎样形成的？主要内容是什么？要回答这些问题，首先要从古人对生命本质的认知开始谈起。生命的本质是什么？人类到目前为止还没有对此形成完整准确的认知。现代科学认为生命体总是处于变化之中的：它活动时不断地消耗能量，又通过吸收营养素或直接利用太阳能来补充能量，即便是构成生命体的细胞也处于不断变化中，并有在环境扰动中自我维持和修复的显著能力。这表明生命体在个体和群体上都遵循进化理论，同时又具有生态结构意义，生命体与外界环境是共存的。

中国古代哲学家很早就开始对生命本质进行探索，认为生命的本源，法于天地，正如《素问·宝命全形论》所言："人生于地，悬命于天，天地合气，命之曰人……天覆地载，万物悉备，莫贵于人。"这里的"气"，乃是禀天地精华而形成，天地之气运动变化、相互交合，人秉天地之气而生中。关于天地之气的运行变化规律便涉及中医"气"理论，《素问·阴阳应象大论》言"清阳为天，浊阴为地"，中国传统哲学以阴阳理论解释天与地的形成，混沌未分之时，含有的轻清物质具备上升之性，可上升以形成天；重浊物质具有沉降之性，可沉降以形成地。重浊之物虽有沉降之性，但也有上升之力，轻清之物有上升之性，但上升之中也有沉降之力，大地万物，在阴阳相交，天地气化中诞生，所以"天人合一"全赖"气化"而成。中医气理论以中国古代宇宙气化生成论[1]为哲学基础，以元气为首要的研究本体，以元气的运动变化，也即气化为主要的研究内容，《素问·五常政大论》曰："气始而生化，气散而有形，气布而蕃育，气终而象变，其致一也……人以天地之气生，四时之法成。"天地万物和人类的生长、四时的转换，皆为"气"之变化，天地万物皆为天地气交的结果。

在《内经》的《天元纪大论》《五常政大论》《气交变大论》等篇章中，阐述了"形气相感，万物生化""物之生从于化""天地合气，六节分而万物化生矣"等生命发生、发展的道理，指出自然界通过"气交"从无生物到有生物的发生、发展过程，以及一切生物的新陈代谢现象。《内经》把这种过程和现象概括为生、长、化、收、藏五个阶段，并进一步指出了"上下之位，气交之中，人之居也"的生命体和生存环境相统一的关系。这一认识来源于中国古代哲学"气一元论"，并逐渐引入中医学中。

"气一元论"是我国古代自然哲学中的一个光辉思想,认为天地之间存在着一种不断运行的精微物质,称为"气"。气是生化万物的基质,是生物和非生物的中介。一元之气在天化为六气,构成万千气象;在地化为五行,赋予万物以五类属性。阴阳为气化之理,五行为气聚之质,阴阳五行法则正是对万物气化规律的描述。气"在天垂象,在地成形";象为无形之气,形为气聚之质。观象以取意,类比以推理。这就是取象比类方法的理论依据。作为自然哲学范畴的中医理论的基本观点和方法,都是以气一元论和气化理论为基点而逐渐形成的[2]。整体动态观和天人相应观,阴阳五行和取象比类方法,是中医学理论的基础,也是中医学特色形成的根源,"气化—调节"是中医理论系统的核心。

"人法地,地法天,天法道,道法自然",老子对天、地、人,乃至整个宇宙的生命规律做了精辟涵括、阐述。"道法自然"揭示了整个宇宙的特性,囊括了天地间所有事物的属性,宇宙天地间万事万物均效法或遵循"道"的自然而然规律。"道"所反映出来的规律是"自然而然"的。而人法道,就要顺遂万物之自性,尊重事物本来的生存状态,观察其自然而然的变化,找出其自然变化的法则。《素问·天元纪大论》言,"天有五行,御五位,以生寒暑燥湿风。人有五脏,化五气,以生喜怒思忧恐",无论天地生化,还是人体生化,都以元气为本,由元气的运动变化而产生。元气生化万物的运动过程即为气化。

五运六气理论,是古人研究天体日月运行,总结自然界六气气化规律,并运用阴阳五行生克制化理论,以干支甲子符号作为推演工具,探求自然界气候变化及人体疾病防治规律的学问,是古人通过仰观天象,俯察地理形成的认知。自然万物呈现之"象",是天地气化运行的产物。"象"是自然界事物的整体呈现,"气"则是自然整体关系的主要实现者和承担者。"气"作为天地万物资始之源,其运动变化规律是天地自然的法则,"气"作为沟通天地万物的介质,把"天"与"人"紧紧地连成了一个整体,此乃"气为一元"的思想基础。

《黄帝内经》秉持"气一元论"的观点,认为气是万物生成之基源,是联系宇宙自然与生命的纽带。其以"气"为本源和媒介,以"时"为主线,将人与天连接成一个不可分割的整体。人之身表里内外的结构和功能,皆与天地自然相符,人之生命活动规律,皆合乎天地之气的变化规律。这样,就构建了《内经》"天人合一"理论体系的基本框架。在这一框架下,天即"天时",起统摄作用;人是一个与之同气相通、同律相动的自然人,是天人关系中的从应者,更是天人和谐关系的维护者。人自觉地遵循自然气化的规律,主动地维护天人和谐关系的过程和方法,实际上就是"因时制宜",也正是"气为一元""天人合一"思想的落脚点[3]。中国古代哲学家和医学家,从"气一元论"出发,阐述了生命的起源、生命的本质,从整体论角度给予生命本质之回答,五运六气理论正是阐述天、地、人相互关系的理论体系。

## 一、五运六气理论研究的重要性

五运六气理论是中医学术体系中重要的组成部分,其中包含了天文、历法、气象、物候、医学等多学科的学术内涵,蕴含着丰富的气化理论思想,它把自然气候变化与人体生命现象、发病乃至预防、治疗、用药规律统一起来,从天体运动角度、环境与人的关系角度,探讨自然气候变化与人体生理、病理的密切关系。《内经》中提到的"气宜""天道"均指五运六气而言,人处于天地气交之中,必然随着五运六气变化而变化,运气的常与变与人体疾病的发生有密切关系。五运六气理论由"五运"与"六气"组成,以此总结和分析以六十年为一周期的气候运动变化规律。五运即木、火、土、金、水五行之气,六气即风、热、湿、火、燥、寒三阴三阳之气,分别配以天干、地支,可推测出每年的运、气和各季的气候变化及其特点。

### (一)五运六气理论的诞生及其争议

自标志运气学说成型的七篇大论补入《内经》以降,一直为历代医家聚讼,肯定、怀疑、否定持续不断,加之其为知识密集的学术,理论玄奥、验证困难、涉及多种学科[4],因此,成为中医学体系中最复杂、争论最大的学说,被称为医门之玄机。因此,有必要回溯和解析其理论源流和争鸣的历史,希望能以史为鉴,为相关研究做出初步探索[5]。回溯历史文献,运气学说萌芽于春秋战国时期,产生于秦汉时期,倡明于两晋隋唐时期,至宋金元时期达到鼎盛,迄明清时期终臻完善。总结多年来五运六气理论主要争议在于:一是七篇大论是否出自《黄帝内经素问》;二是五运六气理论能否准确预测疫病的流行;三是五运六气理论有没有临床价值以及应该如何指导临床运用;四是五运六气理论是否有科学背景;五是五运六气理论是不是有地域限制;六是几千年来我国气候变迁,五运六气理论是否适用现在的时代等。这些问题有待于对五运六气理论进行充分的研究,形成科学、充实的证据。

### (二)五运六气理论研究的价值

五运六气理论是《内经》重要的组成部分,王冰在整理《素问》时补入运气七篇大论,以大量篇幅阐释五运六气理论,成为中医气化学说、藏象学说、病机学说、升降出入等理论的渊薮,为后世医家提供了基本的中医思辨方式,对指导中医临床实践具有重要意义。《素问·五运行大论》曰:"非其位则邪,当其位则正。"这里的正、邪是就自然气候而言,自然气候的正常变化为"正",反常变化为"邪"。六气在一年中的运行,是"行有次,止有位",按时、有序的,应当"至则至",若"未至而至"则为异常,说明非其位则邪,当其位则正。《素问·宝命全形论》曰:"人以天地之气生,四时之法成……人能应四时者,天地为之父母。"人秉天地正常之气而生,依赖自然正常气候而长,人和自然和合为一,人与天地之气息息相通。《素问·至真要大论》

曰："彼春之暖,为夏之暑,彼秋之忿,为冬之怒,谨按四维。"一年四季转换,人要顺应四时,顺时则养,逆时则病。人体阴阳气血,应时而变,天地有四时气候、昼夜晨昏之变换,天地阴阳日有所变,人亦应之。运气变化,天地自然有四时节律、日节律、月节律,人体阴阳气血随之出现规律性变化,通过人体阴阳自我调节达到平衡。《素问·六微旨大论》曰："上下之位,气交之中,人之居也。"人处于气交之中,运气改变不仅影响人体自我阴阳调节,影响人体生理,还影响人体病理。根据运气学说,疾病的发生有一定的规律可循,人们可以此推测疾病的发生与流行,甚至可以精确到具体的脏腑。

五运六气理论对于指导临床辨证具有重大的意义,有认为五运六气理论是展现天人相应理论的动态模型;有认为五运六气理论是中医理论的渊数;还有认为五运六气理论是中医现代多学科研究的枢纽[6]。五运六气审察的"象",勾连了天、地、人与生命万物,包括外在可察的天象、气象(气候)、物象(物候)、病象(症候),以及内在可感知、意度的脉象、脏象。其所言之"数",则是序数、气数,是对事物有序性、规定性的表述。其思维过程包括"观物取象""立象尽意"与"取象比类/取象运数"三个不可分割的阶段,是中医"司外揣内"认识疾病,"法天之纪,用地之理"治疗疾病的一大路径[3]。面对纷繁复杂的自然现象和气候与生命万物,单纯应用六气系统或五运系统,均难以给予自然气象规律一个完美的解释,只有将二者结合起来分析,才能更好地阐明那些复杂的问题。而事实上,运气学说有五运系统、六气系统以及两者相合形成的五运六气系统等多种周期,借助三阴三阳上奉六气、五行之间的相互承制、五运与六气相合等,解释自然气象变动规律,即是以阴阳五行理论为基础的。阴阳五行学说这一理论工具在运气学说中的重要性可见一斑[7]。运气学说中的五运,是试图用木运、火运、土运、金运、水运五种因素来解读天地气象的周期性变动规律,是五行思想影响的结果;六气则试图用风、寒、暑、湿、燥、火六气来解读气象的变动规律,六气用厥阴风木、少阴君火、太阴湿土、少阳相火、阳明燥金、太阳寒水分别进行概念的标定与规范,实则是阴阳理论影响的结果。因此,《内经》之五运六气学说,是古代哲学思想"气一元论"、阴阳思想、五行思想共同渗透、影响的结晶,我们只有充分认识气化和阴阳五行生克制化的规律,才能学习好运气学说,利用运气学说有效地指导临床[7]。运气学说基于中医"天人相应"的思想,以"气化"为理论工具,对天人之间气化关系的考察,是中医气化学说的精髓所在。因此,只有认识中医气化学说,才能够更加深入地理解运气学说的内涵及其价值[7]。

五运六气理论研究价值逐渐得到大家的重视,杨力教授认为中医五运六气理论是《黄帝内经》中最为光彩夺目的内容,占据《黄帝内经素问》三分之一的分量,是中医理论中最为高深,也是最有价值的部分,中医学的主要理论即衍生于此[8]。著名中医学家方药中[9]教授曾说:"放弃了对《七篇》(即五运六气理论)的学习,实际上也就等于放弃了对《黄帝内经》的学习、放弃了对中医基本理论的学习。"顾植山教授认为"天人合一"是中医阴阳五行学说的灵魂,五运六气是这一思想的集中体现[10]。五运六气学说的内容是非常丰富的,它涵盖了多学科的知识,无论是在疾病的预测方面还是在临床治疗指导方面,具有不可估量的应用价值,无数医家从不同的领域对此进行了挖掘,这从一方面充实了中医学的理论宝库,一方面为提高临床医生的诊疗水平指明了新的出路[11]。

## 二、五运六气理论阐述的学术思想

虽然关于运气七篇是否出自《黄帝内经》,自五运六气理论诞生以来就存在着争议。但是,五运六气理论所蕴含的核心思想具有重要的理论意义和临床指导价值,是无可厚非的。其核心思想有二:一是基于五运六气对人体脏腑功能的影响,建立起气候-物候-病候相关的天、地、人结构体系。将人体置于整个宇宙空间的整体论角度考察人体生命现象和健康、疾病,充分体现出天人相应的"脏气法时"学术思想;二是通过"天人一气""天人同构""天人相应",建立起来的天、地、人气化理论。学习五运六气理论,以下三个方面必须引起重视。

### (一)五运六气理论与天人相应

五运六气理论是展现天人相应理论的动态模型,总结了自然界生命的动态变化规律,描述了生命动态更替规律以及人体与脏腑组织之间生理、病理变化的相互关系与相互作用,成为从宏观角度概述天人相应理论的经典模型。《素问·宝命全形论》云:"天覆地载,万物悉备,莫贵于人。人以天地之气生,四时之法成。"故人的生命节律也是由宇宙运动规律产生的,人体生理功能节律也随天地四时之气运动变化而改变[6]。清代名医黄元御[12]云:"天有六气,地有五行,六气者,风、热、暑、湿、燥、寒,五行者,木、火、土、金、水。在天成象,在地成形……六气五行,皆备于人身,内伤者,病于人气之偏,外感者,因天地之气偏,而人气感之。内外感伤,总此六气。""天人同气也,经有十二,六气统焉。"《素问·阴阳应象大论》亦云:"余闻上古圣人,论理人形,列别脏腑,端络经脉,会通六合,各从其经。气穴所发……各有条理;四时阴阳,尽有经纪……"故"与天地相应,与四时相副,人参天地,故可为解"。可见《内经》广至诸物,近至人体的生理和病理,时刻将天人相应作为中医理论的立论之本、精髓所在。而运气学说将天象与古代历法相结合,将天人相应这一宏观的理论通过术数把握,使"法于阴阳,和于术数"成为现实。故《素问·著至教论》言:"而道上知天文,下知地理,中知人事,可以长久矣……"[6]"天人相应"是指天地自然与人息息相通,人能参合自然的变化而与之适应。"天人相应"理论是在中国传统文化"天人合一"的基础上孕育而来,《周易》、道儒两家早期有关天人关系的思想对于正在萌芽阶段的天人相应论具有启迪作用。秦汉黄老之学则直接渗入天人相应论中,其观点和内容为天人相应论所广泛接受。元气论及宋明理学的宇宙生成论又继续充实、推动着天人相应论的发展[13]。"天人相应"的具体内涵如下。"天"指的是人类赖以生存的整个宇宙,即人类生存的时空环境,主要指由于太阳与地球相对运动而形成的四季的气候、昼夜的更替,及地域差别等。所谓"天人相应"是指人在长期进化过程中形成的一系列生理调控机制与宇宙的时空变化规律相通应。其机制以气的生、长、收、藏为核心,以阴阳矛盾运动为动力,以五行生克制化为自稳调节器,从而形成人与宇宙的协同共振关系[14]。基于"天人相应"理论认识脏腑的生理病理是中医学探究生命规律的重要思维模式[15]。

中医学核心思想——"天人相应""人与天地相参",其中的"天"是与人类社会相对的自然界,包括自然的气候、地理等环境;"人"指的是作为医学客体的人的生命体。所谓"天人相应"就是以"气"为基础的人的生命活动,决定于自然并与之相呼应。它包含三层意思:人体形态结构与天地万物相类;人体生命运动规律与天地气机变化相类;人体生理功能节律随天地四时之气的变化而变化。"天人相应"的中介是"气","天"与"人"之间之所以能相应,是因为天人在本质上都是气,天是充满气的宇宙空间,而人是以气的运动为其生命特征的客体。天人之间以气为中介连接为一个有机统一的整体。

《黄帝内经》的生命观是以气为生命之源,人由于禀受天地中阴阳五行之和气而最高贵。人之生命,在时间上表现为生长壮老已的运动展开过程;在空间上,人体生命之气时时刻刻与天地之气进行着交通,实现内外之气的动态平衡统一。

中医学的理论核心和实在依据是"气","没有气论,就没有中医学理论体系",而"气论是与原子论恰相对照的自然观"。气虽然也属于物质,但它无形,是与原子论所指称的物质不同的另一种实在。"气"的内在本性是运动和机能。而《黄帝内经》以"气"为生命的本质和本原,"气发挥功能的极致表现即为'神'"。"神""气"是在时间延续中展开的活动过程,故中医学"重神轻形",特别关注时间规律。用"气"的正常运行说明健康生理,以"气"的异常变化解释疾病发生。因为"气"乃是整个中国传统文化的灵魂。"可以说,气论是中国传统自然观的基础和核心,没有气论就没有我们所看到的这种形态的中国文化。"因此气论的研究是中医基础理论应持的研究方向。

天人相应的立论基础,天人一气,中医学认为人体同宇宙间万事万物都是由一元之气所化生。气为天地万物化源之本,"人未生,在元气之中;既死,复归元气。元气荒忽,人气在其中"(《论衡·论死》),"人之生,气之聚也,聚则为生,散则为死"(《知北游》),"有气则生,无气则死,生者以其气"(《枢言》),"在天为气,在地成形,形气相感而化生万物矣"(《素问·天元纪大论》)等,都阐述了"天人一气"的理论,即气是构成万事万物的本源,人生于天地之间,因天地交感而化生,人与万物同气所化。

人体由一元之气化生,并通过气的升降出入聚散实现自身的生、长、壮、老、已。《素问·天元纪大论》曰"物生谓之化,物极谓之变",天地"形气相感而化生万物";

《六微旨大论》篇指出"气之升降，天地之更用也"，"天气下降，气流于地；地气上升，气腾于天。故高下相召，升降相因，而变作矣"，"升降出入，无器不有"。《素问·四气调神大论》曰"天地气交，万物华实"。通过气的升降出入聚散运动，新事物不断孕育，旧事物不断消亡，自然界新陈代谢，整个宇宙充满生机[16]。

在天人一气思想的指导下，"天人同构"理论诞生，认为天地是大宇宙，人身是小宇宙，人与天具有相同的结构特点。《本经训》言："天地宇宙，一人之身也；六合之内，一人之制也。"天人有相对应的结构，人体是天地的缩影。《内经》中有诸多关于"天人同构"的论述，如《灵枢·经别》曰："人之合于天道也，内有五脏，以应五音、五色、五时、五味、五位也；外有六腑，以应六律，六律建阴阳诸经而合之十二月、十二辰、十二节、十二经水、十二时、十二经脉者，此五脏六腑之所以应天道。"《素问·生气通天论》曰："天地之间，六合之内，其气九州九窍、五脏、十二节，皆通乎天气。"《灵枢·邪客》曰："黄帝问于伯高曰：闻人之肢节，以应大地奈何？伯高答曰：大圆地方，人头圆足方以应之，天有日月，人有两目；地有九州，人有九窍；天有风雨，人有喜怒；天有雷电，人有音声；……岁有十二月，人有十二节；地有四时不生草，人有无子。此人与天地相应者也。"其后在临床实践的基础上，"天人同构"理论也不断发展和完善，张仲景在《伤寒杂病论》中的提法就更加严谨："夫天布五行，以运万类；人禀五常，以有五脏。""天人同构"思想将人体看作是天地的缩影，其间包含着生物全息的科学道理，对临床具有指导意义。

"天人一气""天人同构"是"天人相应"的立论依据，人感天地之气生，一元之气为宇宙万事万物的本源，是自然界和人体的共同化源；人体脏腑经络又与自然之气息息相通，受到自然界气候变化的影响。"天人相应"通过阴阳、五行工具实现"天"与"人"的交感、通应。太虚元气化生阴气和阳气，其变化是万物生长变化的本源；阴阳二气运动变化的相关性表现为五行之关系，宇宙万物同根同源是四时—阴阳—五脏相关联的理论基础[17]。

"天人相应"作为《黄帝内经》的自然观，是以一定自然科学为基础的[18]。《素问·天元纪大论》言："太虚廖廓，肇基化元。万物资始，五运终天。布气真灵，总统坤元。九星悬朗，七曜周旋。曰阴曰阳，曰柔曰刚。幽显既位，寒暑弛张。生生化化，品物咸章。"这是《黄帝内经》基本的宇宙观，宇宙的变化运动引起身处其中的自然界及人体的相应变化，其中最重要也是最明显的是四季、昼夜循环交替现象，这一过程是通过阴阳消长实现的，也就是说宇宙空间的变化是"天人相应"的原动力，而阴阳消长为"天人相应"之中介[19]。正如《素问·脉要精微论》所言："万物之外，六合之内，天地之变，阴阳之应，彼春之暖，为夏之暑，彼秋之忿，为冬之怒。"

阴阳最初是古人用来描述气温、日光向背的概念，是对时间和空间的描述。随着现代天文学的发展，人们知道四季的产生是地球围着太阳公转的结果，伴随着太阳光在地球上某一区域照射角度的周年变化，气温这一能量的标度随之改变，于是形成了春暖、夏热、秋凉、冬寒的四季气候。古人受观察水平的限制，不能以天体的运动和太阳辐射能量的变化来解释四时的更替,但是他们观察到自然界事物的变化规律,并发现这一规律与"气温"的变化有直接的联系,于是将"气温"的变化概括为"阴阳消长",用"阴阳消长"来阐释这些自然现象的变化规律,如《管子·乘马》云,"春秋夏冬,阴阳之推移也","春者,阳气始上,故万物生。夏者,阳气毕上,故万物长。秋者,阴气始下,故万物收。冬者,阴气毕下,故万物藏"。地球公转导致阴阳消长产生四季,也称四时,四时与四方的对应也是固定的:春应东方,夏应南方,秋应西方,冬应北方。于我们生存的自然环境四时四方则表现为"生、长、化、收、藏"五种自然现象,古人用"五行"概而言之,正如周敦颐所说"有阴阳则一变一合而五行具,然五行者,质具于地,而气行于天者也。以质而语其生之序,则曰水、火、木、金、土","五行生克之理即本四时之生、长、化、收、藏而来"[20]。五行的实质是阳气在四季依次变化的不同状态,进而产生了风、暑、湿、燥、寒的气候。

### (二)五运六气理论与脏气法时

"脏气法时":所谓"脏气",即与五行相应,以五脏为中心的五脏系统之气,通过功能而表现;时,即与五行相应的季节、时令、时辰;法,即"人法地,地法天",相感而取法,效法之义。合而言之,即五脏系统功能的盛衰,与相应的自然界五行时节交替旺衰产生同步变化,具有生理、病理、诊断、治疗、养生等意义[21]。"脏气法时"理论主要探讨人体的生命节律,其可贵之处是使"天人合一"观念落到了临床操作实处,而不仅仅是一个凌空蹈虚的理念[22]。中医以气、阴阳、五行宇宙观为基,形成了阴阳、五行、五时、五方、五脏的藏象模式[23]。脏气法时,即此模式在天人相应观念上的体现。它把肝、心、脾、肺、肾五脏与时间周期的五个时段对应,如与一年的春、夏、长夏、秋、冬对应,或与一旬的甲乙、丙丁、戊己、庚辛、壬癸日对应,或与一天的平旦、日中、日昳、下晡、夜半对应,然后按五行生克规律来"定五脏之气,间甚之时,死生之期"。对五脏疾病的治疗,则是根据药食的酸、苦、甘、辛、咸五味,按照不同时段脏气的推移,有规律地进行治疗。即"四时五脏,病随五味所宜也"[24]。《灵枢·本藏》言:"五藏者,所以参天地,副阴阳,而运四时,化五节者也。"说明五脏的"五",是五行决定的。人体是以五藏为中心的外合四时阴阳,内合六腑、五官、五体、五华等组织器官的五大功能系统组成的有机整体[25]。中医学对脏腑的认识是基于解剖因素参与的功能结合体[26],其五脏概念包括大体的解剖知识、简单直观的功能观察、"望形生意"的臆测,还有运用阴阳五行之理进行的"合理"推论[27]。

五脏的五行属性是五脏的时空排列顺序。恽铁樵在《群经见智录》中言:"《黄帝内经》之五脏,非血肉之五脏,乃四时之五脏。不明此理,则触处荆棘,《黄帝内经》无一语可通。"[28]最初的五脏配五行是按照解剖位置排列的,即脾木、肺火、心土、肝金、肾水。心属土居中,有如君主,为神明所舍;其余四脏围绕周边,如同臣子,各司其职。《内经》仍保留"心为君主",是对这一解剖位置排列的遗存。《内经》在医疗实践经验总结的基础上对五脏五行属性进行修正最终形成以脾土居中,不独主于时,以肝、心、肺、肾分别对应四时的"四时五脏阴阳"的基本结构,它是古人试图在人体寻求生、长、化、收、藏五种气化形式物质基础的体现。

根据"脏气法时"理论,五脏在生理和病理上都与时令相关。如《素问·水热穴论》曰"春者木始治,肝气始生……冬者水始治,肾方闭",说明人体脏腑的功能与自然界阴阳消长息息相通,各脏腑在其相通应的季节功能增强。《素问·藏气法时论》言"至其所生而愈,至其所不胜而甚,至于所生而持,自得其位而起",论述了五脏疾病在某一时间周期内的间甚规律。又如《藏气法时论》"病在肝,愈于夏,夏不愈,甚于秋,秋不死,持于冬,起于春",即五脏疾病愈于其所生之时令,加重于其所不胜之时令,在所生之时令病情趋于平稳,在其所主的时令病情发作,对五脏疾病法时令而变的规律进行了总结。

"五行休王"又称五行囚王,是中医学五行学说的重要组成部分,是古代医家在研究人体脏器活动节律与外界自然坏境相关的过程中逐步形成的,是我国古代医家认识自然界万物生长化收藏规律及人体五行精气活动节律的一种理论,以此可指导对疾病的诊断,判断病势的进退、转归和预后[29]。可以认为五行休王理论是"脏气法时"的最佳说明,万物和人体的生理活动均受时间所制约,五脏应时而王,符合五行相生顺序。如一昼夜中的平旦、日中、日昳、下晡、夜半,分别对应东、南、西南、西、北方向。四时的春、夏、长夏、秋、冬也对应这五个方向。从这个意义上讲,五脏应时而王符合自然节律。正如《素问·生气通天论》言:"五脏十二节,皆通乎天气。"

五行休王学说认为生、长、化、收、藏是客观存在的具有节律性的变化周期,是由一切生物体内五行精气的盛衰消长来决定的,五行精气的盛衰消长,是由时间来制约的。古人为了便于说明这个问题,就采用"休""王""相""死""囚"五个字,作为五行精气不同量的代号。当令者为"王",生王者为"休",王之所生者为"相",相之所克者(克王者)为"囚",王之所克者为"死"。死,是指精气活动量的最低值(零点);相,是指精气活动量开始逐渐上升;王,是活动量的最高峰;休、囚,则依次下降[30]。五行休王的节律,主要有一日或一昼夜、一旬(十日)和一年等三种周期。五行休王与五行归类、生克理论相配合,共同说明五脏与四时及五脏内部之间的相互关系。五行休王理论认为,人体健康的根本是五脏精气盛衰与四季、昼夜的节律同步,如五脏精气不能与四时同步就会发生疾病[31]。这也是五运六气理论根据时间节令来判断脏腑盛衰,从而推算体质、发病和预后的依据。

### (三)五运六气理论与气化理论

运气学说的核心思想是气化学说[7]。气化学说是我国古代传统科学与哲学的核心内容,是以古代"气一元论"的本体论哲学思想为基础,在"天人合一"思想影响下,以"气"的运行来阐述自然万物的发生、发展、变化和人体生命的发生、运行、转化的学说[32]。《内经》提出"人以天地之气生,四时之法成……人生于地,悬命于天,天地合气,命之曰人"(《素问·宝命全形论》)。人的生存也处于天地"气交"的宇宙环境之中,人不但是天地之气交合的产物,而且也生存于天地"气交"的自然,即气机的升降出入之中,从而将人体的生命活动与天道自然统一起来[7]。

气化理论或称为气化论,是中国古代文人、先哲认识宇宙、认识天体、认识自然、认识人体、认识生命、认识健康、认识疾病和防治疾病的重要理论。气化论也是中医学的重要理论基础,研究中医和学习中医,不懂得人体气化论,很难触及中医学的灵魂和悟到中医学的精髓。

但是,目前气化论尚未形成系统的理论知识。气化论的研究内容可以说十分广泛,涉及许多学科。我们认为气化论大致可以分为自然气化学说、人体气化学说和药物气化学说三大学说理论体系。其中宇宙自然界气候变化相关人体生命的学说(即五运六气学说),为自然气化学说;药物功能作用于人体脏腑气化反应的学说,为药物气化学说;人体脏腑功能回应于自然、药物气化作用的学说,为人体气化学说。

宇宙气化论、自然气化论和天体气化论,主要研究宇宙、自然、天体气的运动变化规律以及其与人体相互关系和对人体的影响。中医学五运六气学说主要是研究这部分的内容。人体气化论,主要研究人体气的运动变化规律及效应与人体健康及疾病的关系。人体气化论研究又可以分为宏观气化论和微观气化论两方面的内容。人体气化论的研究,中医学是从宏观角度开始的,其研究的深入和研究的方式,必然走向微观,走向微观气化论。在气化论理论的指引下,如何开展微观气化论的研究,解决这一问题,必是中医学对人体生命科学的又一大贡献,期待有志于中医学研究的专家学者在中医学原创思维模式的指引下开展微观气化论的研究,造福人类。

从人体气化论立论,目前主要是研究人体气化论之宏观气化论,但是自然气化论与人体气化论密切相关,中医学"天人相应"学说,主要说明了人与自然,以气为中介,浑然成为一个整体的思想,人与自然界既为统一的整体,这就不可能不涉及自然气化论。中医学的整体论说明了,人体本身是一个有机整体,那么这个整体主要是以气为中介进行相互联系和沟通的,这才有了中医学的阴阳、五行学说、精气神学说、经络学说、藏象学说、气血津液学说,才有了中医学的天人相应理论、整体理论、脏腑相关理论、脉学理论和中药药性理论等;也才有了中医学的三焦、命门、肾间动气、相火、君火、少火、壮火、腠理、玄府等名词概念,才有了中医学独特的"司外揣内"的四诊手段,才有了中医学辨证论治的独特的诊断和治疗思路及中医学推拿、按摩、拔罐的治疗手段和方法。由此可见,研究人体气化论对于理解和掌握中医学理论基础、治病原理、愈病机制具有重要意义。

关于气化论,许多医家有过精辟的论述,中医学基于"气化"概念,构建了一种不同于解剖的身体结构,造就了一种气化层次的生命个体;生命个体呈现的不是组织器官的结构合成,而是生命活力的综合呈现,以及生命个体在芸芸万物中的自我独立性与价值彰显。中医理论中有关疾病、诊断、治疗、养生的理论认识,其目的不是仅仅指向具体的疾病痊愈和防治手段的革新,而是要从生命层面关注顺生赞化的人体气化调整与功能自愈的机制与过程[33]。"气化"概念的内涵是指无形之"气"的自然演化,其外延用于表述宇宙元气的自然生化作用、生命气化层次,以及脏腑、气血津液等的化生过程等。理清和把握"气化"概念,有利于回归中医理论的原创性思维,是当前中医理论继承与发展过程中的迫切问题[33],《黄帝内经》运气七篇大论以大量的篇幅阐释了自然万物气化的规律,直接催生了中医理论的雏形。《素问·六微旨大论》云:"上下之位,气交之中,人之居也……气交之分,人气从之,万物由之,此之谓也。"这说明人体之气机,无不应天地之气升降而升降,无不是天地气化的产物[6]。气化,是一种不同于现代科学认识路线的另一种看待生命的原创性理论,它关注和调整的对象是人体生命状态和活力。《素问·病能论》载上古医学源流,其中有一本《上经》,是言"气之通天",可能就是讲明气化道理的[33]。著名中医学家方药中先生讲:"气化论是中医学的理论基础,它涉及中医学的各个方面。"[9]有人认为人体疾病的发生,不外气化失和的内外两端,外部失和是指自然气化的异常,自然气化的过程虽然有规律可循,在多数情况下也是保持在气化和谐的状态,但也有四时不正之气的情况存在,如"春应温而反大寒,夏应热而反大凉,秋应凉而反大热,冬应寒而反大温,皆不正之乖气也,病自外感"(《临证指南医案》卷十)。而又有感天地疫疠之气而为病者,皆由自然气化失和所致。内部失和是指五脏系统间的气化和谐关系被打破,设某脏气化过盛则乘侮他脏,或某脏气化不及而为他脏乘侮,或已有所表现,或尚未出现症状,但五脏气化已失和于内,生理功能无法正常发挥,在这种情况下,即使自然气化正常,亦可能引起人体发病或原有病态的加重[34]。

对于人体生命活动中运动与平衡的相互关系问题有着两种根本对立的看法。一种认为平衡是绝对的;一种认为平衡是相对的,是运动的结果和表现。如果否认人体的相对平衡和相对稳定,生命的具体形态就不可能存在,也不可能认识和把握。然而平衡又是暂时的、相对的,是通过运动来实现的,是运动的趋势和结果,运动才是生命活动的实际内容,才是生命的自身和本质。

气化论的科学性就在于承认和揭示了生命现象是在相互联系中构成的不断变化的动态平衡,《素问·生气通天论》认为,"阴平阳秘,精神乃治;阴阳离决,精气乃绝",强调各组织器官功能活动的平衡协调对于正常生命活动的重要意义。《素问·宝命全形论》又同时指出"人生有形,不离阴阳",机体是在"阳消阴长"和"阴消阳长"的不断气交动变中维持阴阳统一体的相对平衡[35]。

气化理论是中医气理论最重要的内容,是中医学理论的学术主体,但是迄今仍未引起现代中医学研究的充分重视,缺乏系统深入的阐述。气化的概念还未十分明确,气化的规律还没被深入地探究,气化理论整体上基本还停留在古代经典中医学的历史水平,现代对其研究还没有获得实质性的突破。

关于中医的气化论,祝世讷教授有一段精辟的论述,给予了中医学气化理论高度的评价,对于研究人体气化论具有重要的指导意义。他认为中医对人体结构的研究,不但认识了非解剖结构,而且对各种结构的认识是发生学的,特别是对解剖结构的发生学认识。气化学说在这个方面的贡献特别突出,既有系统的理论,又有可靠的临床实践,探索到并驾驭着解剖结构及其病变的发生学规律,以及从内在机制的调理来防治器质性疾病的原理,只是由于历史条件的限制没有揭示清楚。然而从整个医学来看,这个领域的研究还十分薄弱,存在许多空白。气化学说从这里进行突破和创新,可以开辟发生解剖学和发生病理解剖学研究,全面地揭示和阐明解剖结构及其病变的内在发生机制和规律,开拓从内在机制的调理来防治器质性疾病的道路,填补医学在这方面的空白。这将带来解剖学、病理学、防治学的深刻变革,具有重大的战略意义[36]。祝世讷教授不仅充分肯定了中医学人体气化论的理论意义和实践价值,还从发生学角度指出了今后研究和努力的方向,这对于整个医学的发展具有十分重要的意义。

## 三、五运六气理论研究的历史脉络

### (一)唐宋五运六气学说发展的黄金时代

五运六气学说主要记载于《黄帝内经》运气七篇大论中,在战乱之年其流传过程可谓一波三折,幸唐代王冰从其师藏"秘本"中发现了"七篇大论",并对其进行了详细的考校与批注,才使运气学说得以重现人间。

宋代是五运六气学说发展历史上的一个重要时期,对其重视程度可以说达到了顶峰,成为五运六气学说发展的鼎盛时期。由于宋政府特别是宋徽宗大力褒扬与推行五运六气学说,使其成为疾病流行诊疗防治与"司物备药"防疫的重要指导,并推行惠民和剂局与诏告运历、月令等国家制度,将五运六气学说作为太医局的必授课程和考试学生科目之一,使得医家形成"不读五运六气,检遍方书何济"的普遍认识,越来越多的有识之士开始重视并研究五运六气学说[37]。《圣济经》与《圣济总录》将运气学说置于突出地位,在全国医界甚至全民范围内推广普及运气学说知识,运气学说的影响与应用至此也达到空前的兴盛时期[6]。政府大力推广五运六气学说,民间医家踊跃阐发五运六气学说,宋代刘温舒著《素问入式运气论奥》并参照《天元玉册》《玄珠密语》,配以图表,对干支、月建、五运、六气、交气日时、时复、治则等进行了讨论,他提出以正月建干来解释十干纪五运的道理,认为五运的化生包含日月时相因制用之意[38],他第一次系统阐述了五运六气学说,认为应该据五运和六气的五行关系进行推算,篇末还讲解了运气胜复郁发理论及其临床应用,提出了"干德符"的概念。宋代陈无择撰《三因极一病证方论》,他认为某年主某运气,而发病与其运气相关。他在前人研究的基础上,进一步根据各年运气的不同特点和所主病症,将运气发病规律和治疗原则落实到了具体的方药上,并在五运六气学说的基础上,将理论与临床紧密结合,根据五运的太过不及、六气的司天在泉,创立了运气十六方,对后世产生了重要的影响。虽后世有医家对此持批判态度,认为有"胶柱鼓瑟,按图索骥"之弊,不免过于机械,但是运气十六方的创立无疑是将五运六学说运用于临床的一次有益尝试,补充了《内经》中给出五运六气学说治疗原则而无方药的缺憾,对后世理解《内经》运气理论和配方法度具有重要的指导意义。清代龙砂医家缪问及王旭高对运气十六方详加注释,倍加推崇,认之为据运气理论用于临症之良方,验之临床确有奇效,屡起沉疴。

### (二)金元五运六气学说百花齐放

金元四大家的学术思想在很大程度上受到五运六气学说的影响,他们在研读《内经》五运六气学说的基础上,将其运用于临床。在理论研究方面,深入挖掘《内经》的气化学术思想,不重运气推演,而重论气化思想,形成独树一帜的学术观点。

1. 刘完素对五运六气学说的发挥

刘完素十分尊崇《内经》,对其中五运六气倡言尤力,如他在《素问玄机原病式自序》中说道"不知运气而求医无失者鲜矣",认为"观夫医者,唯以别阴阳虚实最为枢要,识病之法,以其病气归于五运六气之化,明可见矣"。其学术思想渊源于《内经》《难经》,详细发挥了《内经》五运六气、病机十九条、亢害承制等观点。刘完素对运气学说的研究与发挥主要有以下三点:

首先,建立五运六气发病模式。他不重运气推演,而重论气化思想,根据"天人相应"理论以五运六气为纲归纳脏腑六气病机,将疾病病机归为五运主病和六气主病。

其次,认为"亢则害,承乃制"是疾病的基本病机。《素问·六微旨大论》曰:"亢则害,承乃制,制则生化,外列盛衰,害则败乱,生化大病。"张介宾注曰:"亢者,盛之极也。制者,因其极而抑之也。盖阴阳五行之道,亢极则乖,而强弱相残矣。故凡有偏盛则必有偏衰,使强无所制,则强者愈强、弱者愈弱,而乖乱日甚。所以亢而过甚,则害乎所胜,而承其下者,必从而制之。"刘完素用亢害承制理论分析病因病机,并指导临床疾病的治疗,强调中人之邪气源于太过不及之运气,为临床疾病的诊疗提供了新的思路。

最后,阐明气机郁极是诸气皆可化火的主要病机。在"亢害承制"的基础上,结合气化规律探讨六气,提出"六气皆从火化"的著名学术论点。

另外,其治伤寒的成就也充分体现了运气的学术思想。他在《伤寒直格》《伤寒标本心法类萃》以及《素问病机气宜保命集·伤寒论第六》等几本书中将脏腑经络与运气互参,并以之阐述六经病变的发展演变,为后世六经气化学说的形成奠定了基础。

刘氏不重运气推演,而重论气化思想,运用五运六气学说归纳人体脏腑功能及疾病病机演变规律;对"亢害承制"理论、"玄府"以及"胜复郁发"概念进行创造性的革新与发挥;其著名的火热论及寒凉治法无疑是将运气气化学说临床化的理论成果。刘完素对五运六气的研究与发挥,大大促进了运气气化理论的发展。

2. 张元素对五运六气学说的发挥

张元素作为易水学派的开创者,对运气学说同样十分重视,他在继承《内经》《中藏经》和钱乙"五脏辨证"的基础上,用运气盛衰变化来分析人体脏腑功能,创立了脏腑辨证学说。其中又以阐述药性的升降浮沉学说最为著名。

升降浮沉学说是张元素运用五运六气学说对中药理论进行的大胆创新。他认为"升降者,天地之气交也",升降是运与气运动的普遍规律,升降停止则事物运动终止,既然药物可以治疗运气升降异常所引起的疾病,那么药物也一定有其升降浮沉的运动特性,这一特性取决于其气味厚薄阴阳。基于此,他根据《内经》深入研究药物气味厚薄、阴阳,创立药物升降浮沉学说,提出"凡同气之物,必有诸味;同味之物,必有诸气。互相气味各有厚薄,性用不等"(《医学启源·用药备旨》)。根据药物气味厚薄阴阳升降特点,将药物分为五类,即"风,升、生;热,浮、长;湿,化、成;燥,降、收;寒,沉、藏",并名曰"药类法象",意为药物分类取法于天地五运之象。并将此运用到药物的制法领域。

同刘完素一样,张元素不重运气推演,而重论气化思想,并将气化之理运用于药物特性的归纳及药物应用规律上,在发展中药理论的同时,也促进了运气学说在中药领域的应用。

3. 朱震亨对五运六气学说的发挥

五运六气学说同样贯穿于朱震亨的学术思想中,其中最为著名的莫过于"阳常有余,阴常不足"观点的提出。他分析天地宇宙天地、日月、阴阳的状况,以人体比附天象,天地之间,天为阳,地为阴,天大地小;日为阳,月为阴,日常圆而月常缺。人与自然界是统一的,故人体亦阳有余而阴不足。所以在正常情况下,人身的阴精应当时时虑其不足,不能任意耗伤。这是对"天人相应"理论的生动运用。

其次是"相火论"的提出。朱震亨以"阳常有余,阴常不足"理论为基础,并参合各家之说,提出"相火论"。"相火"是相对"君火"而言的,相火之动贵在有度,相火妄动则最易耗伤人体阴津,相火妄动与否,与心火有直接的关系,若心火安宁,则相火"动皆中节",发挥它的正常功能,若五性感物,则心火易动,心动则相火亦动。在人体,相火即肝肾之火,为阴中之阳和人体之元阳。人的生命源于相火之动,"天非此火不能生物,人非此火不能有生"。相火能温百骸、养脏腑、充九窍,也是人神志活动的动力。相火得肝肾之阴滋养,则动而有制,精神活动则正常。由于"阴常不足",肝肾阴虚无以制约相火,则相火妄动,变生诸疾,包括情志活动异常[39]。

4. 李杲对五运六气学说的发挥

李杲是"脾胃学说"的创始人,其对运气学说的发挥主要体现在他的"脾胃学说"及"阴火"理论中。

李杲认为脾胃为气机升降之枢纽，提出补脾胃、调枢机的理念，其理论基础是运气学说的气运升迁及气化升降，气运升迁即"六气右迁于天，五运左迁于地"。李杲认为"脾主五脏之气上奉于天"，强调脾胃在人体的重要作用，将内科疾病分为外感和内伤两大类，内伤以脾胃内伤最为常见。所撰《脾胃论》一书，运用"脏气法时"和"气运衰旺"理论，重视四时阴阳升降浮沉，把五运六气学说从外感引入内伤之中，不但用五运六气学说阐述脾胃病的病因病机，还把五运六气学说扩大到治则及制方遣药方面。后世多从脾胃学说深入研究李杲的学术思想，对于其重视五运六气和在五运六气学术思想指导下创立的处方的阐发方面，却未给予足够重视。

在重视脾胃的基础上，李杲根据五运六气学说之"五行生克制化"，提出了"阴火"理论。他在《脾胃论》《内外伤辨惑论》《兰室秘藏》书中多次使用"阴火"一词，但是由于李杲未明确提出"阴火"的概念，致使后世学者对"阴火"的理解各不相同：有以阴火为心肝之火者；有以阴火为卜焦离位之邪火者；有以阴火的产生是由于气虚下陷，湿流下焦，蕴为湿热，或者阳气虚衰，阳损及阴，气损及血，阴血亏虚者；有以阴火的产生是由于脾胃气虚后功能不足，升降失常，以致脾不升郁而化热，胃燥不降郁而化火者；亦有以阴火乃对阳火而言者；还有认为阴火是指心火，其产生机理是脾胃虚弱，元气不足，脾胃之气下流，无力升浮，不能挟肾水上承于心，心火无制，故独亢于上[40]。但是"脾胃虚弱"却是"阴火"产生的根本，即"夫脾胃不足，皆为血病。是阳气不足，阴气有余，故九窍不通，诸阳气根于阴血中，阴血受火邪则阴盛，阴盛则上乘阳分，而阳道不行，无生发升腾之气也，夫阳气走空窍者也，阴气附形质者也。如阴气附于土，阳气生于天，则各安其分也"（《脾胃论·脾胃盛衰论》）。基于此创立"益元气，泻阴火，升阳气"补脾胃泻阴火升阳汤，以黄芪、人参、甘草益元气，补脾胃，黄连、黄芩、黄柏清热泻阴火，以羌活、柴胡、防风等风药升发阳气，使陷阴之阳得出，又可以使阳气散而上行，以助运化，并注"后之处方者，当从此法加时令药，名曰补脾胃泻阴火升阳汤"，加时令之药，就是以运气而行。

李杲阴火理论完全来源于五运六气学说之"五行生克制化"，其"脏腑生克辨证法"中的"五行生克制化"，充分说明"内伤疾病具有一脏病则诸脏受累"，病之脏腑有所胜，所不胜或者所复的脏腑平衡被打破，脏腑间生克制化的特点。

### （三）明代五运六气学说的蓬勃发展

明代运气学说获得了再发展。汪机在《运气易览》中对运气中的六十年交司时刻、月建、五音建运、南北政等重要问题进行了深入阐述。他以临床应用实例强调研究运气要结合临床实际应用，并阐明了研究运气应持有正确态度，曰："运气一书，岂可胶泥于其法而不求其法外之遗耶，如冬有非时之温，夏有非时之寒，此四时不正之气亦能病人也，又况百里之内晴雨不同，千里之邦寒暖各异，岂可皆以运气相比例哉。务须随机达变，因时识宜，庶得古人未发之旨，而能尽其不言之妙也。"他指出研究运气不仅限于一年一时的变化，百千万年之间也有此理，应注意"元会运世",为其后提出大司天理论奠定了坚实的基础。所谓"元会世运"即三十年为一世,十二世为一运,三十运为一会,十二会为一元。其后许多医家对运气学说开展研究并著书立说,如熊宗立《素问运气图括定局立成》、李时珍《本草纲目》、李延昰《脉诀汇辨》、张景岳《类经图翼》、吴谦《医宗金鉴·运气要诀》、陆儋辰《运气辨》、陆懋修《世补斋医书》、张志聪《本草崇原》、唐宗海《本草问答》、吴瑭《温病条辨》。明清时期的医家注重对运气学说干支推演与疫病之间关系的研究,而对其气化理论研究不多,纵使有所涉及,大多也未出金元时期医家所话的范畴。清代温病学大家吴瑭以五运六气理论为"原温病之始",明温病发病之源,而著《温病条辨》,促进了温病学说的创新。

### (四)清代五运六气重要学术思想的产生

至清代黄元御、彭子益进一步发挥五运六气学说,并在五运六气学说基础上将天地之气的变化,引入人体,把阴阳五行的理论贯彻到脏腑之中,创立"一气周流""圆运动学说",对中医学五运六气学说应用于临床做出了贡献。

1. 黄元御"一气周流"学术思想

黄元御在继承五运六气学说核心思想的基础上,进一步实现理论创新,提出"一气周流"学术思想。"一气周流"学术思想,载于其后期代表作《四圣心源》中。"一气周流"学术思想是把自然界之五运六气引入人体脏腑,从天的角度构建理论模型,并以气的升降浮沉阐述脏腑气化特点,描绘人之天的生化运演过程。"一气周流"理论思维具有典型的模型化特征,这种思维模型可以简单地概括为:中气升降,和合四维。中气由祖气生成,祖气之内,含抱阴阳,阴阳之间,是谓中气,中者,土也,中气即人之五行之土。四维乃肝、心、肺、肾。"一气周流"重视中气脾胃和四维肝、心、肺、肾的密切关系,强调中气和四维应协调一致:土为四维之中气,木火之能生长者,太阴己土之阳升也;金水之能收藏者,阳明戊土之阴降也。中气旺则戊己转运而土和,中气衰,脾胃湿盛而不运。中气不运,则升降之源塞,故火炎于上,水流于下,木陷于左,金逆于右,而四维皆病。中气虚衰的病理是阳虚土湿,要以温阳补土为法。其余治疗则根据患者的具体情况,或升其左路,或降其右路,恢复人体"一气周流"。

2. 彭子益"圆运动"学术思想

彭子益[①]的医易思想集中体现于著作《圆运动的古中医学》一书中,其圆运动之说,与黄元御的一气周流理论一脉相承,但说理和结构都更简单。他以阳气的升降沉浮阐述了四时更迭的实质,以相火的升降沉浮阐述了五脏功能的实质,成功的构建了一个人体气化的象数模型。圆运动模型是构建天人合一模型的一个成功范

---

① 彭子益,清末民国时期著名白族医学家。因其学术思想主要来源于清代名医黄元御的《四圣心源》,并对其加以发挥,对五运六气学说的发展有一定意义,故本书于此阐述其学术思想。

式,以天之气化规律概括人体气化过程,是对五运六气学说的进一步发挥,其价值和意义非常重要。

### (五)近代五运六气学说的日渐消亡

近代随着多种因素的影响,五运六气学说研究者很少,虽有医家在注释或者讲解或者运用五运六气理论于临床,但是并未形成创新的学术思想,信任者或神化五运六气学说,不信任者则根本不了解、不去学习五运六气,对五运六气学说所知甚少。目前各大中医院校鲜有开设此门课程者,致使五运六气学说尘封于古籍,了解掌握者甚少。

## 四、五运六气理论研究需要解决的关键科学问题

五运六气理论是中医学中的重要理论,许多问题历代以来争论不休,我们必须本着实事求是、科学的态度,认真地开展五运六气理论的研究工作。杨威指出中医基础理论研究以传承与创新为核心,解答中医理论"怎么说的""说了什么""怎么用的""有何用处"等关键问题,即文献整理、理论梳理、应用法则剖析、临证验证四个要素环环相扣,形成了中医基础理论研究的整体过程。文献整理奠定理论研究基础,经过系统的五运六气文献整理,解决了文献资源限制,保障研究底本质量;理论梳理实现知识阐释,以五运六气理论的发展脉络、历代医家理论阐发为切入点,从多角度、多层次进行理论的分析、判断、归纳、提升;应用法则剖析以增进临证的指导价值,从古人"五运六气为医之门径"的认识出发,加强了诊疗规律提炼和运气方剂研究;临证评价可验证理论价值,分别采用临证观察、经验总结、医案数据分析、实验探索等研究手段,积累五运六气理论的应用经验[41]。在五运六气理论研究中我们认为尤其要重视以下几个关键科学问题。

### (一)重新审视五行学说在中医学中的地位与作用

汤巧玲研究认为五行学说应用归纳和演绎的方法,将自然万物划分为木、火、土、金、水五大类,并认为每一类以具有相同的属性而相互关联,而五类事物之间又因无形之间的生克关系而互相联系,这样就构建了一个自然与人"天人合一"的大整体。运气学说对五行的应用表现在:一是将五行相生相克的关系,应用于自然气象的变化与自稳定机制,提出了六气亢害承制、五行乘侮胜复的自然观,并用其阐释人体的生理、病机,应用于疾病的治疗等,丰富和发展了中医学术体系。二是将五行用于分类不同年份及每年的不同季节,在一年之内,春、夏、长夏、秋、冬五个季节也被分别用木、火、土、金、水表示,赋予了新的内涵,五行的生克胜复即可用于解释四时五季的更相交替。利用这种分类来赋予各年份、各季节的岁运特征,用于认识不同年份、季节的气候特征和疾病发病规律,指导疾病防治[7]。

目前中医基础理论重视阴阳学说,而忽视五行学说在临床的指导作用,五运六气理论中蕴含着丰富的五行生克制化的学术思想,历代医家对此均有着深刻的阐述,而目前虽然也在中医基础理论中讲授五行学说,但是五行的生克乘侮、亢害承制思想没有发挥应有的作用。

关于五行学说历来就有存废之争,大概归纳起来,历来批评五行的这些不合理处主要有四点:一是以金木水火土作为基本构成元素不合理。二是五行配属存在神秘主义和非理性。首先体现在五行与各类事物的配属,其合理性和必然性不能为人所信服,像五脏配五行就出现两种配法。其次是五行生克的解释,也经不起逻辑推敲。三是机械论。五行生克的规律是规定的,并且一般是单向的,任一行与其他四行的关系是固定的,不会有变化,结果成为术数家推断未来的根据。四是循环论。五行生克构成一个封闭循环,没有"进化",尤以五德始终说的历史循环论受诟病最多[42],但也有以近现代西方自然科学与社会科学作为参照来探讨五行学说的合理内涵的。其中首推杨则民,杨则民说:"五行又称五运,日运日行,皆为变动不居之义,此其一;金木水火土五行,顺次则相生,为生长发展之义,逆次则相消相克,为矛盾破坏之义,此其二;五行相互而起生克,有彼此关联之义,此其三;五行之中,亦分阴阳,有对立之义,此其四;五行相生相克,实具有扬弃之义,此其五。凡此皆辩证法之含义,徵之自然与社会而可信者也。"这里他不拘于五行学说的形式,而运用唯物辩证法来提炼五行学说的科学性,这在当时非常少有。他强调五行主要"取义于生长化收藏,纯以生长发展毁火为言。换言之,即以辩证法的思想为训者也,此《黄帝内经》一大特色也"[42]。著名中医学家邓铁涛教授主张用"五脏相关学说"代替五行学说,他这样概括道:"五脏相关学说"继承了中医五行学说的精华,提取出其科学内核——相互联系的辩证法思想,又赋予它现代系统论的内容,这样将有利于体现中医的系统观,有利于避免中医五行学说中存在的机械刻板的局限性,有利于指导临床灵活地辨证论治。可以说"五脏相关学说"是中医"五行学说"的继承与提高[43]。

在五运六气理论中,重点运用五行生克制化之理,阐述五行之间的相互关系,使五行学说得到了很好的应用。而目前关于五行学说的价值备受争议,最大的问题在于,中医五行学说真实的科学内涵没有得到理解。因此深入挖掘五运六气理论,深刻领悟中医学中关于五行相生相克的价值,对于重新审视五行学说在中医学理论与临床运用中的地位和价值具有重要的意义。

### (二)重视"气一元论"的研究,深入系统完善气化理论

关于世界本原的探讨,一直以来就是中国古代文化里重要的命题,《易经》《管子》等均对世界本原有过论述,到老子《道德经》曰:"道生一,一生二,二生三,三生万物,万物负阴而抱阳,冲气以为和。"正式把"气"看作了世界万物的本原,可视之为"气一元论"的滥觞[44]。庄子传承老子的学说而在有关"气"的论述上多有发

挥,如《庄子·至乐》曰:"察其始而本无生,非徒无生也而本无形,非徒无形也而本无气。杂乎芒芴之间变而有气,气变而有形,形变而有生。"进一步阐明了万物生于"气","气"是一切有形物质的基础。《庄子·知北游》更是用"通天下一气耳"的观点,高度概括了"气"为世界的本原,使得"气一元论"正式成立[45]。"气一元论"作为古代中国文化的基础,也逐步渗透入中医学,成为中医学基础理论的学说基础。《内经》成书奠定了中医学经典理论基础,《素问·至真要大论》曰"本乎天者,天之气也。本乎地者,地之气也。天地合气,六节分而万物化生矣";《素问·天元纪大论》曰"太虚寥廓,肇基化元,万物资始,五运终天,布气真灵,总统坤元",明确阐述了天地合气,才有世间万物,"气"使人与天地、四时相应,形成整体观。《内经》中"气"的理论是中医学核心的基础理论之一,其内涵的形成和发展深受中国古代哲学的影响,被广泛地用来解释宇宙和生命的起源,自然界和人的组成、变化及关系,以及人体的健康和疾病等各个方面。"气一元论"把世界和事物理解为由混沌一元的元气分化演变而来,气分阴阳,阴阳生万物。中医学在这种思想的影响下孕育和发展,"气一元论"贯穿《内经》始终。因此,只有明确了《内经》中"气"的概念和分类及其演变过程,才能更好地理解中医整体观。

"气一元论"思想从气本原论或本体论的角度阐明了整个物质世界的统一性,即由气产生的宇宙万物是由共同的基质构成的。"气一元论"与关于事物运动根源和规律的阴阳学说,以及关于事物多样性和统一性的五行学说一起构成了中医整体观的认识论基础。在"气一元论"的基础上,运气理论充分阐述了气化理论的核心学术思想,正如《素问·天元纪大论》所言:"夫变化之为用也,在天为玄,在人为道,在地为化,化生五味。道生智,玄生神。神在天为风,……在地成形,形气相感而化生万物矣。"运气理论用气化的思想来阐释自然万物的发生发展与演化,天地阴阳五行之气的运气气化,造就了整个宇宙自然有章可循、周而复始的,但又不断变化的运行与演化。人是自然之子,人体生命运动的规律受到宇宙自然气化规律的影响与调控。在观察和实践的过程中先贤把"气"作为世界本原,并认识到了"气"的不断运动变化以及"气"联系万事万物的作用,最终"气一元论"成为诸多学说理论的基础逻辑支撑学说,也自然被引入医学领域。但是目前气化理论并没有得到中医学界的广泛重视,有必要在研究运气理论的基础上,进一步系统完善中医学气化理论。

### (三)深入开展标本中气理论、六经气化学说研究

《伤寒论》是中医学四部经典之一,奠定了中医学临床辨证论治的基础,但是关于伤寒论的六经成为伤寒论研究难解之谜,六经代表什么? 恽铁樵[46]所说:"《伤寒论》第一重要之处为六经,而第一难解之处亦为六经,凡读伤寒者无不于此致力,凡注伤寒者亦无不于此致力。"《伤寒论》的主要学术成就之一,在于其创立了六经辨证论治体系。千百年来,古今中外众多学者十分重视对伤寒六经的研究,并为此

做出了不懈的努力。为了比较全面而客观地向读者展示历代医家在六经研究方面所取得的成果，我们查阅了大量的古今文献，并对六经诸说加以归纳，共得 41 种[47]。可见伤寒论六经代表什么，是研究伤寒论的关键问题，也是真正认识和发展中医的关键问题。《素问·六微旨大论》："少阳之上，火气治之，中见厥阴；阳明之上，燥气治之，中见太阴；太阳之上，寒气治之，中见少阴；厥阴之上，风气治之，中见少阳；少阴之上，热气治之，中见太阳；太阴之上，湿气治之，中见阳明，所谓本也。本之下，中之见也。见之下，气之标也。"《素问·至真要大论》："是故百病之起，有生于本者，有生于标者，有生于中气者；有取本而得者，有取标而得者，有取中气而得者。"就是说疾病的发生，有的生于本，有的生于标，有的生于中气，我们叫从本、从标、从中气。《素问·至真要大论》还给出了一个非常具体的内容："少阳太阴从本，少阴太阳从本从标，阳明厥阴不从标本，从乎中也。故从本者，化生于本，从标本者有标本之化，从中者以中气为化也。"阴阳六气标本理论，是伤寒学六经气化学说形成理论上的根据。

六经气化学说是我国古代研究《伤寒论》学的一个重要学派，系统形成于清代。其主要特点是在"天人相应"的整体观念指导下，运用《内经》六气本标中气理论分析《伤寒论》六经证治规律，认为六经之为病，乃六经气化之病。这一学说在其发展过程中，由于明确了形与气的辩证关系，认识到气化有生理病理之别等，因而能比较满意地解释六经，从而成为《伤寒论》六经理论基础的重要组成部分[48]。六经气化学说所采用的六气本标中气理论是运气学说的重要内容之一。因此，六经气化学说的形成与人们深入研究运气学说有关。六经气化学说是我国古代治《伤寒论》学的一个重要学派，清代著名学者张志聪、张令韶等人认为张仲景序言所列撰用书目中的《阴阳大论》即王冰补入《素问》的运气七篇。在此基础上，他们根据《素问·至真要大论》"寒暑燥湿风火，天之六气也，三阴三阳上奉之"，提出"天有此六气，人亦有此六气"的观点，并运用本标中气理论全面地解释《伤寒论》，分别写成《伤寒论集注》和《伤寒论直解》两书，六经气化学说至此已系统形成。

六经气化学说的基本内容有二：一是六气本标中气分配规律，一是六气本标中气从化规律。根据《素问》的记载，六气本标中气分配规律是：少阳以火为本，以少阳为标，中见厥阴；阳明以燥为本，以阳明为标，中见太阴；太阳以寒为本，以太阳为标，中见少阴；厥阴以风为本，以厥阴为标，中见少阳；少阴以热为本，以少阴为标，中见太阳；太阴以湿为本，以太阴为标，中见阳明。所谓六气本标中气从化规律，即《素问·至真要大论》所云："少阳太阴从本，少阴太阳从本从标，阳明厥阴不从标本从乎中也。"气化论者主要就是运用以上两个规律来阐述六经证治的。刘渡舟气化学说源于《黄帝内经》的运气学说，经过伤寒家们的移植和发挥，用以说明六经六气标本中见之理，以反映六经为病的生理病理特点而指导于临床[49]。

六经气化学说自张志聪创立后，一大批医家大加赞赏并开展研究，陈修园、黄元御、唐容川等均给予肯定，持反对意见者如章太炎，以张志聪、陈修园之说"假借运气,附会岁露,以实效之书变为玄谈"。虽然六经气化学说褒贬不一,毁誉参半,但其以天人相应为理论基础,源于五运六气理论,尤其是阐述了运气学说的核心学术思想——"气化理论",符合中医学的基本思想,故应对其进行深入研究,去伪存真,方是可取之道,这对于中医学的发展,尤其是对伤寒论的研究具有重大意义。

### (四)开拓五运六气与中药气味学说、组方法则、药物气化论的研究

运气七篇中蕴含着丰富的五运六气气味配伍理论,系统地将运气理论与"五味"相结合,阐发药物性味属性与作用及组方原则,创新发展了具有模式特性的"五味"理论。其中大运之五味配属,植物生成观及六气在泉其味、其治,司天、在泉、中运之气致病药食宜,客气五味所资,五运六气胜复的五味调治中太过淫胜、邪气反胜、六气胜复、主客胜复等部分均包含有"五味"相关理论。《素问·五常政大论》具体地论述了在泉之六气气化生成五味的规律,篇中载:"寒热燥湿,不同其化也。故少阳在泉,寒毒不生,其味辛,其治苦酸,其谷苍丹。阳明在泉,湿毒不生,其味酸,其气湿,其治辛苦甘,其谷丹素。太阳在泉,热毒不生,其味苦,其治淡咸,其谷黅秬。厥阴在泉,清毒不生,其味甘,其治酸苦,其谷苍赤,其气专,其味正。少阴在泉,寒毒不生,其味辛,其治辛苦甘,其谷白丹。太阴在泉,燥毒不生,其味咸,其气热,其治甘咸,其谷黅秬。化淳则咸守,气专则辛化而俱治。"

《素问·至真要大论》对方药配伍原则加以总结:"《大要》曰:君一臣二,奇之制也;君二臣四,偶之制也;君二臣三,奇之制也;君二臣六,偶之制也。故曰:近者奇之,远者偶之,汗者不以奇,下者不以偶,补上治上制以缓,补下治下制以急,急则气味厚,缓则气味薄,适其至所,此之谓也。病所远而中道气味之者,食而过之,无越其制度也。是故平气之道,近而奇偶,制小其服也。远而奇偶,制大其服也。大则数少,小则数多。多则九之,少则二之。奇之不去则偶之,是谓重方。偶之不去,则反佐以取之,所谓寒热温凉,反从其病也。……有毒无毒,所治为主,适大小为制也。帝曰:请言其制。岐伯曰:君一臣二,制之小也;君一臣三佐五,制之中也;君一臣三佐九,制之大也。"

《素问·五常政大论》对用药原则做了详尽的论述:"帝曰:有毒无毒,服有约乎?岐伯曰:病有久新,方有大小,有毒无毒,固宜常制矣。大毒治病,十去其六,常毒治病,十去其七,小毒治病,十去其八,无毒治病,十去其九,谷肉果菜,食养尽之,无使过之,伤其正也。不尽,行复如法,必先岁气,无伐天和,无盛盛,无虚虚,而遗人夭殃,无致邪,无失正,绝人长命。"《素问·至真要大论》对据气味用药的法则也做了详细阐述:"辛甘发散为阳,酸苦涌泄为阴,咸味涌泄为阴,淡味渗泄为阳。六者或收或散,或缓或急,或燥或润,或㚇或坚,以所利而行之,调其气,使其平也。"论述据气味用药的法则。

《素问·六元正纪大论》:"甲子、甲午岁……其化上咸寒,中苦热,下酸热,所谓药食宜也。"论述了岁运与气味用药的法则,这些论述充分考虑到五脏相关、生克制

化的经旨,对医家临床遣药组方具一定的指导意义。可惜因为五运六气理论的学习断代,这些方法现基本无人关注和研究。而古代医家,刘温舒在《素问运气论奥》[50]中,就治法问题,着重于六气主客补泻法的阐释。提出"客胜则泻客补主,主胜则泻主补客,应随当缓当急,以治之也"的原则。且将治法总结为六气司天在泉淫胜之治法,司天在泉反胜之治法,岁运上下所宜药食之治法,六气主客补泻之治法四类。李时珍在《本草纲目》中概括为"五运六淫用药式"一种。细考原文,实为司天之"六淫所胜"与其"反胜之";在泉之"六淫于内"与其"反胜之"。并言"其六气胜复主客、证治病机甚详,见素问至真要大论,文多不载"。黄宫绣《本草求真》只言"六淫病症主药"。汪昂《本草备要》仅点滴记录于《药性总义》——"六淫于内"。吴仪洛《本草从新》亦承袭汪氏。此后各类方剂著作,甚至踪影不见于"司天在泉气味用药"。据杨威[51]研究论文总结,五运六气方剂配伍应用其后采用三种分类方法,一是倚五运六气之理,针对时行民病的病症特点,酌情配伍成特定方剂。如《三因极一病症方论》《宋太医局程文格》;二是依五运六气之理及病症机理,在经典成方中选择合适之方,如对伤寒经方的选用等;三是在通常辨证论治选方的基础上,依据疾病或病人的五运六气特点,结合五运六气药食所宜原理,对所选方剂进行酌情加减。"司天在泉气味用药",即倚五运六气之理,针对时行民病的病症特点,酌情制成特定方剂的配伍方法。在古医籍中,直名六气方的医家当首推宋代的陈无择,其著《三因司天方》[52]将之归纳为地支诸方六首。

《内经》认为,世间万物本源于气,气聚则有形。药物亦为气聚合而成,而这种蕴含的内在之气,是药食发挥作用的根本所在。古人借用药物的气味来研究药物,进而探讨其功能作用[53]根据五味与五脏的关系,气味与五脏之间的关系得以建立,同气相求,酸先入肝,苦先入心,甘先入脾,辛先入肺,咸先入肾。在治疗疾病时,应根据"四时五脏病,随五味所宜也"的原则进行,具体来讲就是根据"辛甘发散为阳,酸苦涌泄为阴,咸味涌泄为阴,淡味渗泄为阳,六者或收或散,或缓或急,或燥或润,或软或坚,以所利而行之,调其气使其平也"[53]。

《素问·至真要大论》载:"帝曰:司岁物何也?岐伯曰:天地之专精也。帝曰:司气者何如?岐伯曰:司气者主岁同,然有余不足也。帝曰:非司岁物何谓也?岐伯曰:散也。故质同而异等也。气味有薄厚,性用有躁静,治保有多少,力化有浅深。此之谓也。"可见,气味等药食内在的性质由于自然气化的不同会产生较大差异。这些对于采药具有重要的指导意义。

《素问·至真要大论》指出:"诸气在泉,风淫于内,治以辛凉,佐以苦,以甘缓之,以辛散之。热淫于内,治以咸寒,佐以甘苦,以酸收之,以苦发之。湿淫于内,治以苦热,佐以酸淡,以苦燥之,以淡泄之。火淫于内,治以咸冷,佐以苦辛,以酸收之,以苦发之。燥淫于内,治以苦温,佐以甘辛,以苦下之。寒淫于内,治以甘热,佐以苦辛,以咸泻之,以辛润之,以苦坚之。"《素问·至真要大论》还总结了治疗三阴三阳病变的气味配伍原则:"厥阴之胜,治以甘清,佐以苦辛,以酸泻之。少阴之胜,治以辛寒，佐以苦咸，以甘泻之……太阳之胜，治以甘热，佐以辛酸，以咸泻之。"受此影响[53]，七篇大论之药学理论和《神农本草经》有近缘关系，但更为深入。《素问·六元正纪大论》提出了用药"四畏"，即"用热无犯热，用寒无犯寒，用温无犯温，用凉无犯凉"，又指出，"发表不远热，攻里不远寒"。《素问·至真要大论》提出"五味阴阳之用"的理论，明确论述了"辛甘发散为阳，酸苦涌泄为阴，咸味涌泄为阴，淡味渗泄为阳"。进而提出了系统的六气司天、在泉的调配之法，是配伍用药理论的嚆矢。明代李时珍在《本草纲目》中，进一步发挥为"五运六淫用药式"。《素问·至真要大论》论述了制方原则："君一臣二，制之小也；君一臣三佐五，制之中也；君一臣三佐九，制之大也。"奠定了方剂规律的原则[32]。

中药治病的机制是"以偏纠偏"。所谓"以偏纠偏"，是指以药物的偏性纠正患者所表现出来的偏盛偏衰。药未有不偏者，以偏纠偏，故名为药。药物的偏性，究其本质来讲，是自然气化的结果。《神农本草经疏》指出："夫物之生也必禀乎天，其成也必资乎地。天布令，主发生，寒热温凉，四时之气行焉，阳也；地凝质，主成物，酸苦辛咸甘淡，五行之味滋焉，阴也。故知微寒微温者，春之气也；大温热者，夏之气也；大热者，长夏之气也；凉者，秋之气也；大寒者，冬之气也。凡言微寒者，禀春之气以生，春气升而生；言温热者，盛夏之气以生，夏气散而长；言大热者，感长夏之气以生，长夏之气化；言平者，感秋之气以生，平即凉也，秋气降而收；言大寒者，感冬之气以生，冬气沉而藏。"气味作为药物的偏性之一，其治疗疾病的过程，即以药物之气味改善人体气化状态的过程，实现纠正偏盛偏衰的目的。清代名医石寿棠在《医原·用药大要论》中说："药未有不偏者，以偏救偏，故名曰药。"人体要靠天地之气提供的条件而获得生存，同时还要适应四时阴阳的变化规律，才能发育成长，健康无病。人体疾病的发生发展就是这些关系失调的结果，是机体内部各部分之间阴阳五行运动关系、运动状态的失常。因此，对疾病的治疗，《素问·至真要大论》要求："必先五胜，疏其血气，令其调达，而致和平。"药有个性之特长，方有合群之妙用，则可实现调整人体气化状态的功效。药各有气味之偏，阴阳五行之属，有不同的升降浮沉、散收攻补等作用。如《素问·至真要大论》云："辛甘发散为阳，酸苦涌泄为阴，咸味涌泄为阴，淡味渗泄为阳。六者或收或散，或缓或急，或燥或润，或软或坚，以所利而行之。调其气，使其平也。"以药性之偏，能够纠正人体阴阳气化之偏，是用药的根本依据。

综上所述，中药气味是中药性能与效用的特色，是保持中药基本理论原创性的关键因素。基于《内经》气化理论，有助于我们对中药气味的产生、气味学说的认识论基础，以及基于气味学说的用药基本规律进行深入理解，对中药四气五味及其主治作用乃至药物配伍机制开展深入探讨，进而系统发掘和阐明中药药性理论，提高临床对于中药特性的认识和运用效率。

目前关于方剂的配伍问题，现代研究多着重于功效层面的讨论，常从中药药理方面加以阐释。而关于《内经》制方原则，临床应用比较少见。只是浮于君臣佐使原则的表面是远远不够的,还应该进一步探讨《内经》制方原则的深刻内涵。

### (五)五运六气与三阴三阳理论研究

阴阳学说是中国古代哲学一个很重要的范畴,"阴阳"作为中国古代哲学的核心内容,对中华文化产生了巨大而深远的影响。然而,阴阳学说引入中医学以来,又产生了三阴三阳学说,在《内经》中形成了"三阴三阳"的思维模型。《内经》多次从不同角度阐述了"三阴三阳"理论。

在经络学说方面,主要用之于阐述脏腑经络,明确十二经脉,分手足各为三阴三阳。

在五运六气理论方面,《内经》七篇大论中,对三阴三阳的阐释,篇幅最多。《素问·阴阳离合论》:"今三阴三阳不应阴阳,其何故也?"又曰:"少阴之上,名曰太阳。""太阴之前,名曰阳明。""厥阴之表,名曰少阳。"《素问·天元纪大论》云:"愿闻其与三阴三阳之候,奈何合之?"又曰:"阴阳之气,各有多少,故曰三阴三阳也。"《素问·至真要大论》曰:"阴阳之三也,何谓?"曰:"气有多少,异用也。"从阴阳之气的多少角度阐述了三阴三阳,将三阴三阳进行量化。

在外感热病方面,《内经》论述外感热病时采用三阴三阳。《素问·热论》"帝曰:愿闻其状。岐伯曰:伤寒一日,巨阳受之,故头项痛,腰脊强。二日,阳明受之。阳明主肉,其脉侠鼻络于目,故身热,目痛而鼻干,不得卧也。三日,少阳受之,少阳主胆,其脉循胁络于耳,故胸胁痛而耳聋。三阳经络,皆受其病,而未入于脏者,故可汗而已。四日,太阴受之。太阴脉布胃中络于嗌,故腹满而嗌干。五日,少阴受之。少阴脉贯肾,络于肺,系舌本,故口燥舌干而渴。六日,厥阴受之。厥阴脉循阴器而络于肝,故烦满而囊缩。三阴三阳,五脏六腑皆受病,荣卫不行,五脏不通,则死矣"。应用三阴三阳阐述了外感热病的发病规律。

那么三阴三阳的真正内涵是什么?到目前为止学界没有满意的解释。

张仲景伤寒论采用伤寒六经辨证,将三阴三阳用于伤寒的临床辨证,以三阴三阳为辨证纲领,树立了中医辨证论治的光辉典范,对中医学的发展产生了极大影响。几千年来许多医家对《伤寒论》三阴三阳内涵认识不统一,由于三阴三阳代表的意义不清楚,造成对"六经实质"争论不休。多年来许多专家对三阴三阳学说开展过研究,主要集中在两个方面:一是三阴三阳起源的有关研究。有人从哲学角度探讨三阴三阳学说起源,又从《周易》角度探讨,也有从与天文学角度研究的;二是三阴三阳概念的有关研究,包括与阴阳关系的研究、与开阖枢关系的研究、与气化学说关系的研究、三阴三阳的数理量化的研究、三阴三阳标本关系的研究,以及三阴三阳太极模式的研究等。关于三阴三阳的应用研究,主要集中于在《黄帝内经》中的应用,在《伤寒论》中的发挥,以及在临床中的应用等。

三阴三阳学说是中医学独有的理论,有人认为"三"与阴阳的结合应用则是中医的一个伟大创举,这也是中医中药最具特色的内容之一。由于三阴三阳在中医中药之外的领域应用的现存文献较少，主要集中在《内经》所涉及的天文地理、时令历法当中[54]。若搞不清楚中国古代三阴三阳学说的内涵，中医学许多理论就只能成为一个谜团。许多医家从一个侧面去研究理解三阴三阳，无法合理解释经络的三阴三阳、五运六气的三阴三阳、热病的三阴三阳，伤寒论的三阴三阳等，致使这一理论无法很好地指导临床，也阻碍了中医学的发展。因此，三阴三阳理论的研究，成为中医基础理论亟须解决的关键科学问题。

气化理论未被现代中医学很好地认识和研究，应从气化论角度阐述五运六气中的三阴三阳，充分发挥伤寒学派的六经气化学说。如果能从气化的视角，去开展三阴三阳学说的研究，或许会让三阴三阳学说，在经络、脏腑、运气、伤寒等不同层面上找到统一的认识，这将对中医学的发展具有重大意义。对于阴阳的含义及相关内容的探讨，一直以来都是中医研究中司空见惯而又争论不休的问题，司空见惯是以人人都似有所知，争论不休是以人人都终无所定。特别是三阴三阳的解释与应用更是众说纷纭，莫衷一是。究其原因，在于未能执中医学的一贯之本而对相关问题进行论述[55]。孙志其等[55]从三阴三阳一气运行之体、用、象互相关联的角度研究三阴三阳问题，应该说是一个很好的开始；基于气本体论体、用、象特质的三阴三阳体系的确立，执于中医学的一贯之本，从源头阐述了三阴三阳的化生及不同运用的缘由，并揭示了三阴三阳一气运行之体、用、象互相关联的实质内涵，解决了诸多悬而未决或争论较多的问题，对于准确地理解和把握《伤寒论》六经病证规律，六经病欲解时内涵，开合枢理论，五运六气理论以及临证的诊断、用药等，具有十分重要的意义。

总之，五运六气理论是中医学理论的重要组成部分，五运六气理论中蕴含的气化论核心学术思想，更是中医学中重要的理论。固然五运六气理论是否出自《内经》存在着争议，但是这丝毫不影响五运六气理论在中医学术中的重要地位，由于对五运六气理论的抛弃，致使气化理论难以得到现代中医的重视和研究。回归经典，继承创新，这也是我们团队多年来研究五运六气理论的初衷与目的，也是编写此书的目的，五运六气理论需要普及、推广、掌握、研究、应用、创新，希望本书的出版能为五运六气理论的普及与中医学的发展做出一点贡献。

（说明：本章中的注释序号与文后参考文献对应）

## 第一节 刺法论原文

黄帝问曰：升降不前，气交有变，即成暴郁，余已知之。如何预救生灵，可得却乎？岐伯稽首再拜对曰：昭乎哉问！臣闻夫子言，既明天元，须穷法刺，可以折郁扶运，补弱全真，泻盛蠲余，令除斯苦。

帝曰：愿卒闻之。岐伯曰：升之不前，即有甚凶也。木欲升而天柱窒抑之，木欲发郁亦须待时，当刺足厥阴之井。火欲升而天蓬窒抑之，火欲发郁亦须待时，君火相火同刺包络之荥。土欲升而天冲窒抑之，土欲发郁亦须待时，当刺足太阴之俞。金欲升而天英窒抑之，金欲发郁亦须待时，当刺手太阴之经。水欲升而天芮窒抑之，水欲发郁亦须待时，当刺足少阴之合。

帝曰：升之不前，可以预备，愿闻其降，可以先防。岐伯曰：既明其升，必达其降也。升降之道，皆可先治也。木欲降而地晶窒抑之，降而不入，抑之郁发，散而可得位，降而郁发，暴如天间之待时也，降而不下，郁可速矣，降可折其所胜也，当刺手太阴之所出，刺手阳明之所入。火欲降而地玄窒抑之，降而不入，抑之郁发，散而可矣，当折其所胜，可散其郁，当刺足少阴之所出，刺足太阳之所入。土欲降而地苍窒抑之，降而不下，抑之郁发，散而可入，当折其胜，可散其郁，当刺足厥阴之所出，刺足少阳之所入。金欲降而地彤窒抑之，降而不下，抑之郁发，散而可入，当折其胜，可散其郁，当刺心包络所出，刺手少阳所入也。水欲降而地阜窒抑之，降而不下，抑之郁发，散而可入，当折其土，可散其郁，当刺足太阴之所出，刺足阳明之所入。

帝曰：五运之至有前后，与升降往来有所承抑之，可得闻乎刺法？岐伯曰：当取其化源也。是故太过取之，不及资之。太过取之，次抑其郁，取其运之化源，令折郁气；不及扶资，以扶运气，以避虚邪也。资取之法，令出《密语》。

帝曰：迁正不前，以通其要，愿闻不退，欲折其余，无令过失，可得明乎？岐伯曰：气过有余，复作布正，是名不退位也。使地气不得后化。新司天未可迁正，故复布化令如故也。巳亥之岁，天数有余，故厥阴不退位也，风行于上，木化布天，当刺足厥阴之所入。子午之岁，天数有余，故少阴不退位也，热行于上，火余化布天，当刺手厥阴之所入。丑未之岁,天数有余,故太阴不退位也,湿行于上,雨化布天,当刺足太阴之所入。寅申之岁,天数有余,故少阳不退位也,热行于上,火化布天,当刺手少阳之所入。卯酉之岁,天数有余,故阳明不退位也,金行于上,燥化布天,当刺手太阴之所入。辰戌之岁,天数有余,故太阳不退位也,寒行于上,凛水化布天,当刺足少阴之所入。故天地气逆,化成民病,以法刺之,预可平疴。

黄帝问曰:刚柔二干,失守其位,使天运之气皆虚乎? 与民为病,可得平乎? 岐伯曰:深乎哉问! 明其奥旨,天地迭移,三年化疫,是谓根之可见,必有逃门。

假令甲子,刚柔失守,刚未正,柔孤而有亏,时序不令,即音律非从,如此三年,变大疫也。详其微甚,察其浅深,欲至而可刺,刺之,当先补肾俞,次三日,可刺足太阴之所注。又有下位己卯不至,而甲子孤立者,次三年作土疠,其法补写,一如甲子同法也。其刺以毕,又不须夜行及远行,令七日洁,清静斋戒。所有自来肾有久病者,可以寅时面向南,净神不乱思,闭气不息七遍,以引颈咽气顺之,如咽甚硬物,如此七遍后,饵舌下津令无数。

假令丙寅,刚柔失守,上刚干失守,下柔不可独主之,中水运非太过,不可执法而定之。布天有余,而失守上正,天地不合,即律吕音异,如此即天运失序,后三年变疫。详其微甚,差有大小,徐至即后三年,至甚即首三年,当先补心俞,次五日,可刺肾之所入。又有下位地甲子,辛巳柔不附刚,亦名失守,即地运皆虚,后三年变水疠,即刺法皆如此矣。其刺如毕,慎其大喜欲情于中,如不忌,即其气复散也,令静七日,心欲实,令少思。

假令庚辰,刚柔失守,上位失守,下位无合,乙庚金运,故非相招,布天未退,中运胜来,上下相错,谓之失守,姑洗林钟,商音不应也。如此即天运化易,三年变大疫。详其天数,差有微甚,微即微,三年至,甚即甚,三年至,当先补肝俞,次三日,可刺肺之所行。刺毕,可静神七日,慎勿大怒,怒必真气却散之。又或在下地甲子乙未失守者,即乙柔干,即上庚独治之,亦名失守者,即天运孤主之,三年变疠,名曰金疠,其至待时也。详其地数之等差,亦推其微甚,可知迟速耳。诸位乙庚失守,刺法同,肝欲平,即勿怒。

假令壬午,刚柔失守,上壬未迁正,下丁独然,即虽阳年,亏及不同,上下失守,相招其有期,差之微甚,各有其数也,律吕二角,失而不和,同音有日,微甚如见,三年大疫,当刺脾之俞,次三日,可刺肝之所出也。刺毕,静神七日,勿大醉歌乐,其气复散,又勿饱食,勿食生物,欲令脾实,气无滞饱,无久坐,食无太酸,无食一切生物,宜甘宜淡。又或地下甲子,丁酉失守其位,未得中司,即气不当位,下不与壬奉合者,亦名失守,非名合德,故柔不附刚,即地运不合,三年变疠,其刺法一如木疫之法。

假令戊申,刚柔失守,戊癸虽火运,阳年不太过也,上失其刚,柔地独主,其气不正,故有邪干,迭移其位,差有浅深,欲至将合,音律先同,如此天运失时,三年之中,火疫至矣,当刺肺之俞。刺毕,静神七日,勿大悲伤也,悲伤即肺动,而真气复散也。

人欲实肺者，要在息气也。又或地下甲子，癸亥失守者，即柔失守位也，即上失其刚也，即亦名戊癸不相合德者也，即运与地虚，后三年变疠，即名火疠。

是故立地五年，以明失守，以穷法刺，于是疫之与疠，即是上下刚柔之名也，穷归一体也。即刺疫法，只有五法，即总其诸位失守，故只归五行而统之也。

黄帝曰：余闻五疫之至，皆相染易，无问大小，病状相似，不施救疗，如何可得不相移易者？岐伯曰：不相染者，正气存内，邪不可干，避其毒气，天牝从来，复得其往，气出于脑，即不邪干。气出于脑，即室先想心如日。欲将入于疫室，先想青气自肝而出，左行于东，化作林木。次想白气自肺而出，右行于西，化作戈甲。次想赤气自心而出，南行于上，化作焰明。次想黑气自肾而出，北行于下，化作水。次想黄气自脾而出，存于中央，化作土。五气护身之毕，以想头上如北斗之煌煌，然后可入于疫室。

又一法，于春分之日，日未出而吐之。又一法，于雨水日后，三浴以药泄汗。又一法，小金丹方：辰砂二两，水磨雄黄一两，叶子雌黄一两，紫金半两，同入合中，外固，了地一尺筑地实，不用炉，不须药制，用火二十斤煅之也，七日终，候冷七日取，次日出合子，埋药地中七日取出，顺日研之三日，炼白沙蜜为丸，如梧桐子大。每日望东吸日华气一口，冰水下一丸，和气咽之。服十粒，无疫干也。

黄帝问曰：人虚即神游失守位，使鬼神外干，是致夭亡，何以全真？愿闻刺法。岐伯稽首再拜曰：昭乎哉问！谓神移失守，虽在其体，然不致死，或有邪干，故令夭寿。只如厥阴失守，天以虚，人气肝虚，感天重虚，即魂游于上，邪干厥大气，身温犹可刺之，刺其足少阳之所过，次刺肝之俞。人病心虚，又遇君相二火司天失守，感而三虚，遇火不及，黑尸鬼犯之，令人暴亡，可刺手少阳之所过，复刺心俞。人脾病，又遇太阴司天失守，感而三虚，又遇土不及，青尸鬼邪犯之于人，令人暴亡，可刺足阳明之所过，复刺脾之俞。人肺病，遇阳明司天失守，感而三虚，又遇金不及，有赤尸鬼干人，令人暴亡，可刺手阳明之所过，复刺肺俞。人肾病，又遇太阳司天失守，感而三虚，又遇水运不及之年，有黄尸鬼干犯人正气，吸人神魂，致暴亡，可刺足太阳之所过，复刺肾俞。

黄帝问曰：十二藏之相使，神失位，使神彩之不圆，恐邪干犯，治之可刺？愿闻其要。岐伯稽首再拜曰：悉乎哉，问至理，道真宗，此非圣帝，焉究斯源！是谓气神合道，契符上天。心者，君主之官，神明出焉，可刺手少阴之源。肺者，相傅之官，治节出焉，可刺手太阴之源。肝者，将军之官，谋虑出焉，可刺足厥阴之源。胆者，中正之官，决断出焉，可刺足少阳之源。膻中者，臣使之官，喜乐出焉，可刺心包络所流。脾为谏议之官，知周出焉，可刺脾之源。胃为仓廪之官，五味出焉，可刺胃之源。大肠者，传道之官，变化出焉，可刺大肠之源。小肠者，受盛之官，化物出焉，可刺小肠之源。肾者，作强之官，伎巧出焉，刺其肾之源。三焦者，决渎之官，水道出焉，刺三焦之源。膀胱者，州都之官，精液藏焉，气化则能出矣，刺膀胱之源。凡此十二官者，不得相失也。

是故刺法有全神养真之旨,亦法有修真之道,非治疾也,故要修养和神也。道贵常存,补神固根,精气不散,神守不分,然即神守而虽不去,亦能全真,人神不守,非达至真。至真之要,在乎天玄,神守天息,复入本元,命曰归宗。

## 第二节　刺法论篇分解

### 第一解

#### (一)内经原文

黄帝问曰:**升降**不前,气交有变,即成暴郁,余已知之。如何预救生灵,可得**却**乎?岐伯稽首再拜对曰:昭乎哉问!臣闻**夫子**言,既明**天元**,须穷法刺[注1],可以折郁扶运,补弱全真,泻[注2]盛蠲余,令除斯苦。

　[注1]法刺:郭霭春《黄帝内经素问校注》、王洪图等《黄帝内经素问白话解》、1963人卫版《黄帝内经素问》、正统道藏《黄帝内经素问遗篇》此处为"法刺";张灿玾等《黄帝内经素问校释》、孟景春等《黄帝内经素问译释》、马莳《黄帝内经素问注证发微》此处为"刺法"。其中张灿玾注:原作"法刺",《黄帝内经素问注证发微》《类经》二十八卷第三十七均作"刺法",与篇名义亦合,故据改。

　[注2]泻:郭霭春《黄帝内经素问校注》、张灿玾等《黄帝内经素问校释》、王洪图等《黄帝内经素问白话解》、1963人卫版《黄帝内经素问》、正统道藏《黄帝内经素问遗篇》、马莳《黄帝内经素问注证发微》此处为"泻";孟景春等《黄帝内经素问译释》此处为"写"。

#### (二)字词注释

(1)升降

①正统道藏《黄帝内经素问遗篇》此词未具体注释。

②马莳《黄帝内经素问注证发微》升者,自在泉右间而升为天之左间也。

③张介宾《类经》此词未具体注释。

④高士宗《黄帝素问直解》六气次第主岁,有升有降。

⑤孟景春等《黄帝内经素问译释》指六气上升下降之变化,司天之右间应降,在泉之右间应升。

⑥张灿玾等《黄帝内经素问校释》岁气的左右间气,随年支的变动而变动,即旧岁在泉之右间升为新岁司天之左间,故为升;旧岁司天之右间,降为新岁在泉之左间,故为降。如辰年,旧岁卯年在泉之右间厥阴风木,当升为新岁司天之左间;旧岁卯年司天之右间少阳相火,当降为新岁在泉之左间。

⑦王洪图等《黄帝内经素问白话解》客气的左右间气之升降。

(2)却

①正统道藏《黄帝内经素问遗篇》却之言去也。

②马莳《黄帝内经素问注证发微》此字未具体注释。

③张介宾《类经》却,言预却其气,以免病也。

④高士宗《黄帝素问直解》此字未具体注释。

⑤孟景春等《黄帝内经素问译释》使郁气退却。

⑥张灿玾等《黄帝内经素问校释》却退郁气的办法。

⑦王洪图等《黄帝内经素问白话解》此字未具体注释。

（3）夫子

①正统道藏《黄帝内经素问遗篇》夫子者，祖师僦贷季。

②马莳《黄帝内经素问注证发微》夫子者，据《移精变气论》，则为僦贷季也。

③张介宾《类经》夫子，岐伯之师，僦贷季也。

④高士宗《黄帝素问直解》夫子，鬼臾区也。

⑤孟景春等《黄帝内经素问译释》老师。

⑥张灿玾等《黄帝内经素问校释》原注："夫子者，祖师僦贷季。"

⑦王洪图等《黄帝内经素问白话解》老师。

（4）天元

①正统道藏《黄帝内经素问遗篇》此词未具体注释。

②马莳《黄帝内经素问注证发微》《天元》，篇名，即《天元纪大论》。

③张介宾《类经》天元即《天元纪大论》所谓六元等义。

④高士宗《黄帝素问直解》天元，天元纪大论也。

⑤孟景春等《黄帝内经素问译释》天元的规律。

⑥张灿玾等《黄帝内经素问校释》指天地六元之气。义详《六元正纪大论》。

⑦王洪图等《黄帝内经素问白话解》天地间六气变化的规律。

（5）蠲（juān）

①正统道藏《黄帝内经素问遗篇》蠲，除也。

②马莳《黄帝内经素问注证发微》蠲，除也。

③张介宾《类经》此字未具体注释。

④高士宗《黄帝素问直解》此字未具体注释。

⑤孟景春等《黄帝内经素问译释》蠲，除去。

⑥张灿玾等《黄帝内经素问校释》除去。

⑦王洪图等《黄帝内经素问白话解》祛除。

（三）语句阐述

（1）黄帝问曰：升降不前，气交有变，即成暴郁，余已知之。如何预救生灵，可得却乎？

①正统道藏《黄帝内经素问遗篇》却之言去也，何以去之。

②马莳《黄帝内经素问注证发微》此句未具体注释，总体概括此段为：升者，自在泉右间而升为天之左间也。

③张介宾《类经》却，言预却其气，以免病也。

④高士宗《黄帝素问直解》六气以次主岁，有升有降，若升降不前，则气交有

变,变则暴郁而为民病。帝欲详明刺治,以救生灵故问。

⑤孟景春等《黄帝内经素问译释》升降:指六气上升下降之变化,司天之右间应降,在泉之右间应升(见图1-1)。生灵:指人类。

黄帝问道:应升而不能升,应降而不能降,升降之气变常,就要成为剧烈的郁气,这个道理我已经知道了。是否能设法加以预防,挽救人类的疾苦,使郁气退却?六气升降如图1-1所示。

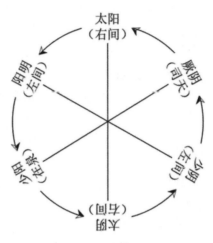

图1-1 六气升降图

说明:客气逐年按箭头方向运转,图示厥阴司天,少阳在泉,司天之右间为太阳,在泉之右间为太阴,次年当少阴司天,阳明在泉,太阳应下降为在泉之左间,太阴应上升为司天之左间。

⑥张灿玾等《黄帝内经素问校释》升降:岁气的左右间气,随年支的变动而变动,即旧岁在泉之右间升为新岁司天之左间,故为升;旧岁司天之右间,降为新岁在泉之左间,故为降。如辰年,旧岁卯年在泉之右间厥阴风木,当升为新岁司天之左间;旧岁卯年司天之右间少阳相火,当降为新岁在泉之左间。生灵:与"生民"义同,指人类而言。《南史·齐高帝纪》"道庇生灵"。

黄帝问道:岁气的左右间气,不得升降,气交发生反常的变化,即可成为暴烈的邪气,我已经晓得了。怎样进行预防,挽救人类的疾患,可以得到一种却退郁气的办法吗?

⑦王洪图等《黄帝内经素问白话解》黄帝问道:客气的左右间气,当升不得升,当降不得降,升降之气交发生异常变化,就可以成为暴烈的邪气,而使人生病,这个道理我已经知道了。然而用什么办法能够预防之,以挽救人们的生命呢?

(2)岐伯稽首再拜对曰:昭乎哉问!臣闻夫子言,既明天元,须穷法刺,可以折郁扶运,补弱全真,泻盛蠲余,令除斯苦。

①正统道藏《黄帝内经素问遗篇》夫子者,祖师僦贷季。折,谓折伏也。扶,谓扶持也。蠲,除也。斯,此也。令除此苦也。

②马莳《黄帝内经素问注证发微》《刺法》者,本篇名也。夫子者,据《移精变气论》,则为僦贷季也。折,谓折治也。蠲,除也。

③张介宾《类经》夫子,岐伯之师,僦贷季也。天元即《天元纪大论》所谓六元等义。

④高士宗《黄帝素问直解》天元,天元纪大论也。夫子,鬼臾区也。天元纪大论帝曰,愿夫子推而次之,令有条理,而鬼臾区详悉言之,故曰闻夫子言,既明天元,而预救生灵,须穷刺法可除斯苦也。

⑤孟景春等《黄帝内经素问译释》蠲(juān音捐):除去。

岐伯行了个礼回答说:问得真贤明啊! 我听到老师讲过的,懂得天元的规律,又要深知刺法,就可以折服郁气,使升降正常运行,补助虚弱以保全真气,泻其盛气以祛除余邪,便能消除疾苦。

⑥张灿玾等《黄帝内经素问校释》夫子:原注"夫子者,祖师僦贷季"。天元:指天地六元之气。

岐伯再次跪拜回答说:你提这个问题很高明啊! 我听老师说过,既明白了天地六元之气的变化,还必须深知刺法,它可以折减郁气,扶助运气,补助虚弱,保全真气,泻其盛气,除去余邪,使其消除此种疾苦。

⑦王洪图等《黄帝内经素问白话解》岐伯再次行礼后回答说:这个问题问得很高明啊! 我听老师讲过,既要懂得天地间六气变化的规律,又要全面掌握针刺的方法,如此才能制伏邪气,扶助运气,补助虚弱之气,保全真气,泻去亢胜之气,而祛除余邪,以解除民众的疾苦。

### 第二解

(一)内经原文

帝曰:愿卒闻之。岐伯曰:升之不前,即有甚凶也。木欲升而**天柱窒**抑之,木欲发郁亦须待时,当刺足厥阴之**井**。火欲升而**天蓬窒**抑之,火欲发郁亦须待时,君火相火同刺包络之**荥**。土欲升而**天冲**窒抑之,土欲发郁亦须待时,当刺足太阴之**俞**。金欲升而**天英**窒抑之,金欲发郁亦须待时,当刺手太阴之**经**。水欲升而**天芮**[注]窒抑之,水欲发郁亦须待时,当刺足少阴之**合**。

[注]芮:郭霭春《黄帝内经素问校注》、张灿玾等《黄帝内经素问校释》、孟景春等《黄帝内经素问译释》、王洪图等《黄帝内经素问白话解》、1963人卫版《黄帝内经素问》、马莳《黄帝内经素问注证发微》此处为"芮",其中郭霭春注:金本、读本、元本、赵本、藏本、田本、抄配明刊本、四库本并作"内";马莳注:原作"天内",《素问遗篇》及《医部全录》原文均作"天芮",与《素问·天元纪大论》"九星悬朗"王冰注合,当是,据改。正统道藏《黄帝内经素问遗篇》此处为"内"。

(二)字词注释

(1)天柱、天蓬、天冲、天英、天芮(ruì)

①正统道藏《黄帝内经素问遗篇》未具体注释。

②马莳《黄帝内经素问注证发微》天柱,金正之宫。天蓬,水正之宫。天冲,木正之宫。天英,火正之宫。天芮,土神之应宫也。

③张介宾《类经》天柱,金星也。天蓬,水星也。天冲,木星也。天英,火星也。天芮,土星也。

④高士宗《黄帝素问直解》天柱之金星,天蓬之水星,天冲木星,天英火星,天芮土星。

⑤孟景春等《黄帝内经素问译释》是金、水、木、火、土五星的别名。天柱,金正之宫。天蓬,水正之宫。天冲,木正之宫。天英,火正之宫。天芮,土神之应宫。

⑥张灿玾等《黄帝内经素问校释》《图翼·二卷·天地五星图》云:"五星之在天地,名号各有不同。木星在天曰天冲,在地曰地苍。火星在天曰天英,在地曰地彤。土星在天曰天芮,在地曰地阜。金星在天曰天柱,在地曰地晶。水星在天曰天蓬,在地曰地玄。以分主东南西北中。而土则寄位西南也。"本文所说五星之名,乃木火土金水五星,居于天地不同位置时之别名,在此有时义指五运之气。

⑦王洪图等《黄帝内经素问白话解》是金、水、木、火、土五星的别名。天柱,金正之宫;天蓬,水正之宫;天冲,木正之宫;天英,火正之宫;天芮,土星之应宫。

(2)窒抑

①正统道藏《黄帝内经素问遗篇》此词未具体注释。

②马莳《黄帝内经素问注证发微》胜之不前。

③张介宾《类经》木欲上升而金胜抑之。

④高士宗《黄帝素问直解》窒抑。

⑤孟景春等《黄帝内经素问译释》金气过胜阻抑厥阴风木不能上升。

⑥张灿玾等《黄帝内经素问校释》阻抑。

⑦王洪图等《黄帝内经素问白话解》压抑。

(3)井、荥、俞、经、合

①正统道藏《黄帝内经素问遗篇》足厥阴之井即大敦穴,在足大指端去爪甲上如韭叶,三毛之中,乃足厥阴之所出也。心包络之荥,在手掌中,劳宫穴也。足太阴之俞太白穴,在足内侧核骨下陷者中,足太阴之所注也。手太阴之经者,经渠穴也,在两手寸口脉陷者中,手太阴之所行也。足少阴之合,阴谷穴也,在膝内辅骨之后,大筋之下,小筋之上,按之应手,屈膝而得,足少阴之所入也。

②马莳《黄帝内经素问注证发微》足厥阴肝经之井穴大敦,手厥阴心包络宫之荥穴劳宫,足太阴之俞穴太白,手太阴肺经之经穴经渠,足少阴肾经之合穴阴谷。

③张介宾《类经》足厥阴之井大敦穴也,包络之荥劳宫穴也,足太阴之俞太白穴,手太阴之经经渠穴,刺足少阴之合阴谷穴也。

④高士宗《黄帝素问直解》足厥阴所出之井,包络所溜之荥,足太阴所注之俞,手太阴所行之经,足少阴所入之合。

⑤孟景春等《黄帝内经素问译释》足厥阴之井即大敦穴。包络之荥即劳宫穴。足太阴之俞(输)即太白穴。手太阴之经即经渠穴。足少阴之合即阴谷穴。合穴属水,经穴属金,俞(输)穴属土,荥穴属火井穴属木。

⑥张灿玾等《黄帝内经素问校释》即经穴之五俞穴。足厥阴之井为大敦穴,包络之荥为劳宫穴,足太阴之俞为太白穴,手太阴之经为经渠穴,足少阴之合为阴谷穴。上列刺法之所以取井、荥、俞、经、合五俞穴,以阴经而论,井属木,足厥阴亦属木,故木郁当刺足厥阴之井;荥属火,手厥阴心包亦属火,故火郁当刺包络之荥;俞属土,足太阴亦属土,故土郁当刺足太阴之俞;经属金,手太阴亦属金,故金郁当刺手太阴之经;合属水,足少阴亦属水,故水郁当刺足少阴之合。

⑦王洪图等《黄帝内经素问白话解》足厥阴经的井穴"大敦",心包络手厥阴经的荥穴"劳宫",足太阴经的输穴"太白",手太阴经的经穴"经渠",足少阴经的合穴"阴谷"。

(三)语句阐述

(1)帝曰:愿卒闻之。岐伯曰:升之不前,即有甚凶也。

①正统道藏《黄帝内经素问遗篇》此句未具体注释。

②马莳《黄帝内经素问注证发微》此句未具体注释,总体概括此段为:言六元欲升天以作左间,而逢天星中运抑之,必致发郁,其法各有所刺也。

③张介宾《类经》六元主岁,周流互迁,其有天星中运抑之不前,则升不得升,降不得降,气交有变,故主甚凶。

④高士宗《黄帝素问直解》愿闻刺法。六气以次相并,若升之不前,即有甚凶。

⑤孟景春等《黄帝内经素问译释》黄帝道:我要详细了解升降的道理。岐伯说:应该升而不能升,就有凶险的变化。

⑥张灿玾等《黄帝内经素问校释》黄帝说:我想听你详尽地讲讲。岐伯说:气应升而不得升时,便有严重的凶灾。

⑦王洪图等《黄帝内经素问白话解》黄帝说:我希望详尽地了解这方面的道理。岐伯说:六气应当升而不得升时,就会变成严重的灾害。

(2)木欲升而天柱窒抑之,木欲发郁,亦须待时,当刺足厥阴之井。

①正统道藏《黄帝内经素问遗篇》木发待间气也,至天作间气之时作也,欲发可刺之也。足厥阴之井即大敦穴,在足大指端去爪甲上如韭叶,三毛之中,乃足厥阴之所出也。于平旦水下一刻时,以手按穴得动脉,下针,可及三分,留六呼。如得气,急出之。先刺左,后刺右。又可春分日吐之,无此管也。

②马莳《黄帝内经素问注证发微》天柱,金正之宫。升者,自在泉右间而升于天之左间也。后《本病篇》云:辰戌之岁,木气升天,主逢天柱,胜而不前。盖言辰戌之岁,太阳迁正作司天,则往年阳明司天之岁,厥阴在地以作右间者,至此岁欲升天,以作天之左间,遇天柱金司,胜之不前。又庚辰庚戌,金运先天,中运胜之不前。故此篇云:木欲发郁,待时可散。在人肝经为病,当刺足厥阴肝经之井穴大敦。足

大指外端,去爪甲如韭叶三毛中,以手按穴得动脉,针三分,留六呼,得气急出之。先刺左后刺右。又可春分日用远志汤吐之(见图1-2)。

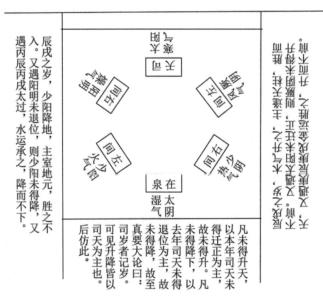

**图1-2 辰戌岁厥阴不升少阳不降之图**

③张介宾《类经》辰戌岁,木欲上升而金胜抑之,则木不能前而暴郁为害,木郁欲发,亦必待其得位之时而后作。如《六元正纪大论》曰:郁极乃发,待时而作。此之谓也。升降被抑不前,天时民病各异。木郁不升,则人病在肝,故当刺足厥阴之井,大敦穴也。刺三分,留六呼,得气急出之,先刺左,后刺右。又可于春分日吐之。

④高士宗《黄帝素问直解》如辰戌之岁太阳司天,则厥阴木气为司天左间,木欲升,而逢天柱之金星窒抑之,则木郁矣。郁而欲发,亦须待时,待时,待居位时也。欲扶运折郁以却其病,当刺足厥阴所出之井。

⑤孟景春等《黄帝内经素问译释》天柱、天蓬、天冲、天英、天芮:是金、水、木、火、土五星的别名。天柱,金正之宫。天蓬,水正之宫。天冲,木正之宫。天英,火正之宫。天芮,土神之应宫。井、荥、俞、经、合:足厥阴之井即大敦穴。包络之荥即劳宫穴。足太阴之俞(输)即太白穴。手太阴之经即经渠穴。足少阴之合即阴谷穴。合穴属水,经穴属金,俞(输)穴属土,荥穴属火,井穴属木。

厥阴风木,应该从在泉右间,上升为司天左间,而金气过胜阻抑它不能上升,木被阻郁而为害,但要到当位的时候才能发病,可以刺足厥阴经的井穴大敦以泻木郁。

⑥张灿玾等《黄帝内经素问校释》天柱、天蓬、天冲、天英、天芮:《图翼·二卷·天地五星图》云"五星之在天地,名号各有不同。木星在天曰天冲,在地曰地

苍。火星在天曰天英,在地曰地彤。土星在天曰天芮,在地曰地阜。金星在天曰天柱,在地曰地晶。水星在天曰天蓬,在地曰地玄。以分主东南西北中。而土则寄位西南也"。本文所说五星之名,乃木火土金水五星,居于天地不同位置时之别名,在此有时义指五运之气。木欲发郁亦须待时:《类经》二十八卷第三十七注"木郁欲发,亦必待其得位之时而后作"。井、荥、俞、经、合:即经穴之五俞穴。足厥阴之井为大敦穴,包络之荥为劳宫穴,足太阴之俞为太白穴,手太阴之经为经渠穴,足少阴之合为阴谷穴。

厥阴风木欲升为司天之左间,遇金气过胜,而天柱阻抑之,则木气郁。木之郁气欲发,必须等到木气当位之时,在人体则应当刺足厥阴之井大敦穴,以泻木郁。

⑦王洪图等《黄帝内经素问白话解》天柱、天蓬、天冲、天英、天芮:是金、水、木、火、土五星的别名。天柱,金正之宫;天蓬,水正之宫;天冲,木正之宫;天英,火正之宫;天芮,土星之应宫。

厥阴风木应从在泉之右间上升为司天之左间,这时如果金气过胜,则木气被压抑,木气郁则必然发生灾害。但木郁之气必须等到本气当位之时才发作。在这种情况下,应当针刺足厥阴经的井穴"大敦",以泻去木郁之气。

(3)火欲升而天蓬窒抑之,火欲发郁,亦须待时,君火相火同刺包络之荥。

①正统道藏《黄帝内经素问遗篇》火郁待时,至天作左间气之时也。其发也,君火春分,相火小满,即欲发之时也。故君火、相火同法,即是二时而可预刺之也。心包络之荥,在手掌中,劳宫穴也。水下二刻,以手按穴,动脉应手,刺可同身寸之三分,留六呼。得气而急出之,先左后右。又法,当春三泄汗也。

②马莳《黄帝内经素问注证发微》后《本病篇》云:巳亥之岁,君火升天,主窒天蓬,胜之不前。又厥阴未迁正,则少阴未得升天,水运以至其中,君火欲升,而中水运抑之。盖言巳亥之岁,厥阴迁正已作司天,去年辰戌之岁,少阴在地已作地之右间,今岁升天欲作天之左间,遇天蓬水司,胜之不前。又或遇厥阴未迁正,则少阴未得升天,又辛巳辛亥水运抑之。故此篇云:火欲发郁,待时可散。君火春分,相火小满,即欲发之时。在人心经为病,其君火不升,当刺手厥阴心包络宫之荥穴劳宫。手掌中,以手按穴,动脉应手,刺三分,留六呼,得气急出之。先左手后右手。一法于雨水日后三浴,以药泄汗(见图1-3)。

后《本病篇》云:丑未之岁,少阳升天,主窒天蓬,胜之不前。又或遇太阴未迁正,即少阳未升天,水运以至者,升天不前。盖言丑未之岁,太阴迁正已作司天,去年子午之岁,少阴在地已作地之右间,今岁升天欲作天之左间,遇天蓬水司,窒之不前。又遇太阴未迁正,即少阳未得升天。故此篇云:相火不升,亦刺手厥阴心包络之荥穴劳宫也(见图1-4)。

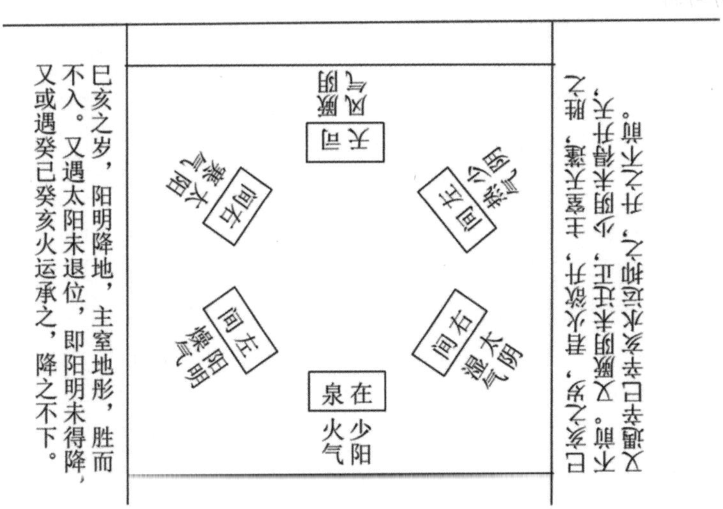

**图 1-3**

左侧文字（竖排）：
巳亥之岁，阳明降地，主室地彤，胜而不入。又遇太阳未退位，即阳明未得降，又或遇癸巳癸亥火运承之，降之不下。

图中文字：
天蓬（巳亥）
右迁太阴（向右）
左间阳明（向左）
司天厥阴
在泉少阳火气

**图 1-3 巳亥岁君火不升阳明不降之图**

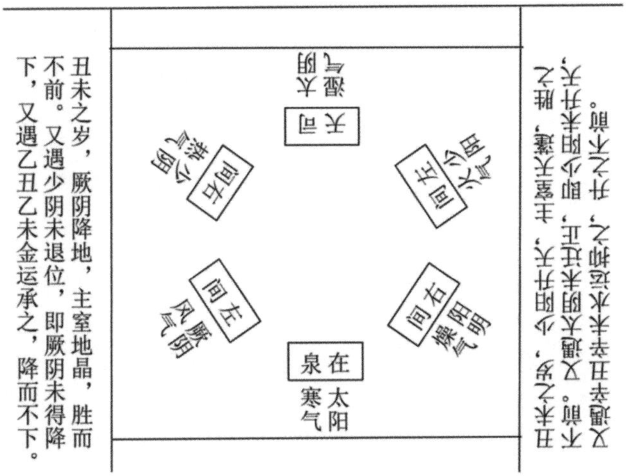

**图 1-4**

左侧文字（竖排）：
丑未之岁，厥阴降地，主室地晶，胜而不前。又遇少阴未退位，即厥阴未得降，下，又遇乙丑乙未金运承之，降而不下。

图中文字：
天蓬（丑未）
右迁阳明（向右）
左间少阴（向左）
司天太阴
在泉太阳寒气

**图 1-4 丑未岁少阳不升厥阴不降之图**

③张介宾《类经》天蓬，水星也。巳亥岁，君火当升为天之左间，丑未岁，相火当升为天之左间，而水胜抑之，则火郁不升而为害，火郁之发，必待其得位之时也。火郁不升，则人病在心，凡诸邪之在心者，皆在于心之包络，故当刺包络之荥，劳宫穴也。刺三分，留六呼，得气急出之，先左后右。又法，当春三泄汗也。

④高士宗《黄帝素问直解》巳亥之岁厥阴司天，则少阴火气为司天左间，丑未之岁太阴司天，则少阳火气为司天左间。火欲升，而逢天蓬之水星窒抑之，则火郁矣。郁而欲发，亦须待时，待居位时也。欲扶运折郁以却其病，则少阴君火，少阳相火，当同刺包络所溜之荥。

⑤孟景春等《黄帝内经素问译释》天柱、天蓬、天冲、天英、天芮：是金、水、木、火、土五星的别名。天柱,金正之宫。天蓬,水正之宫。天冲,木正之宫。天英,火正之宫。天芮,土神之应宫。井、荥、俞、经、合：足厥阴之井即大敦穴。包络之荥即劳宫穴。足太阴之俞(输)即太白穴。手太阴之经即经渠穴。足少阴之合即阴谷穴。合穴属水,经穴属金,俞(输)穴属土,荥穴属火井穴属木。

少阴君火应该上升,而在天的水气过胜阻抑它不能上升,火被阻郁而为害,也要等到当位的时候才能发病,可以刺手厥阴心包经的荥穴劳宫以泻火邪。

⑥张灿玾等《黄帝内经素问校释》天柱、天蓬、天冲、天英、天芮：《图翼·二卷·天地五星图》云"五星之在天地,名号各有不同。木星在天曰天冲,在地曰地苍。火星在天曰天英,在地曰地彤。土星在天曰天芮,在地曰地阜。金星在天曰天柱,在地曰地晶。水星在天曰天蓬,在地曰地玄。以分主东南西北中。而土则寄位西南也"。本文所说五星之名,乃木火土金水五星,居于天地不同位置时之别名,在此有时义指五运之气。井、荥、俞、经、合：即经穴之五俞穴。足厥阴之井为大敦穴,包络之荥为劳宫穴,足太阴之俞为太白穴,手太阴之经为经渠穴,足少阴之合为阴谷穴。

火欲升为司天之左间,遇水气过胜,而天蓬阻抑之,则火气郁,火之郁气欲发,必须等到火气当位之时,在人体则不管君火还是相火,同样应当刺心包络手厥阴之荥劳宫穴,以泻火郁。

⑦王洪图等《黄帝内经素问白话解》天柱、天蓬、天冲、天英、天芮：是金、水、木、火、土五星的别名。天柱,金正之宫;天蓬,水正之宫;天冲,木正之宫;天英,火正之宫;天芮,土星之应宫。

少阴君火应从在泉之右间上升为司天之左间,这时如果寒水之气过胜,则火气被压抑,火气郁则必然发生灾害。但火郁之气必须等到火气当位之时才能发作。在这种情况下,不论是君火还是相火,被郁而发作,都应当针刺心包络手厥阴经的荥穴"劳宫",以泻去火郁之气。

(4)土欲升而天冲窒抑之,土欲发郁,亦须待时,当刺足太阴之俞。

①正统道藏《黄帝内经素问遗篇》土郁待时,至天作左间气之时也。土发郁日维,辰维也,多于二间维发之也,可预刺之也。足太阴之俞太白穴,在足内侧核骨下陷者中,足太阴之所注也。水下三刻,刺可同身寸之二分,留七呼。气至急出之,先左后右。

②马莳《黄帝内经素问注证发微》后《本病篇》云：子午之岁,太阴升天,主窒天冲,胜之不前。又或遇壬子,木运先天而至者,中木运抑之,升天不前。盖言子午之岁,少阴迁正已作司天,去年巳亥之岁,太阴在地已作地之右间,今岁升天欲作天之左间,遇天冲木司,胜之不前。又或遇少阴未迁正,则少阳未得升天,又遇壬子壬午木运先天而至,中运抑之。故此篇云：土欲发郁,待时而散。在人脾经为病,当刺足太阴之俞穴太白。足内侧核骨下陷者中,刺二分,留七呼,气至急出之(见图1-5)。

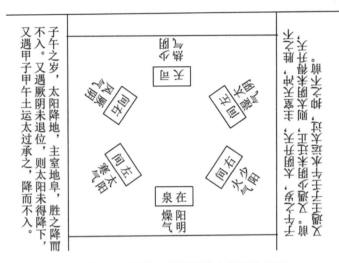

图 1-5　子午岁太阴不升太阳不降之图

③张介宾《类经》天冲，木星也。子午岁，湿土当升为天之左间，而木胜抑之，则土郁为害而发必待时也。土郁不升，则人病在脾，故当刺足太阴之俞，太白穴也。刺二分，留七呼，气至急出之，先左后右。

④高士宗《黄帝素问直解》俞音输，下同。子午之岁少阴司天，则太阴土气为司天左间，土欲升，而天冲木星窒抑之，则土郁矣。郁而欲发，亦须待土气居位时。若扶运折郁，以却其病，当刺足太阴所注之俞。

⑤孟景春等《黄帝内经素问译释》天柱、天蓬、天冲、天英、天芮：是金、水、木、火、土五星的别名。天柱，金正之宫。天蓬，水正之宫。天冲，木正之宫。天英，火正之宫。天芮，土神之应宫。井、荥、俞、经、合：足厥阴之井即大敦穴。包络之荥即劳宫穴。足太阴之俞(输)即太白穴。手太阴之经即经渠穴。足少阴之合即阴谷穴。合穴属水，经穴属金，俞(输)穴属土，荥穴属火井穴属木。

太阴湿土应该上升，而在天的木气过胜阻抑它不能上升，土被阻郁而为害，也要等到当位的时候才能发病，可以刺足太阴脾经的俞(输)穴太白以泻土郁。

⑥张灿玾等《黄帝内经素问校释》天柱、天蓬、天冲、天英、天芮：《图翼·二卷·天地五星图》云"五星之在天地，名号各有不同。木星在天曰天冲，在地曰地苍。火星在天曰天英，在地曰地彤。土星在天曰天芮，在地曰地阜。金星在天曰天柱，在地曰地晶。水星在天曰天蓬，在地曰地玄。以分主东南西北中。而土则寄位西南也"。本文所说五星之名，乃木火土金水五星，居于天地不同位置时之别名，在此有时义指五运之气。井、荥、俞、经、合：即经穴之五俞穴。足厥阴之井为大敦穴，包络之荥为劳宫穴，足太阴之俞为太白穴，手太阴之经为经渠穴，足少阴之合为阴谷穴。

太阴湿土欲升为司天之左间，遇木气过胜，而天冲阻抑之，则土气郁，土气欲发,必须等到土气当位之时,在人体则应当刺足太阴之俞太白穴,以泻土郁。

⑦王洪图等《黄帝内经素问白话解》天柱、天蓬、天冲、天英、天芮:是金、水、木、火、土五星的别名。天柱,金正之宫;天蓬,水正之宫;天冲,木正之宫;天英,火正之宫;天芮,土星之应宫。

太阴湿土之气应从在泉之右间上升为司天之左间,这时如果风木之气过胜,则土气被压抑,土郁必然发生灾害。但土郁之气必须等到土气当位之时才能发作。在这种情况下,应当针刺足太阴经的输穴"太白",以泻去土郁之气。

(5)金欲升而天英窒抑之,金欲发郁,亦须待时,当刺手太阴之经。

①正统道藏《黄帝内经素问遗篇》金郁待时,至天作左间气之日也。夏至之后,金欲发郁之时,在火王后作,可预刺也。手太阴之经者,经渠穴也,在两手寸口脉陷者中,手太阴之所行也。动脉应手,于水下四刻,刺可同身寸之三分,留三呼。气至急出针,先左后右。

②马莳《黄帝内经素问注证发微》寅申之岁,阳明升天,主窒天英,胜之不前。又或遇戊寅戊申,火运先天而至,金欲升天,火运抑之。盖言寅申之岁,少阳相火迁正司天,去年丑未之岁,阳明在地已作地之右间,今岁升天欲作天之左间,遇天英火司抑之,胜之不前。又或少阳未得迁正,则阳明未得升天,又遇戊寅戊申火运先天而至,则金欲升天,火运抑之。故此篇云:金欲发郁,待时而散。当刺手太阴肺经之经穴经渠。两手寸口陷中,动脉应手,刺三分,留七呼,气至急出之(见图1-6)。

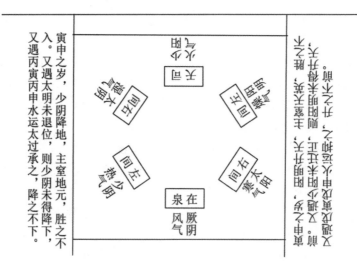

**图1-6 寅申岁阳明不升少阴不降之图**

③张介宾《类经》天英,火星也。寅申岁,燥金当升为天之左间,而火胜抑之,则金郁为害,待时而发也。金郁不升,则人病在肺,故当刺手太阴之经,经渠穴也。刺三分,留三呼,气至急出之,先左后右。

④高士宗《黄帝素问直解》寅申之岁少阳司天,阳明金气为司天左间,金欲升,而天英火星窒抑之,则金郁矣。郁而欲发,亦须待金气居位时。若扶运折郁以却其病,当刺手太阴所行之经。

⑤孟景春等《黄帝内经素问译释》天柱、天蓬、天冲、天英、天芮:是金、水、木、火、土五星的别名。天柱,金正之宫。天蓬,水正之宫。天冲,木正之宫。天英,火正之宫。天芮,土神之应宫。井、荥、俞、经、合:足厥阴之井即大敦穴。包络之荥即劳宫穴。足太阴之俞(输)即太白穴。手太阴之经即经渠穴。足少阴之合即阴谷穴。合穴属水,经穴属金,俞(输)穴属土,荥穴属火井穴属

阳明燥金应该上升,而在天的火气过胜阻抑它不能上升,金被阻郁而为害,也要等到当位的时候才能发病,可以刺手太阴经的经穴经渠以泻金郁。

⑥张灿玾等《黄帝内经素问校释》天柱、天蓬、天冲、天英、天芮:《图翼·二卷·天地五星图》云"五星之在天地,名号各有不同。木星在天曰天冲,在地曰地苍。火星在天曰天英,在地曰地彤。土星在天曰天芮,在地曰地阜。金星在天曰天柱,在地曰地晶。水星在天曰天蓬,在地曰地玄。以分主东南西北中。而土则寄位西南也"。本文所说五星之名,乃木火土金水五星,居于天地不同位置时之别名,在此有时义指五运之气。井、荥、俞、经、合:即经穴之五俞穴。足厥阴之井为大敦穴,包络之荥为劳宫穴,足太阴之俞为太白穴,手太阴之经为经渠穴,足少阴之合为阴谷穴。

阳明燥金欲升为司天之左间,遇火气过胜,而天英阻抑之,则金气郁,金之郁气欲发,必须等到金气当位之时,在人体则应当刺手太阴之经经渠穴,以泻金郁。

⑦王洪图等《黄帝内经素问白话解》天柱、天蓬、天冲、天英、天芮:是金、水、木、火、土五星的别名。天柱,金正之宫;天蓬,水正之宫;天冲,木正之宫;天英,火正之宫;天芮,土星之应宫。

阳明燥金之气应从在泉之右间上升为司天之左间,这时如果火气过胜,则金气被压抑,金气郁必然发生灾害。但金郁之气必须等到金气当位之时才能发作。在这种情况下,应当针刺手太阴经的经穴"经渠",以泻去金郁之气。

(6)水欲升而天芮窒抑之,水欲发郁,亦须待时,当刺足少阴之合。

①正统道藏《黄帝内经素问遗篇》水郁待时,至天作左间气之时也。发于辰维之后,火得王之时,水可作也,可以预用针刺之也。足少阴之合,阴谷穴也,在膝内辅骨之后,大筋之下,小筋之上,按之应手,屈膝而得,足少阴之所入也。刺可同身寸之四分,留三呼。动气应手可刺,急出之,先刺左,后刺右。

②马莳《黄帝内经素问注证发微》后《本病篇》云:卯酉之岁,太阳升天,主窒天芮,胜之不前。又遇阳明未迁正,即太阳未升天,又遇己卯己酉,土运以至,水欲升天,土运抑之。故此篇云:水欲发郁,待时而散。在人肾经为病,当刺足少阴肾经之合穴阴谷。膝内辅骨后,大筋下,小筋上,屈膝乃得,刺四分,留三呼,气至急出之(见图1-7)。

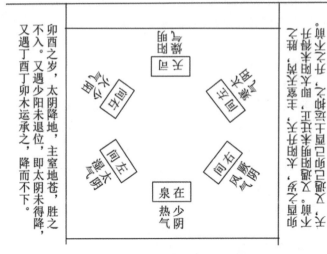

图 1-7 卯酉岁太阳不升太阴不降之图

③张介宾《类经》天芮，土星也。卯酉岁，寒水当升为天之左间，而土胜抑之，则水郁为害，待时而发也。水郁不升，则人病在肾，故当刺足少阴之合，阴谷穴也。刺四分，留三呼，气至急出之，先左后右。

④高士宗《黄帝素问直解》卯酉之岁阳明司天，则太阳水气为司天左间，水欲升，而天芮土星窒抑之，则水郁矣。郁而欲发，亦须待水星居位时。若扶运折郁，以却其病，当刺足少阴所入之合。

⑤孟景春等《黄帝内经素问译释》天柱、天蓬、天冲、天英、天芮：是金、水、木、火、土五星的别名。天柱，金正之宫。天蓬，水正之宫。天冲，木正之宫。天英，火正之宫。天芮，土神之应宫。井、荥、俞、经、合：足厥阴之井即大敦穴。包络之荥即劳宫穴。足太阴之俞（输）即太白穴。手太阴之经即经渠穴。足少阴之合即阴谷穴。合穴属水，经穴属金，俞（输）穴属土，荥穴属火，井穴属木。

太阳寒水应该上升，而在天之土气过胜抑阻它不能上升，水被阻郁而为害，也要等到当位的时候才能发病，可以刺足少阴经的合穴阴谷以泻水郁。

⑥张灿玾等《黄帝内经素问校释》天柱、天蓬、天冲、天英、天芮：《图翼·二卷·天地五星图》云"五星之在天地，名号各有不同。木星在天曰天冲，在地曰地苍。火星在天曰天英，在地曰地彤。土星在天曰天芮，在地曰地阜。金星在天曰天柱，在地曰地晶。水星在天曰天蓬，在地曰地玄。以分主东南西北中。而土则寄位西南也"。本文所说五星之名，乃木火土金水五星，居于天地不同位置时之别名，在此有时义指五运之气。井、荥、俞、经、合：即经穴之五俞穴。足厥阴之井为大敦穴，包络之荥为劳宫穴，足太阴之俞为太白穴，手太阴之经为经渠穴，足少阴之合为阴谷穴。

太阳寒水欲升为司天之左间，遇土气过胜，而天芮阻抑之，则水气郁，水之郁气欲发,必须等到土气当位之时,在人体则应当刺足少阴之合阴谷穴,以泻水郁。

⑦王洪图等《黄帝内经素问白话解》天柱、天蓬、天冲、天英、天芮:是金、水、木、火、土五星的别名。天柱,金正之宫;天蓬,水正之宫;天冲,木正之宫;天英,火正之宫;天芮,土星之应宫。

太阳寒水之气应从在泉之右间上升为司天之左间,这时如果土气过胜,则寒水之气被压抑,水郁必然发生灾害。但水郁之气必须等到水气当位之时才能发作。在这种情况下,应当针刺足少阴经的合穴"阴谷",以泻去水郁之气。

## 第三解

### (一)内经原文

帝曰:升之不前,可以**预备**,愿闻其降,可以先防。岐伯曰:既明其升,必达其降也。升降之道,皆可先治也。木欲降而**地晶**[注1]窒抑之,降而不入,抑之郁发,散而可得位,降而郁发,**暴如天间**[注2]之待时也,降而不下,郁**可速矣**,降可折其所胜也,当刺手太阴之**所出**,刺手阳明之所入。火欲降而**地玄**窒抑之,降而不入,抑之郁发,散而可矣[注3],当折其所胜,可散其郁,当刺足少阴之所出,刺足太阳之所入。土欲降而**地苍**窒抑之,降而不下,抑之郁发,散而可入,当折其胜,可散其郁,当刺足厥阴之所出,刺足少阳之所入。金欲降而**地形**窒抑之,降而不下[注4],抑之郁发,散而可入,当折其胜,可散其郁,当刺心包络所出,刺手少阳所入也。水欲降而**地阜**窒抑之,降而不下,抑之郁发,散而可入,当折其土,可散其郁,当刺足太阴之所出,刺足阳明之所入。

[注1]晶:郭霭春《黄帝内经素问校注》、张灿玾等《黄帝内经素问校释》、王洪图等《黄帝内经素问白话解》、1963人卫版《黄帝内经素问》、正统道藏《黄帝内经素问遗篇》此处为"晶",其中郭霭春注:马注本、《类经》卷第二十八第三十七引并作"晶";张灿玾注:《素问注证发微》、《类经》二十八卷第三十七、《素问直解》均为"晶"。孟景春等《黄帝内经素问译释》、马蒔《黄帝内经素问注证发微》此处为"晶"。

[注2]间:郭霭春《黄帝内经素问校注》、张灿玾等《黄帝内经素问校释》、孟景春等《黄帝内经素问译释》、王洪图等《黄帝内经素问白话解》、1963人卫版《黄帝内经素问》、正统道藏《黄帝内经素问遗篇》、马蒔《黄帝内经素问注证发微》此处均为"间"字。但郭霭春注:四库本作"降"。

[注3]矣:郭霭春《黄帝内经素问校注》、孟景春等《黄帝内经素问译释》、王洪图等《黄帝内经素问白话解》、1963人卫版《黄帝内经素问》、正统道藏《黄帝内经素问遗篇》、马蒔《黄帝内经素问注证发微》此处均为"矣"字;张灿玾等《黄帝内经素问校释》此处为"入",并注:原作"矣",据金刻本及以下文据改。

[注4]降而不下:郭霭春《黄帝内经素问校注》、张灿玾等《黄帝内经素问校释》、孟景春等《黄帝内经素问译释》、王洪图等《黄帝内经素问白话解》、1963人卫版《黄帝内经素问》、马蒔《黄帝内经素问注证发微》此处后无"散"字,其中郭霭春注:金本、读本、元本、赵本、藏本、田本、抄配明刊本、四库本"下"下并有"散"字。正统道藏《黄帝内经素问遗篇》此处后有"散"字,为"降而不下散"。

### (二)字词注释

(1)预备

①正统道藏《黄帝内经素问遗篇》此词未具体注释。

②马蒔《黄帝内经素问注证发微》此词未具体注释。

③张介宾《类经》刺治先防。

④高士宗《黄帝素问直解》预备。

⑤孟景春等《黄帝内经素问译释》预防。

⑥张灿玾等《黄帝内经素问校释》预防。

⑦王洪图等《黄帝内经素问白话解》预防。

(2)地晶(xiǎo)、地玄、地苍、地彤、地阜

①正统道藏《黄帝内经素问遗篇》未具体注释。

②马莳《黄帝内经素问注证发微》地晶,西方金司。地玄,北方水司。地苍,东方木司。地彤,南方火司。地阜,中央土司。

③张介宾《类经》地晶,金星也。地玄,水星也。地苍,木星也。地彤,火星也。地阜,土星也。

④高士宗《黄帝素问直解》地晶金司,地玄水司,地苍木司,地彤火司,地阜土司。

⑤孟景春等《黄帝内经素问译释》也是金、水、木、火、土五星的别名。地晶,西方金司。地玄,北方水司。地苍,东方木司。地彤,南方火司。地阜,中央土司。

⑥张灿玾等《黄帝内经素问校释》马莳注:"地晶,西方金司;地玄,北方水司;地苍,东方木司;地彤,南方火司;地阜,中央土司。"

⑦王洪图等《黄帝内经素问白话解》也是金、水、木、火、土五星的别名。地晶,西方金司;地玄,北方水司;地苍,东方木司;地彤,南方火司;地阜,中央土司。

(3)暴如天间之待时

①正统道藏《黄帝内经素问遗篇》急速如天郁也。

②马莳《黄帝内经素问注证发微》其急亦如升天左间之待时也。

③张介宾《类经》暴如天间之待时,言与司天之间气同也。

④高士宗《黄帝素问直解》其气之暴,亦如上文天间之时也。

⑤孟景春等《黄帝内经素问译释》为害也和司天之间气应升而不能升一样。

⑥张灿玾等《黄帝内经素问校释》《类经》二十八卷第三十七注:"言与司天之间气同也。"此言气郁发作,其暴烈有如司天间气应升不升时郁气待时发作一样。

⑦王洪图等《黄帝内经素问白话解》其暴烈的程度,和应升不升郁气待时而发作的情况类似。

(4)可速

①正统道藏《黄帝内经素问遗篇》此词未具体注释。

②马莳《黄帝内经素问注证发微》此词未具体注释。

③张介宾《类经》可速者,当速治之谓。

④高士宗《黄帝素问直解》可速发。

⑤孟景春等《黄帝内经素问译释》将很快的形成。

⑥张灿玾等《黄帝内经素问校释》能够很快地形成。

⑦王洪图等《黄帝内经素问白话解》更快。

（5）所出

①正统道藏《黄帝内经素问遗篇》手太阴之所出,少商穴也,在手大指之端内侧,去爪甲如韭叶,手太阴之井也。足少阴之出,涌泉穴也,在足心陷者中,屈足卷指宛宛中,足少阴之井。足厥阴之所出,大敦穴也,在足大指端,去爪甲上如韭叶,及三毛之中,足厥阴井也。心包络所出,中冲穴也,在中指之端,去爪甲如韭叶,是手心主之井。足太阴之所出,隐白穴也,在足大趾之端,侧去爪甲如韭叶,足太阴之井。

②马莳《黄帝内经素问注证发微》太阴肺经之井穴少商,手大指端内侧,去爪甲如韭叶。足少阴肾经之井穴涌泉,足心陷中。足厥阴肝经之井穴大敦,足大指端外,爪甲如韭叶三毛中。手厥阴心包络经之井穴中冲,中指端去爪甲如韭叶。足太阴脾经之井穴隐白,足大指端内侧,去爪甲如韭叶。

③张介宾《类经》手太阴之所出,少商穴也。足少阴之所出,涌泉穴也。足厥阴之所出,大敦穴也。心包络所出,中冲穴也。足太阴之所出,隐白穴也。

④高士宗《黄帝素问直解》所出之井。

⑤孟景春等《黄帝内经素问译释》指井穴。手太阴之井穴是少商,足少阴之井穴是涌泉,足厥阴之井穴是大敦,手厥阴心包络之井穴是中冲,足太阴之井穴是隐白。

⑥张灿玾等《黄帝内经素问校释》《灵枢·九针十二原》"所出为井。"指脉气所发出之处为井穴。手太阴之井穴为少商,足少阴之井穴为涌泉,足厥阴之井穴为大敦。手厥阴心包络之井穴为中冲,足太阴之井穴为隐白。

⑦王洪图等《黄帝内经素问白话解》井穴。

（6）所入

①正统道藏《黄帝内经素问遗篇》手阳明之所入,曲池穴也,在肘外辅,屈肘两骨之间陷中,手阳明之合。足太阳之所入,委中穴,在腘中央约文中,动脉应手,足太阳之合也。足少阳之所入,阳陵泉穴,在膝下同身寸之一寸,䯒(同胻,以下简用胻)骨外廉陷者中,是足少阳之合。手少阳之所入,天井穴也,在肘外大骨之后,肘后同身寸之一寸,两筋间陷者中,屈肘得之,手少阳合。足阳明之所入,三里穴,在膝下三寸,胻骨外廉两筋间,足阳明之所合。

②马莳《黄帝内经素问注证发微》阳明大肠经之合穴曲池,肘外辅,屈肘两骨间陷中。足太阳膀胱经之合穴委中,腘中央约纹中。足少阳胆经之合穴阳陵泉,膝下一寸,胻骨外廉陷中。手少阳三焦经之合穴天井,肘后大骨后两筋间陷中。足阳明胃经之合穴三里,膝下三寸,骭骨外廉两筋间。

③张介宾《类经》手阳明之所入,曲池穴也。足太阳之所入,委中穴也。足少阳之所入,阳陵泉也。手少阳所入,天井穴也。足阳明之所入,三里穴也。

④高士宗《黄帝素问直解》所入之合。

⑤孟景春等《黄帝内经素问译释》指合穴。手阳明之合穴是曲池,足太阳之合穴是委中,足少阳之合穴是阳陵泉,手少阳之合穴是天井,足阳明之合穴是足三里。

⑥张灿玾等《黄帝内经素问校释》《灵枢·九针十二原》"所入为合。"指脉气所入而内行处为合穴。手阳明之合穴为曲池,足太阳之合穴为委中,足少阳之合穴为阳陵泉,手少阳之合穴为天井,足阳明之合穴为足三里。

⑦王洪图等《黄帝内经素问白话解》合穴。

(三)语句阐述

(1)帝曰:升之不前,可以预备,愿闻其降,可以先防。岐伯曰:既明其升,必达其降也。升降之道,皆可先治也。

①正统道藏《黄帝内经素问遗篇》防,护者也。亦可以升而先刺也。

②马蒔《黄帝内经素问注证发微》此言六元欲入地以作左间,而逢地星中运抑之,必致发郁,其法各有所刺也。

③张介宾《类经》降者自左而入于地,凡旧岁司天之右间,必降为新岁在泉之左间。其有被抑不降者,亦可以刺治先防也。

④高士宗《黄帝素问直解》升之不前,则先郁后发,各有取刺,可以预备,愿闻其降可先防乎?惟左位升之不前,则右位降之不下,故皆可先治也。

⑤孟景春等《黄帝内经素问译释》黄帝道:应升而不能升,既然可以预防,那么我想听听应降而不能降,事先预防的方法。岐伯说:既然已经明白升的道理,当然也可以了解其降的情况。对于升和降所引起的病患,都可以预先防治的。

⑥张灿玾等《黄帝内经素问校释》黄帝说:岁气之间气应升而不能升的,可以预防,我想听听岁气之间气应降而不降的,是不是也可以事先防备呢?岐伯说:既然明白气升的道理,也必然能通达气降的道理。间气升降不前所致的疾患,都可以预先调治。

⑦王洪图等《黄帝内经素问白话解》黄帝说:间气当升不升成为郁气为害,可以预防;那么间气应降而不能降成为灾害,是否也可以预防呢?岐伯说:既然明白了升的道理,当然也可以懂得下降的规律。间气升降失常所致的疾病都是可以进行预防性治疗的。

(2)木欲降而地晶窒抑之,降而不入,抑之郁发,散而可得位,降而郁发,暴如天间之待时也。降而不下,郁可速矣,降可折其所胜也,当刺手太阴之所出,刺手阳明之所入。

①正统道藏《黄帝内经素问遗篇》三日不降,八日降,欲降而郁先散,而然后作地间气者也。降之不下,急速如天郁也,便可刺之。折胜其标而虚其本也,故折其胜也。手太阴之所出,少商穴也,在手大指之端内侧,去爪甲如韭叶,手太阴之井也。刺可同身寸之一分,留二呼,而急出之。手阳明之所入,曲池穴也,在肘外辅,屈肘两骨之间陷中,手阳明之合。刺可同身寸之一寸五分,留七呼,动气应手至而急出之。

②马莳《黄帝内经素问注证发微》后《本病篇》云：丑未之岁，厥阴降地，主窒地晶，胜而不前。又或遇少阴未退位，即厥阴未降下，金运已至，中运抑之，降之未下，抑之变郁。盖言丑未之岁，太阴迁正已作司天，去年子午之岁，厥阴退位已作天之右间，今岁欲入地以作地之左间，遇地晶金司，降之不下；又遇少阴仍复布政，未得退位，故厥阴亦未降下；又遇乙丑乙未金运抑之，降之未下，抑之变郁。故此篇云：降而郁发，其急亦如升天左间之待时也。在人肝胆受病，须折其所胜，刺太阴肺经之井穴少商，手大指端内侧，去爪甲如韭叶，刺去一分，留三呼，气至急出之。阳明大肠经之合穴曲池。肘外辅，屈肘两骨间陷中，刺一分，气半至急出之（见图1-4）。

③张介宾《类经》丑未岁，厥阴当降为地之左间，而金胜窒之，降不得入，则郁发为变，必待郁散，木乃得位。暴如天间之待时，言与司天之间气同也。可速者，当速治之谓。治降之法，当折其所胜，如木郁则治金、金郁则治火之类也。与上文升之不前治其本经者异。木郁不降，则肝胆受病，当治金之胜，故刺手太阴之所出，少商穴也。刺一分，留三呼，气至急出之。手阳明之所入，曲池穴也。刺五分，留七呼，气至急出之。

④高士宗《黄帝素问直解》如丑未之岁太阳在泉，厥阴木气降为地之左间。木欲降，而地晶金司窒抑之，则降而不入，降而不入则木抑矣。抑之而郁发，必金气散而可得位，抑之郁发，散可得位，是降而郁发也。上文欲发其郁亦须待时，此降而郁发，其气之暴，亦如上文天间之待时也。如当降而终不降，是降而不下矣，降而终不下，则不能待时，郁可速发矣。其发虽速，不可折之，必待降时，可折其所胜也。治之之法，当刺手太阴肺金所出之井，肺为脏，手阳明大肠为之府，故更刺手阳明所入之合。

⑤孟景春等《黄帝内经素问译释》地晶、地玄、地苍、地彤、地阜也是金、水、木、火、土五星的别名。地晶，西方金司。所出：指井穴。手太阴之井穴是少商，足少阴之井穴是涌泉，足厥阴之井穴是大敦，手厥阴心包络之井穴是中冲，足太阴之井穴是隐白。所入：指合穴。手阳明之合穴是曲池，足太阳之合穴是委中，足少阳之合穴是阳陵泉，手少阳之合穴是天井，足阳明之合穴是足三里。

如厥阴风木应该从司天之右间下降到在泉之左间，而在地之金气窒塞，阻抑着它不能下降，欲降而不得入，木受阻抑，必发郁滞，须窒塞解散，才得降入在泉之左间的位置。应降而不能降所发生的郁滞，为害也和司天之间气应升而不能升一样。应该降而不能降，那么郁滞将很快的形成，要使它能够下降，可以折服相胜的金气，当刺手太阴经的所出少商穴，刺手阳明经之所入曲池穴。

⑥张灿玾等《黄帝内经素问校释》地晶(hǎo 好)：马莳注"地晶，西方金司"。暴如天间之待时：《类经》二十八卷第三十七注"言与司天之间气同也"。此言气郁发作，其暴烈有如司天间气应升不升时郁气待时发作一样。所出：《灵枢·九针十二原》"所出为井"。指脉气所发出之处为井穴。手太阴之井穴为少商，足少阴之井穴为涌泉，足厥阴之井穴为大敦。手厥阴心包络之井穴为中冲，足太阴之井穴为隐

白。所入:《灵枢·九针十二原》"所入为合"。指脉气所入而内行处为合穴。手阳明之合穴为曲池,足太阳之合穴为委中,足少阳之合穴为阳陵泉,手少阳之合穴为天井,足阳明之合穴为足三里。

厥阴风木欲降为在泉之左间,遇金气过胜,而地晶阻抑之,则木欲降而不得入,木被抑则发为郁气,待郁气散则木可降而得位。气应降而不得降之郁气发作,其暴烈程度和司天间气应升不升之郁气待时发作相同,应降不得降,能够很快地形成郁气,降则可以折减其胜气,在人体则应当针刺手太阴之井穴少商与手阳明之合穴曲池。

⑦王洪图等《黄帝内经素问白话解》地晶、地玄、地苍、地彤、地阜也是金、水、木、火、土五星的别名。地晶,西方金司。

厥阴风木之气应从司天之右间下降为在泉之左间,如果金气过胜,木气被阻抑,郁而不得下降,就不能进入正常的位置。木气成为郁气,必须等到郁气散去,才能下降到在泉的左间。气应降而不得降被郁阻而成为灾害,其暴烈的程度,和应升不升郁气待时而发作的情况类似,只是应降不得降形成郁气的过程更快。要预防木气郁所引起的疾病,就应当泻其亢胜的金气,针刺手太阴经的井穴"少商"、手阳明经的合穴"曲池"。

(3)火欲降,而地玄窒抑之,降而不入,抑之郁发,散而可矣。当折其所胜,可散其郁,当刺足少阴之所出,刺足太阳之所入。

①正统道藏《黄帝内经素问遗篇》二日不降,七日降,欲下而郁散之,速可刺之也。火郁折水,可以除之。足少阴之出,涌泉穴也,在足心陷者中,屈足卷指宛宛中,足少阴之井。刺可同身寸之三寸,留三呼,动气至急出之,先左后右。足太阳之所入,委中穴,在腘中央约文中,动脉应手,足太阳之合也。刺可同身寸之五分,留七呼,气至而急出之,先左后右。二次同其法刺也。

②马莳《黄帝内经素问注证发微》后《本病篇》云:寅申之岁,少阴降地,主窒地玄,胜之不入。又或遇丙寅丙申,水运太过,先天而至,君火欲降,水运承之,降而不下。盖言寅申之岁,少阳迁正已作司天,去年丑未之岁,少阴退位已作天之右间,今岁入地欲作地之左间,遇地玄水司,降之不下;又遇太阴未退位,则少阴未得降下;又遇丙寅丙申,水运太过,先天而至,中运抑之,降之不下,致抑之变郁。故此篇云:当折其所胜,可散其郁。在人心经受病,须刺足少阴肾经之井穴涌泉,足心陷中,刺三分,留三呼,气至急出之。足太阳膀胱经之合穴委中。腘中央约纹中,刺五分,留七呼,气至急出之(见图1-6)。

后《本病篇》云:辰戌之岁,少阳降地,主窒地玄,胜之不入。又或遇水运太过,先天而至,水运承之,降而不下。盖言辰戌之岁,太阳迁正已作司天,去年卯酉之岁,少阳退位已作天之右间,今岁入地欲作地之左间,遇地玄水司,降之不入;又遇阳明未退位,则少阳未得降下;又遇丙辰丙戌,水运太过,先天而至,降而不下。其刺法一如前少阴之所刺耳(见图1-2)。

③张介宾《类经》地玄，水星也。寅申岁，少阴当降为地之左间，辰戌岁，少阳当降为地之左间，而水胜窒之，故郁发为变，必散而后可。火郁不降，则心主受病，当治水之胜也。足少阴之所出，涌泉穴也。刺三分，留三呼，气至急出之，先左后右。足太阳之所入，委中穴也。刺五分，留七呼，气至急出之，先左后右。

④高士宗《黄帝素问直解》寅申之岁厥阴在泉，少阴火气降为地之左间。火欲降，而地玄水司窒抑之，则降而不入矣，火抑之而郁发，必水气散而可矣，斯时当折其所胜之水，可散其所郁之火，当刺足少阴肾水所出之井，肾为藏，足太阳膀胱为之府，故更刺足太阳所入之合。

⑤孟景春等《黄帝内经素问译释》地晶、地玄、地苍、地彤、地阜也是金、水、木、火、土五星的别名。地玄，北方水司。矣：据以下文例当作"入"。

少阴君火、少阳相火应该从司天右间下降为在泉左间，而在地的水气窒塞，阻抑着它不能下降，欲降而不得入，火受阻抑，必发郁滞，须窒塞解散，才得降入在泉之左间的位置，当折服相胜的水气，就可以散火之郁，当刺足少阴之所出涌泉穴，刺足太阳之所入委中穴。

⑥张灿玾等《黄帝内经素问校释》地玄：马莳注，北方水司。

火欲降为在泉之左间，遇水气过胜，而地玄阻抑之，则火欲降而不得入，火被抑则发为郁气，待郁气散则火气可入，应当折减其胜气，可以散其郁气，在人体则应当针刺足少阴之井穴涌泉与足太阳之合穴委中。

⑦王洪图等《黄帝内经素问白话解》地晶、地玄、地苍、地彤、地阜也是金、水、木、火、土五星的别名。地玄，北方水司。

少阴君火、少阳相火之气应从司天之右间下降为在泉之左间，如果水气过胜，火气被阻抑，欲降而不得降，不能进入正常的位置。火气就成为郁气，必须等到郁气散去，才能下降到在泉的左间。要预防火郁引起的疾病，应当泻去亢胜的水气，就能解散火郁之气，可以针刺足少阴经的井穴"涌泉"、足太阳经的合穴"委中"。

(4)土欲降而地苍窒抑之，降而不下，抑之郁发，散而可入，当折其胜，可散其郁，当刺足厥阴之所出，刺足少阳之所入。

①正统道藏《黄帝内经素问遗篇》五日不降，十日降，欲降而郁散，而可速刺之。土郁折水，可除其苦。足厥阴之所出，大敦穴也，在足大指端，去爪甲上如韭叶，及三毛之中，足厥阴井也。刺可同身寸之三分，留十呼，动气急出之。足少阳之所入，阳陵泉穴，在膝下同身寸之一寸，咨骨外廉陷者中，是足少阳之合。刺可同身寸之六分，留十呼，动气至急出之。

②马莳《黄帝内经素问注证发微》后《本病篇》云：卯酉之岁，太阴降地，主窒地苍，胜之不入。又或少阳未退位，即太阴未得降，或木运以至，丁酉丁卯。木运承之，降而不下。盖言卯酉之岁，阳明迁正已作司天，去年寅申之岁，太阴退位已作天之右间，今岁入地欲作地之左间，遇地苍木司，降之不下；又遇少阳未退位，则太阴未得降；又遇丁卯丁酉木运抑之，降而不下，致抑之变郁。故此篇云：当折其所胜，

上篇
刺法论

49

可散其郁。在人脾胃受病,当刺足厥阴肝经之井穴大敦,足大指端外,爪甲如韭叶三毛中,刺三分,留十呼,气至急出之。足少阳胆经之合穴阳陵泉。膝下一寸,咨骨外廉陷中,刺六分,留十呼,得气急出之(见图1-7)。

③张介宾《类经》地苍,木星也。卯酉岁,太阴当降为地之左间,而木胜窒之,欲其郁散,当速刺也。土郁不降,则脾胃受病,故当折木之胜。足厥阴之所出,大敦穴也。刺三分,留十呼,气至急出之。足少阳之所入,阳陵泉也。刺六分,留十呼,得气急出之。

④高士宗《黄帝素问直解》卯酉之岁少阴在泉,太阴土气降为地之左间。土欲降,而地苍木司窒抑之,降而不下,则土抑矣。抑之郁发,必木气散而土可入,斯时当折其所胜之木,可散其所郁之土。当刺足厥阴肝木所出之井,肝为藏,胆为府,故更刺足少阳所入之合。

⑤孟景春等《黄帝内经素问译释》地晶、地玄、地苍、地彤、地阜也是金、水、木、火、土五星的别名。地苍,东方木司。矣:据以下文例当作"入"。

太阴湿土,应该从司天右间降入在泉左间,而在地木气窒塞,阻抑着它不能下降,欲降而不得入,土受阻抑,必发郁滞,须窒塞解散,才可降入在泉左间之位,应当折服相胜的木气,就可散土之郁,当刺足厥阴经之所出大敦穴,刺足少阳经之所入阳陵泉穴。

⑥张灿玾等《黄帝内经素问校释》地苍:马莳注,东方木司。

太阴湿土欲降为在泉之左间,遇木气过胜而地苍阻抑之,则土欲降而不能下,土被抑则发为郁气,待郁气散则土气可入,应当折减其胜气,可以散其郁气,在人体则应当针刺足厥阴之井穴大敦与足少阳之合穴阳陵泉。

⑦王洪图等《黄帝内经素问白话解》地晶、地玄、地苍、地彤、地阜也是金、水、木、火、土五星的别名。地苍,东方木司。

太阴湿土之气应从司天之右间下降为在泉之左间,如果风木之气过胜,土气被阻抑,欲降而不得降,不能进入正常的位置。土气被阻成为郁气,必须等到郁气散去,才能下降到在泉的左间。要预防土郁引起的疾病,应当泻去亢胜的木气,就能够发散土郁之气,可以针刺足厥阴经的井穴"大敦"、足少阳经的合穴"阳陵泉"。

(5)金欲降而地彤窒抑之,降而不下,抑之郁发,散而可入,当折其胜,可散其郁,当刺心包络所出,刺手少阳所入也。

①正统道藏《黄帝内经素问遗篇》四日不降,九日降,欲下而郁散,可速刺也。金郁折火,可以除之。心包络所出中冲穴也,在中指之端,去爪甲如韭叶,是手心主之井。刺可同身寸之一分,留二呼,动气至急出之。手少阳之所入,天井穴也,在肘外大骨之后,肘后同身寸之一寸,两筋间陷者中,屈肘得之,手少阳合。刺可同身寸之一寸,留十呼,动气应手至而急出之。

②马莳《黄帝内经素问注证发微》后《本病篇》云:巳亥之岁,阳明降地,主窒地彤,胜而不入。又或遇太阳未退位,即阳明未得降,火运以至,癸巳癸亥。承之不

下。盖言巳亥之岁,今年厥阴迁正已作司天,去年辰戌之岁,阳明退位已作天之右间,今岁入地欲作地之左间,遇地彤窒之,降之不下;又遇太阳未退位,则阳明未得降;又遇癸巳癸亥火运抑之,降而不下。故此篇云:当折其所胜,可散其郁。在人肺与大肠受病,当刺手厥阴心包络经之井穴中冲,中指端去爪甲如韭叶,刺一分,留二呼,气至急出之。手少阳三焦经之合穴天井。肘后大骨后两筋间陷中,刺一分,留十呼,气至急出之(见图1-3)。

③张介宾《类经》地彤,火星也。巳亥岁,阳明当降为地之左间,而火胜窒之,则郁发为变。彤音同。金郁不降,则肺与大肠受病,当折火之胜也。心包络所出,中冲穴也。刺一分,留二呼,气至急出之。手少阳所入,天井穴也。刺一分,留十呼,得气急出之。

④高士宗《黄帝素问直解》巳亥之岁少阳在泉,阳明金气降为地之左间。金欲降,而地彤火司窒抑之,则降而不下矣,火抑之而金郁发,必火气散而金可入,斯时当折其所胜之火,散其所郁之金。当刺心包络火气所出之井,包络三焦相为表里,故更刺手少阳所入之合也。

⑤孟景春等《黄帝内经素问译释》地晶、地玄、地苍、地彤、地阜也是金、水、木、火、土五星的别名。地彤,南方火司。

阳明燥金应该从司天右间降入在泉左间,而在地的火气窒塞,阻抑着它不能下降,欲降而不得入,金被阻抑,必发郁滞,须窒塞解散,才可降入在泉左间之位,应该折服相胜的火气,以散金之郁,当刺心包络手厥阴经之所出中冲穴,刺手少阳经之所入天井穴。

⑥张灿玾等《黄帝内经素问校释》地彤:马莳注,南方火司。

阳明燥金欲降为在泉之左间,遇火气过胜而地彤阻抑之,则金欲降而不能下,金被抑则发为郁气,待郁气散金气可入,应当折减其胜气,可以散其郁气,在人体则应当针刺手厥阴心包络之井穴中冲与手少阳之合穴天井。

⑦王洪图等《黄帝内经素问白话解》地晶、地玄、地苍、地彤、地阜也是金、水、木、火、土五星的别名。地彤,南方火司。

阳明燥金之气应从司天之右间下降为在泉之左间,如果火气过胜,金气被阻塞抑郁,欲降而不得降,不能进入正常的位置。金气被阻成为郁气,必须等到郁气散去,才能下降到在泉的左间。要预防金气郁所引起的疾病,泻去亢胜的火气就能够发散被郁的金气,可以针刺手厥阴心包经的井穴"中冲"、手少阳经的合穴"天井"。

(6)水欲降而地阜窒抑之,降而不下,抑之郁发,散而可入,当折其土,可散其郁,当刺足太阴之所出,刺阳明之所入。

①正统道藏《黄帝内经素问遗篇》一日不降,六日降,欲下而郁散,先可刺之也。折其所胜,可以散之也。足太阴之所出,隐白穴也,在足大趾之端,侧去爪甲如韭叶,足太阴之井。刺可同身寸之一分,留三呼,得气至乃出之。足阳明之所入,三里穴,在膝下三寸,咬骨外廉两筋间,足阳明之合,刺可同身寸之五分,留十呼,得

气至而急出之。

②马莳《黄帝内经素问注证发微》后《本病篇》云：子午之岁，太阳降地，主窒地阜，胜而不入。又或遇甲子甲午土运大过，先天而至，土运承之，降而不入。盖言子午之年，少阴迁正已作司天，去年巳亥之岁，太阳退位已作天之右间，今年入地欲作地之左间，遇地阜土司，胜之不入；又或遇甲子甲午土运抑之，降而不入。故此篇云：当折其所胜，可散其郁。在人肾与膀胱经受病，当刺足太阴脾经之井穴隐白，足大指端内侧，去爪甲如韭叶，刺一分，留三呼，气至急出之。足阳明胃经之合穴三里。膝下三寸，骺骨外廉两筋间，刺五分，留十呼，气至急出之(见图1-5)。

③张介宾《类经》地阜，土星也。子午岁，太阳当降为地之左间，而土胜窒之为郁，必散之而后降也。水郁不降，则肾与膀胱受病，故折土之胜，则水郁可散矣。足太阴之所出，隐白穴也。刺一分，留三呼，气至急出之。足阳明之所入，三里穴也。刺五分，留十呼，气至急出之。

④高士宗《黄帝素问直解》子午之岁，阳明在泉，太阳水气降为地之左间。水欲降，而地阜土司窒抑之，则降而不下矣，土抑之而水郁发，必土气散而水可入，斯时当折其所胜之土，散其所郁之水。当刺足太阴脾土所出之井，脾为藏，胃为府，故更刺足阳明所入之合。上文升之不前，皆取本气之郁而刺治之，此降之不下，皆取所胜之气而刺治之。是皆立教之法，以明刺治之不可执也。

⑤孟景春等《黄帝内经素问译释》地晶、地玄、地苍、地彤、地阜也是金、水、木、火、土五星的别名。地阜，中央土司。土：据以上文例当作"胜"。

太阳寒水应该从司天右间降入在泉左间，而在地之土气窒塞，阻抑着它不能下降，欲降而不得入，水受阻抑，必发郁滞，须窒塞解散，才可降入在泉左间之位，应该折服土气，就可以散水之郁，当刺足太阴经之所出隐白穴，刺足阳明经之所入三里穴。

⑥张灿玾等《黄帝内经素问校释》地阜：马莳注，中央土司。

太阳寒水欲降为在泉之左间，遇土气过胜而地阜阻抑之，则土欲降而不能下，水被抑则发为郁气，待郁气散则水气可入，应当折减其胜气，可以散其郁气，在人体则应当针刺足太阴之井穴隐白与足阳明之合穴足三里。

⑦王洪图等《黄帝内经素问白话解》地晶、地玄、地苍、地彤、地阜：也是金、水、木、火、土五星的别名。地阜，中央土司。

太阳寒水之气应从司天之右间下降为在泉之左间，如果土气过胜，水气被阻塞抑郁，欲降而不得降，不能进入正常的位置。水气被阻成为郁气，必须等到郁气散去，才能下降到在泉的左间。要预防水郁引起疾病，泻去亢胜的土气，就能够发散被郁的水气，可以针刺足太阴经的井穴"隐白"、足阳明经的合穴"足三里"。

## 第四解

### (一)内经原文

帝曰：五运之至有前后，与升降往来有所承抑之，可得闻乎刺法？岐伯曰：当取其化源也。是故太过<sup>[注1]</sup>**取**之,不及**资**之。太过取之,次<sup>[注2]</sup>抑其郁,取其运之化源,
令折郁气;不及扶资,以扶运气,以避虚邪也。资取之法,令出《密语》<sup>[注3]</sup>。

[注1]太过:正统道藏《黄帝内经素问遗篇》此处为"大过"。余作"太过"。

[注2]次:郭霭春《黄帝内经素问校注》、张灿玾等《黄帝内经素问校释》、孟景春等《黄帝内经素问译释》、
王洪图等《黄帝内经素问白话解》、1963人卫版《黄帝内经素问》、正统道藏《黄帝内经素问遗篇》、马莳《黄帝内
经素问注证发微》此处均为"次"字,但郭霭春注:金本作"必"。

[注3]资取之法,令出《密语》:郭霭春《黄帝内经素问校注》、孟景春等《黄帝内经素问译释》、王洪图等《黄
帝内经素问白话解》、1963人卫版《黄帝内经素问》、正统道藏《黄帝内经素问遗篇》、马莳《黄帝内经素问注证
发微》有此句。郭霭春注"周学海文:此衍文"。孟景春认为"此句当是后人注语,误入正文。《密语》即《玄珠
密语》,为唐代王冰所作"。张灿玾等《黄帝内经素问校释》中无此句,并注:"《密语》指《玄珠密语》,为王冰所
作,不应混入岐伯语中,当是后人注语,误为正文,故删。"

(二)字词注释

(1)承抑

①正统道藏《黄帝内经素问遗篇》此词未具体注释。

②马莳《黄帝内经素问注证发微》此词未具体注释。

③张介宾《类经》所承所制。

④高士宗《黄帝素问直解》承制。

⑤孟景春等《黄帝内经素问译释》承接抑阻。

⑥张灿玾等《黄帝内经素问校释》相承相抑。

⑦王洪图等《黄帝内经素问白话解》承接和阻抑。

(2)取

①正统道藏《黄帝内经素问遗篇》此字未具体注释。

②马莳《黄帝内经素问注证发微》此字未具体注释。

③张介宾《类经》取,治也。此取字,总言当治之谓,与下文资取之取不同。

④高士宗《黄帝素问直解》取。

⑤孟景春等《黄帝内经素问译释》取治。

⑥张灿玾等《黄帝内经素问校释》《类经》二十八卷第三十七注:"取,治也。此
取字,总言当治之谓,与下文资取之取不同。"

⑦王洪图等《黄帝内经素问白话解》按照。

(3)化源

①正统道藏《黄帝内经素问遗篇》化源。

②马莳《黄帝内经素问注证发微》化源。

③张介宾《类经》化源,气化之本源也。

④高士宗《黄帝素问直解》生化之源。

⑤孟景春等《黄帝内经素问译释》气化之本源。

⑥张灿玾等《黄帝内经素问校释》指六气生化之本源。

⑦王洪图等《黄帝内经素问白话解》六气生化关系。

（4）取

①正统道藏《黄帝内经素问遗篇》此字未具体注释。

②马莳《黄帝内经素问注证发微》泻。

③张介宾《类经》写。

④高士宗《黄帝素问直解》取。

⑤孟景春等《黄帝内经素问译释》泻。

⑥张灿玾等《黄帝内经素问校释》取治。

⑦王洪图等《黄帝内经素问白话解》泻法。

（5）资

①正统道藏《黄帝内经素问遗篇》资。

②马莳《黄帝内经素问注证发微》资。

③张介宾《类经》补。

④高士宗《黄帝素问直解》资。

⑤孟景春等《黄帝内经素问译释》资助。

⑥张灿玾等《黄帝内经素问校释》资助。

⑦王洪图等《黄帝内经素问白话解》补法。

（三）语句阐述

（1）帝曰：五运之至有前后，与升降往来，有所承抑之，可得闻乎刺法？

①正统道藏《黄帝内经素问遗篇》此句未具体注释。

②马莳《黄帝内经素问注证发微》此承上文而言折其郁气、资取化源之法也。

③张介宾《类经》五运之气，各有所承所制也。

④高士宗《黄帝素问直解》上文木火土金水论上下左右升降不前，故曰五运之至有前后，与上下升降，左右往来，有所承制而抑郁之，因各有刺，可得闻乎刺法之义乎？

⑤孟景春等《黄帝内经素问译释》黄帝道：五运之气的到来有前有后，它与天气的升降往来，必有承接抑阻的关系，可以使我了解刺法吗？

⑥张灿玾等《黄帝内经素问校释》五运之至……有所承抑之：五运有太过不及之异，太过者其至先，不及者其至后。五运与六气值年时，又可以互相影响，所以运的太过不及与气的升降往来，存有相承相抑的关系，文中所述升降不前，就是对这个问题的具体说明。

黄帝说：关于五运之太过不及，气至有先后，与天气升降往来，互有相承相抑的问题，我可以听听其致病时所运用的针刺法则吗？

⑦王洪图等《黄帝内经素问白话解》黄帝说：五运的循环有太过有不及，因而气至有先有后，并且与六气的上下升降有承接和阻抑的关系，我想了解这种情况下引起的疾病应该怎样治疗呢？

（2）岐伯曰：当取其化源也。是故太过取之，次抑其郁，取其运之化源，令折郁气。不及扶资,以扶运气,以避虚邪也。资取之法,令出《密语》。

①正统道藏《黄帝内经素问遗篇》不及者,当资其化源,以补其所亏,令不胜。

②马莳《黄帝内经素问注证发微》按《六元正纪大论》,凡辰戌之纪、阳明之纪等下,有曰折其郁气、取其化源者,正此之谓也。令出《密语》者,乃《玄珠密语》也。上文言木气不升者刺肝本经,而木气不降者刺肺与大肠。火气不升者刺心包络经,而火气不降者刺肾与膀胱。土气不升者刺脾本经,而土气不降者刺肝与胆。金气不升者刺肺本经,而金气不降者刺三焦与心包络。水气不升者刺肾本经,而水气不降者刺脾与胃者,何也?假如木气不升,则成郁,故泻肝经之郁;而木气不降,则泻胜我者之经,故泻肺与大肠也。皆折其郁气,资其化源耳。其所刺者,则太过取之;其不刺者,乃不及则资之也。

③张介宾《类经》取,治也。此取字,总言当治之谓,与下文资取之取不同。化源,气化之本源也。

治化源之法,亦盛者当写,虚者当补也。次抑其郁者,在取其致抑之化源,则郁气可折矣。不及扶资,在扶其本气之衰,则虚邪可避矣。前《六元正纪大论》所载六十年运气之纪,有言资其化源,有言取其化源者,正此之谓。

④高士宗《黄帝素问直解》《六元正纪大论》云:折其郁气,资其化源,化源,生化之源,故曰当取化源也。是故太过则取之,不及则资之。太过取之者,乃以次而抑其郁,取其五运之化源,令折其郁气也。不及资之者,乃不及扶资,以扶运气,以避虚邪也。下《本病论》岐伯有注玄珠密语之云,故曰资取之法令出《密语》。已上论上下左右间气升降不前,各有刺法也。

⑤孟景春等《黄帝内经素问译释》扶资:据以上文例当作"资之"。资取之法,令出《密语》此句当是后人注语,误入正文。《密语》即《玄珠密语》,为唐代王冰所作。

岐伯说:应当取治它气化之本源。气太过的要用泻法,气不及的要资助它。所谓太过的取泻法,就是说按照升降的次序,抑制其郁滞的发作,取法于五运气化之本源,以折减郁滞之气;所谓不及的资助它,就是扶植运气,以避免虚邪的产生。以上资助和取治的方法,出于《玄珠密语》一书。资取之法,令出《密语》此句当是后人注语,误入正文。《密语》即《玄珠密语》,为唐代王冰所作。

⑥张灿玾等《黄帝内经素问校释》取:《类经》二十八卷第三十七注"取,治也……此取字,总言当治之谓,与下文资取之取不同"。化源:指六气生化之本源。次抑其郁:《类经》二十八卷第三十七注"次抑其郁者,在取其致郁之化源,则郁气可折矣"。

岐伯说:应当取六气生化之源。所以气太过者取治之,气不及者资助之。太过取之,应据其致郁之次第以抑其郁气,取治于运气生化之源,以折减其郁气。不及资之,是用以扶助运气之不足,避免虚邪之气。

⑦王洪图等《黄帝内经素问白话解》岐伯说:应按照六气生化关系来治疗。气

太过的要用泻法,气不足的要用补法。具体地说,泻法就是根据六气升降的次序,抑制亢胜之气,通过调节五运生化之源来制服郁气,使它散解;补法就是扶助五运气化,避免虚邪的侵袭。这种补泻方法,来源于《玄珠密语》一书。

## 第五解

### (一)内经原文

黄帝问曰:升降之刺,以知其[注1]要,愿闻司天未得迁正,使司化之失其常政,即万化[注2]之或[注3]其皆妄[注4]。然与民为病,可得先除,欲济群生,愿闻其说。岐伯稽首再拜曰:悉乎哉问!言其至理,圣念慈悯,欲济群生,臣乃尽陈斯道,可申洞微。太阳复布,即厥阴不迁正,不迁正气塞于上,当写[注5]足厥阴之所流。厥阴复布,少阴不迁正,不迁正即气塞[注6]于上,当刺心包络脉之所流。少阴复布,太阴不迁正,不迁正即气留于上,当刺足太阴之所流。太阴复布,少阳不迁正,不迁正则气塞未通,当刺手少阳之所流。少阳复布,则阳明不迁正,不迁正则气未通上,当刺太阴[注7]之所流。阳明复布,太阳不迁正,不迁正则复塞其气,当刺足少阴之所流。

[注1]其:郭霭春《黄帝内经素问校注》、张灿玾等《黄帝内经素问校释》、孟景春等《黄帝内经素问译释》、王洪图等《黄帝内经素问白话解》、1963人卫版《黄帝内经素问》、马莳《黄帝内经素问注证发微》均有"其"字,其中郭霭春注"金本、读本、元本、藏本、田本、四库本并无'其'字"。正统道藏《黄帝内经素问遗篇》此处无"其"字。

[注2]化:郭霭春《黄帝内经素问校注》、张灿玾等《黄帝内经素问校释》、孟景春等《黄帝内经素问译释》、王洪图等《黄帝内经素问白话解》、1963人卫版《黄帝内经素问》、正统道藏《黄帝内经素问遗篇》、马莳《黄帝内经素问注证发微》均为"化"字,其中郭霭春注"抄配明刊本作'民'"。

[注3]或:郭霭春《黄帝内经素问校注》、张灿玾等《黄帝内经素问校释》、孟景春等《黄帝内经素问译释》、王洪图等《黄帝内经素问白话解》、1963人卫版《黄帝内经素问》、马莳《黄帝内经素问注证发微》均为"或"字,其中郭霭春注"金本、元本并无'或'字,藏本、田本并作'机',四库本作'原'"。正统道藏《黄帝内经素问遗篇》此句为"万化之机"。

[注4]妄:郭霭春《黄帝内经素问校注》、张灿玾等《黄帝内经素问校释》、孟景春等《黄帝内经素问译释》、王洪图等《黄帝内经素问白话解》、1963人卫版《黄帝内经素问》、正统道藏《黄帝内经素问遗篇》、马莳《黄帝内经素问注证发微》均为"妄"字,其中郭霭春注"金本、读本并作'安'"。

[注5]写:郭霭春《黄帝内经素问校注》、张灿玾等《黄帝内经素问校释》、王洪图等《黄帝内经素问白话解》、1963人卫版《黄帝内经素问》、马莳《黄帝内经素问注证发微》为"泻"字。孟景春等《黄帝内经素问译释》、正统道藏《黄帝内经素问遗篇》为"写"字。

[注6]塞:马莳《黄帝内经素问注证发微》此处为"留"。余"塞"。

[注7]太阴:郭霭春《黄帝内经素问校注》、张灿玾等《黄帝内经素问校释》、王洪图等《黄帝内经素问白话解》、1963人卫版《黄帝内经素问》、正统道藏《黄帝内经素问遗篇》、马莳《黄帝内经素问注证发微》为"手太阴"。孟景春等《黄帝内经素问译释》为"太阴"。

### (二)字词注释

(1)迁正

①正统道藏《黄帝内经素问遗篇》迁正。

②马莳《黄帝内经素问注证发微》迁正位。

③张介宾《类经》迁正。

④高士宗《黄帝素问直解》迁正。

⑤孟景春等《黄帝内经素问译释》指上年的司天左间,今年迁为司天行令,或上年的在泉左间,今年迁为在泉行令。

⑥张灿玾等《黄帝内经素问校释》此指旧年司天左间,迁为新年司天;旧年在泉左间,迁为新年在泉。《类经》二十八卷第三十八注:"《天元玉册》云:六气常有三气在天,三气在地。每一气升天作左间气,一气入地作左间气,一气迁正作司天,一气迁正作在泉,一气退位作天右间气,一气退位作地右间气。气交有合,常得位所在至当其时,即天地交,乃变而泰,天地不交乃作病也。"

⑦王洪图等《黄帝内经素问白话解》迁居到正常位置。

(2)申

①正统道藏《黄帝内经素问遗篇》申,显也。

②马莳《黄帝内经素问注证发微》此字未具体注释。

③张介宾《类经》申,明也。

④高士宗《黄帝素问直解》此字未具体注释。

⑤孟景春等《黄帝内经素问译释》申明。

⑥张灿玾等《黄帝内经素问校释》申明。

⑦王洪图等《黄帝内经素问白话解》讲解。

(3)洞

①正统道藏《黄帝内经素问遗篇》洞,深也。

②马莳《黄帝内经素问注证发微》此字未具体注释。

③张介宾《类经》洞,幽也。

④高士宗《黄帝素问直解》此字未具体注释。

⑤孟景春等《黄帝内经素问译释》深奥。

⑥张灿玾等《黄帝内经素问校释》洞,深远也。如《文选·颜延之五君咏》"识密鉴亦洞。"

⑦王洪图等《黄帝内经素问白话解》深奥。

(4)复布

①正统道藏《黄帝内经素问遗篇》此词未具体注释。

②马莳《黄帝内经素问注证发微》仍旧治天数。

③张介宾《类经》退而复布。

④高士宗《黄帝素问直解》有余复布。

⑤孟景春等《黄帝内经素问译释》司布政令。

⑥张灿玾等《黄帝内经素问校释》在此指旧岁司天之气继续施布。

⑦王洪图等《黄帝内经素问白话解》继续发挥主持气化的作用。

(5)所流

①正统道藏《黄帝内经素问遗篇》足厥阴之所流,行间穴也,在足大趾之间,动

脉应手陷者中,足厥阴之荥。心包络脉之所流,劳宫穴也,在掌中央。足太阴之所流,大都穴也,在足大趾本节后陷者中,足太阴脉之荥也。手少阳之所流,液门穴也,在手小指次指间陷者中,手少阳之荥也。手太阴之所流,鱼际穴也,在手大指本节后内侧,散脉文中,手太阴之荥也。

②马莳《黄帝内经素问注证发微》荥穴。

③张介宾《类经》足厥阴之所流,行间穴也。足太阴之所流,大都穴也。手少阳之所流,液门穴也。手太阴之所流,鱼际穴也。足少阴之所流,然谷穴也。

④高士宗《黄帝素问直解》人身经气出于井,溜于荥,注于俞,行于经,入于合。流,谓荥俞经也。

⑤孟景春等《黄帝内经素问译释》流,义同"溜"。所流,指荥穴。足厥阴之所流是行间穴,心包络之所流是劳宫穴,足太阴之所流为大都穴,手少阳之所流为液门穴,手太阴之所流为鱼际穴,足少阴之所流为然谷穴。

⑥张灿玾等《黄帝内经素问校释》《灵枢·九针十二原》"所溜为荥"。流、溜,在此义同,指荥穴而言。

⑦王洪图等《黄帝内经素问白话解》流,作"溜",义同。所流,即荥穴。

(三)语句阐述

(1)黄帝问曰:升降之刺,以知其要。愿闻司天未得迁正,使司化之失其常政,即万化之或其皆妄,然与民为病,可得先除,欲济群生,愿闻其说。岐伯稽首再拜曰:悉乎哉问!言其至理,圣念慈悯,欲济群生,臣乃尽陈斯道,可申洞微。

①正统道藏《黄帝内经素问遗篇》明其迁正,故可预防。申,显也;洞,深也;微,妙也。言可尽显深妙。

②马莳《黄帝内经素问注证发微》此言司天未得迁正之义,而有刺民病之法也。后《本病篇》云:正司中位,是谓迁正位,司天不得其迁正者,即前司天已遇交司之日,即遇司天太过有余日也,即仍旧治天数,新司天未得迁正也。

③张介宾《类经》如其气有不正,故当预防。申,明也。洞,幽也。知其气有不正,故当预防。

④高士宗《黄帝素问直解》上文论升降不前各有所刺,故曰升降之刺,以知其要。每岁司天,当其时而未得迁正,使司化失其五常之政,即万化之或其皆妄。时既不正,然必与民为病,欲济群生,故复问之。帝念慈悯群生,探其至理,伯因赞美而申陈之。

⑤孟景春等《黄帝内经素问译释》迁正:指上年的司天左间,今年迁为司天行令,或上年的在泉左间,今年迁为在泉行令。

黄帝问道:关于升降的刺法,已经知其大要。我想再进一步听听关于司天未能迁正,因而使气化政令失常,万物的生化不能按正常规律进行,这样人们也要发生疾病,能否预先消除它,以救济人类,请你讲讲这个问题。岐伯行个礼回答说:问得真详尽啊!说得很有道理,足见君有仁慈怜悯之心,要拯救人类,我一定详尽地说清楚这些道理，申明其深奥微妙的意义。

⑥张灿玾等《黄帝内经素问校释》以：在此同"已"。迁正：此指旧年司天左间，迁为新年司天；旧年在泉左间，迁为新年在泉。《类经》二十八卷第三十八注："《天元玉册》云：六气常有三气在天，三气在地。每一气升天作左间气，一气入地作左间气，一气迁正作司天，一气迁正作在泉，一气退位作天右间气，一气退位作地右间气。气交有合，常得位所在至当其时，即天地交，乃变而泰，天地不交乃作病也。"群生，即百姓或人类。洞微：深远细微。洞，深远也。如《文选·颜延之五君咏》"识密鉴亦洞"。

黄帝问道：关于六气升降不前致病的刺法，已知其大要，我想再听听司天之气未能迁于正位，使司天之气化政令失常，也就是一切生化或都失于正常。这样则使百姓患病，可否使其预先解除，以救济人类，请你讲讲这个问题。岐伯再次跪拜回答说：你问得很全面啊！谈到这些至理要言，体现了圣王仁慈怜悯之心，要拯救人类的疾苦，我一定详尽地来陈述这些道理，申明其深奥微妙的意义。

⑦王洪图等《黄帝内经素问白话解》黄帝问道：对于六气为间气时升降失常所引起疾病的针刺防治方法，我已经知道了要领。想再听听以下的事情：司天之气不能迁居到正常位置，使它所主持的气化不能进行，致使万物生化失去正常规律，民众也因此生病，请问能否在未病之前预先祛除灾害，来拯救人们呢？希望你讲讲这方面的问题。岐伯再次行礼后说：你问得真全面啊！提出了最深刻的道理，体现了圣人仁慈怜悯之心，为了拯救民众的疾苦，我一定详尽地叙述这些道理，把其中深奥精微的地方都讲解清楚。

(2)太阳复布，即厥阴不迁正；不迁正，气塞于上，当写足厥阴之所流。

①正统道藏《黄帝内经素问遗篇》即天运不和顺，四序失合，而作疫也。气舒而复塞之，故写之。当写足厥阴之所流，行间穴也，在足大趾之间，动脉应手陷者中，足厥阴之荥。刺可同身寸之六分，留七呼，动气至而急出之。

②马莳《黄帝内经素问注证发微》辰戌之后，巳亥继之，今太阳复布其政，则厥阴不得迁正以司天。在人肝经为病，气塞于上，当泻足厥阴肝经之荥穴行间。足大指动脉应手陷中，刺六分，留七呼，气至急出之。

③张介宾《类经》辰戌岁太阳司天之后，厥阴继之。若寒水既退而复布，则巳亥之厥阴不得迁正，风化不行，木气郁塞于上，人病在肝，故当写足厥阴之所流，行间穴也。刺六分，留七呼，气至急出之。

④高士宗《黄帝素问直解》巳亥厥阴司天，上年司天则辰戌太阳也。一岁既终，太阳有余复布，即厥阴不迁正矣，不迁正，则木气塞于上，厥阴之气郁而不伸，故当泻足厥阴之所流。人身经气出于井，溜于荥，注于俞，行于经，入于合。流，谓荥俞经也，下流仿此。

⑤孟景春等《黄帝内经素问译释》所流：流，义同"溜"。所流，指荥穴。足厥阴之所流是行间穴，心包络之所流是劳宫穴，足太阴之所流为大都穴，手少阳之所流

为液门穴,手太阴之所流为鱼际穴,足少阴之所流为然谷穴。

如上年司天的太阳寒水继续司布政令,厥阴风木就不能迁正;厥阴不能迁正,木气就郁塞于上,应当泻足厥阴经的荥穴行间。

⑥张灿玾等《黄帝内经素问校释》复布:在此指旧岁司天之气继续施布。流:《灵枢·九针十二原》"所溜为荥"。流、溜,在此义同,指荥穴而言。

若上年司天的太阳寒水,继续施布其政令,则厥阴风木,不能迁居于司天之正位,厥阴不迁正则气郁塞于上,应当泻足厥阴脉气所流的荥穴行间。

⑦王洪图等《黄帝内经素问白话解》所流:流,作"溜",义同。所流,即荥穴。

上一年司天的太阳寒水继续发挥主持气化的作用,那么当年司天的厥阴风木就不能迁居到正常的位置上。厥阴不能迁居到正常位置,木气就被郁塞于上,应当泻足厥阴经的荥穴"行间"。

(3)厥阴复布,少阴不迁正;不迁正,即气塞于上,当刺心包络脉之所流。

①正统道藏《黄帝内经素问遗篇》天失时令即气令不正也。热欲化而风乃布外也。心包络脉之所流劳宫穴也在掌中央刺可同身寸之三分,留六呼,动气至而急出也。

②马莳《黄帝内经素问注证发微》巳亥之后,子午继之,今厥阴复布其政,则少阴不得迁正以司天。在人心经为病,气塞于上,当刺心包络经之荥穴劳宫。掌中央,刺三分,留六呼,气至急出之。

③张介宾《类经》巳亥岁厥阴司天之后,少阴继之。若风气既退而复布,则子午之少阴不得迁正,火化不行,热气郁塞于上,人病在心主,故当写包络之所流,劳宫穴也。刺三分,留六呼,气至急出之。

④高士宗《黄帝素问直解》子午少阴司天,上年司天则巳亥厥阴也。一岁既终,厥阴有余复布,则少阴不迁正矣,不迁正即火气留于上,少阴之气郁而不伸,故当刺心包络脉之所流。

⑤孟景春等《黄帝内经素问译释》所流:流,义同"溜"。所流,指荥穴。足厥阴之所流是行间穴,心包络之所流是劳宫穴,足太阴之所流为大都穴,手少阳之所流为液门穴,手太阴之所流为鱼际穴,足少阴之所流为然谷穴。

上年厥阴风木继续司布政令,少阴君火就不能迁正;少阴不能迁正,火气就滞留于上,应当刺手厥阴心包经的荥穴劳宫。

⑥张灿玾等《黄帝内经素问校释》若上年司天的厥阴风木,继续施布其政令,则少阴君火不能迁居于司天之正位,少阴不迁正则气郁塞于上,应当针刺手厥阴心包络脉气所流的荥穴劳宫。

⑦王洪图等《黄帝内经素问白话解》上一年司天的厥阴风木继续发挥主持气化的作用,那么当年司天的少阴君火就不能迁居到正常的位置上。少阴不能迁居到正常的位置,火气就被郁塞于上,应当针刺手厥阴心包经的荥穴"劳宫"。

(4)少阴复布,太阴不迁正;不迁正,即气留于上,当刺足太阴之所流。

①正统道藏《黄帝内经素问遗篇》子午天数有余,丑未不得中正也。雨欲化,而热布于天。足太阴之所流,大都穴也,在足大趾本节后陷者中,足太阴脉之荥也。刺可同身寸之三分,留七呼,动气至而出之。

②马莳《黄帝内经素问注证发微》子午之后,丑未继之,今少阴复布其政,则太阴不得迁正以司天。在人脾经为病,气塞于上,当泻足太阴脾经之荥穴大都。足大指本节后陷中,刺三分,留七呼,气至急出之。

③张介宾《类经》子午岁少阴司天之后,太阴继之。若君火复布,则丑未之太阴不得迁正,雨化不行,土气留滞于上,人病在脾,故当刺足太阴之所流,大都穴也。刺三分,留七呼,气至急出之。

④高士宗《黄帝素问直解》丑未太阴司天,上年子午少阴有余复布,则太阴不迁正矣,不迁正,则土气留于上,太阴之气郁而不伸,故当刺足太阴之所流。

⑤孟景春等《黄帝内经素问译释》所流:流,义同"溜"。所流,指荥穴。足厥阴之所流是行间穴,心包络之所流是劳宫穴,足太阴之所流为大都穴,手少阳之所流为液门穴,手太阴之所流为鱼际穴,足少阴之所流为然谷穴。

上年少阴君火继续司布政令,太阴湿土就不能迁正;太阴不能迁正,土气就稽留于上,应当刺足太阴脾经的荥穴大都。

⑥张灿玾等《黄帝内经素问校释》若上年司天的少阴君火,继续施布其政令,则太阴湿土不能迁居于司天之正位,太阴不迁正,则气留居于上,应当针刺足太阴脉气所流的荥穴大都。

⑦王洪图等《黄帝内经素问白话解》上一年司天的少阴君火继续发挥主持气化的作用,那么当年司天的太阴湿土就不能迁居到正常的位置上。太阴不能迁居到正常的位置,土气就被郁塞于上,应当针刺足太阴经的荥穴"大都"。

(5)太阴复布,少阳不迁正;不迁正,则气塞未通,当刺手少阳之所流。

①正统道藏《黄帝内经素问遗篇》丑未天数有余,寅申未得中正。热欲化,而雨复布天。手少阳之所流,液门穴也,在手小指次指间陷者中,手少阳之荥也。刺可同身寸之二分,留三呼,动气至而急出也。

②马莳《黄帝内经素问注证发微》丑未之后,寅申继之,今太阴复布其政,则少阳不得迁正以司天。在人三焦为病,气塞于上,当刺手少阳三焦经之荥穴液门。手四指端陷中,刺二分,留三呼,气至急出之。

③张介宾《类经》丑未岁太阴司天之后,少阳继之。若湿气复布,则寅申之少阳不得迁正,火化不行,热气郁塞,人病在三焦,故当刺手少阳之所流,液门穴也。刺二分,留三呼,气至急出之。

④高士宗《黄帝素问直解》寅申少阳司天,上年丑未太阴有余复布,则少阳不迁正矣,不迁正则火气塞而未通,郁而不伸,故当刺手少阳之所流。

⑤孟景春等《黄帝内经素问译释》所流:流,义同"溜"。所流,指荥穴。足厥阴之所流是行间穴,心包络之所流是劳宫穴,足太阴之所流为大都穴,手少阳之所流

为液门穴,手太阴之所流为鱼际穴,足少阴之所流为然谷穴。

上年太阴湿土继续司布政令,少阳相火就不能迁正;少阳不能迁正,火气就塞而不通,应当刺手少阳经的荥穴液门。

⑥张灿玾等《黄帝内经素问校释》若上年司天之太阴湿土,继续施布其政令,则少阳相火不能迁居于司天之正位,少阳不迁正,则气闭塞而不通,应当针刺手少阳脉气所流的荥穴液门。

⑦王洪图等《黄帝内经素问白话解》上一年司天的太阴湿土继续发挥主持气化的作用,那么当年司天的少阳相火就不能迁居到正常的位置上。少阳不能迁居到正常的位置,火气被闭塞而不通,应当针刺手少阳经的荥穴"液门"。

(6)少阳复布,则阳明不迁正;不迁正,则气未通上,当刺太阴之所流。

①正统道藏《黄帝内经素问遗篇》寅申天数有余,卯酉未得司天。燥欲治天,热化复治。手太阴之所流,鱼际穴也,在手大指本节后内侧,散脉文中,手太阴之荥也。刺可同身寸之二分,留三呼,动气至而急出之。

②马莳《黄帝内经素问注证发微》寅申之后,卯酉继之,今少阳复布其政,则阳明不得迁正以司天。在人肺经为病,气未通于上,当泻手太阴经之荥穴鱼际。手大指本节后内侧散脉纹中,刺二分,留七呼,气至急出之。

③张介宾《类经》寅申岁少阳司天之后,阳明继之。若相火复布,则卯酉之阳明不得迁正,金化不行,燥气郁滞,人病在肺,故当刺手太阴之所流,鱼际穴也。刺二分,留三呼,得气急出之。

④高士宗《黄帝素问直解》卯酉阳明司天,上年寅申少阳有余复布,则阳明不迁正矣,不迁正则阳明金气未能通上,郁而不伸,故当刺手太阴之所流。手太阴,金也。

⑤孟景春等《黄帝内经素问译释》所流:流,义同"溜"。所流,指荥穴。足厥阴之所流是行间穴,心包络之所流是劳宫穴,足太阴之所流为大都穴,手少阳之所流为液门穴,手太阴之所流为鱼际穴,足少阴之所流为然谷穴。

上年少阳相火继续司布政令,阳明燥金就不能迁正;阳明不能迁正,金气未能通于上,应该刺手太阴经的荥穴鱼际。

⑥张灿玾等《黄帝内经素问校释》若上年司天的少阳相火继续施布其政令,则阳明燥金不能迁居于司天之正位,阳明不迁正,则气郁不能上通,应当针刺手太阴脉气所流的荥穴鱼际。

⑦王洪图等《黄帝内经素问白话解》上一年司天的少阳相火继续发挥主持气化的作用,那么当年司天的阳明燥金就不能迁居到正常的位置上。阳明不能迁居到正常的位置,金气就被阻塞于上,应当针刺手太阴经的荥穴"鱼际"。

(7)阳明复布,太阳不迁正;不迁正,则复塞其气,当刺足少阴之所流。

①正统道藏《黄帝内经素问遗篇》卯酉天数未终,辰戌未得司正。寒欲行天而燥复化。足少阴之所流,然谷穴也,在足内踝前起大骨下陷中,足少阴之荥也。刺

可同身寸之三分,留三呼,动气至而出之。

②马莳《黄帝内经素问注证发微》卯酉之后,辰戌继之,今阳明复布其政,则太阳不得迁正以司天。在人肾经为病,复塞其气,当刺足少阴肾经之荥穴然谷。足内踝前,起骨下,刺三分,留七呼,气至急出之。

③张介宾《类经》卯酉岁阳明司天之后,太阳继之。若燥气复布,则辰戌之太阳不得迁正,水化不行,寒气复塞,人病在肾,故当刺足少阴之所流,然谷穴也。刺三分,留三呼,得气急出之。

④高士宗《黄帝素问直解》辰戌太阳司天,上年卯酉阳明有余复布,则太阳不迁正矣,不迁正则上年终气之太阳,与本年司天之太阳,复塞其气。复,重复也。太阳重郁,故当刺足少阴之所流。足少阴水也。

⑤孟景春等《黄帝内经素问译释》所流:流,义同"溜"。所流,指荥穴。足厥阴之所溜是行间穴,心包络之所流是劳宫穴,足太阴之所流为大都穴,手少阳之所流为液门穴,手太阴之所流为鱼际穴,足少阴之所流为然谷穴。

上年阳明燥金继续司布政令,太阳寒水就不能迁正;太阳不能迁正,和上年主气的终气太阳寒水双重郁塞,应当刺足少阴经的荥穴然谷。

⑥张灿玾等《黄帝内经素问校释》若上年司天的阳明燥金继续施布其政令,则太阳寒水不能迁居于司天之正位,太阳不迁正,则气又闭塞不通,应当针刺足少阴脉气所流的荥穴然谷。

⑦王洪图等《黄帝内经素问白话解》上一年司天的阳明燥金继续发挥主持气化的作用,那么当年司天的太阳寒水,就不能迁居到正常的位置上。太阳不能迁居到正常的位置,则水气更加郁塞,应当针刺足少阴经的荥穴"然谷"。

## 第六解

### (一)内经原文

帝曰:迁正不前,以通其要,愿闻不退,欲折其余,无令**过失**,可得明乎?岐伯曰:气过有余,复作布正,是名**不退**[注1]位也。使地气不得**后化**。新司天未可迁正,故复布化令如故也[注2]。巳亥之岁,**天数有余**,故厥阴不退位也,风行于上,木化**布天**,当刺足厥阴之**所入**。子午之岁,天数有余,故少阴不退位也,热行于上,火余化布天,当刺手厥阴之所入。丑未之岁,天数有余,故太阴不退位也,湿行于上,雨化布天,当刺足太阴之所入。寅申之岁,天数有余,故少阳不退位也,热行于上,火化布天,当刺手少阳之所入。卯酉之岁,天数有余,故阳明不退位也,金行于上,燥化布天,当刺手太阴之所入。辰戌之岁,天数有余,故太阳不退位也,寒行于上,凛水化布天,当刺足少阴之所入。故天地气逆,化成民病,以法刺之,预可平**病**[注3]。

[注1]退:郭霭春《黄帝内经素问校注》、张灿玾等《黄帝内经素问校释》、孟景春等《黄帝内经素问译释》、王洪图等《黄帝内经素问白话解》、1963人卫版《黄帝内经素问》、马莳《黄帝内经素问注证发微》为"退"。其中郭霭春注:金本、读本、元本、赵本、藏本、田本、抄配明刊本、四库本并作"过"。正统道藏《黄帝内经素问遗篇》为"过"字。

[注2]故也：郭霭春《黄帝内经素问校注》、张灿玾等《黄帝内经素问校释》、孟景春等《黄帝内经素问译释》、王洪图等《黄帝内经素问白话解》、1963人卫版《黄帝内经素问》、马莳《黄帝内经素问注证发微》为"故也"。其中郭霭春注：藏本、田本并作"旧"。正统道藏《黄帝内经素问遗篇》为"旧岁"。

[注3]痾：郭霭春《黄帝内经素问校注》、张灿玾等《黄帝内经素问校释》、1963人卫版《黄帝内经素问》、正统道藏《黄帝内经素问遗篇》为"痾"字。孟景春等《黄帝内经素问译释》、王洪图等《黄帝内经素问白话解》、马莳《黄帝内经素问注证发微》为"疴"字。

（二）字词注释

（1）过失

①正统道藏《黄帝内经素问遗篇》气过天令不常。

②马莳《黄帝内经素问注证发微》此词未具体注释。

③张介宾《类经》新旧不能过位。

④高士宗《黄帝素问直解》此词未具体注释。

⑤孟景春等《黄帝内经素问译释》过失。

⑥张灿玾等《黄帝内经素问校释》太过而有失。

⑦王洪图等《黄帝内经素问白话解》因为太过而造成灾害。

（2）不退位

①正统道藏《黄帝内经素问遗篇》不能退位。

②马莳《黄帝内经素问注证发微》不退位。

③张介宾《类经》天气不退。

④高士宗《黄帝素问直解》不退位者，乃气过于有余，下年复作布政，是名不退位也。

⑤孟景春等《黄帝内经素问译释》指上年司天，退居今年司天右间，或上年在泉，退居今年在泉右间。退位又作"过位"。张介宾："气数有余不退，复作布政，而新旧不能过位。"

⑥张灿玾等《黄帝内经素问校释》指旧岁岁气有余，至新岁之时，不曾退居于间气之位，继续施布其政令，则新岁之岁气便不能迁居于正位，故称不退位。

⑦王洪图等《黄帝内经素问白话解》不退位。

（3）后化

①正统道藏《黄帝内经素问遗篇》此词未具体注释。

②马莳《黄帝内经素问注证发微》地气不得后化者，惟司天不得迁正，则降地者不得降而施其化也。

③张介宾《类经》后化。

④高士宗《黄帝素问直解》后化。

⑤孟景春等《黄帝内经素问译释》退居右间。

⑥张灿玾等《黄帝内经素问校释》后退而行间气之化。

⑦王洪图等《黄帝内经素问白话解》退位到右间。

（4）天数

①正统道藏《黄帝内经素问遗篇》此词未具体注释。

②马莳《黄帝内经素问注证发微》天数。

③张介宾《类经》此词未具体注释。

④高士宗《黄帝素问直解》天数。

⑤孟景春等《黄帝内经素问译释》司天气数。

⑥张灿玾等《黄帝内经素问校释》指司天的气数。

⑦王洪图等《黄帝内经素问白话解》司天的气数。

（5）布天

①正统道藏《黄帝内经素问遗篇》布行天令。

②马莳《黄帝内经素问注证发微》治天。

③张介宾《类经》布天。

④高士宗《黄帝素问直解》布天。

⑤孟景春等《黄帝内经素问译释》布散于上。

⑥张灿玾等《黄帝内经素问校释》布化于天。

⑦王洪图等《黄帝内经素问白话解》布散于天。

（6）所入

①正统道藏《黄帝内经素问遗篇》足厥阴之所入，曲泉穴也，在膝内辅骨下大筋上，小筋下后陷者中，屈膝而得之，足厥阴之合也。心包之所入，曲泽穴也，在肘内廉下陷者中，屈肘而取之，手厥阴之令也。足太阴之所入，太阴陵泉穴也，在内侧辅骨下陷者中，足太阴之合。手少阳之所入，天井穴也，在肘外大骨后，肘后上一寸，两筋间陷中，屈肘得之，手少阳之合也。手太阴之所入，尺泽穴也，在肘约文中动脉应手，手太阴之所合也。

②马莳《黄帝内经素问注证发微》合穴。

③张介宾《类经》足厥阴之所入，曲泉穴也。手厥阴之所入，曲泽穴也。足太阴之所入，阴陵泉也。手少阳之所入，天井穴也。手太阴之所入，尺泽穴也。足少阴之所入，阴谷穴也。

④高士宗《黄帝素问直解》合穴。

⑤孟景春等《黄帝内经素问译释》指合穴。足厥阴之合穴为曲泉，手厥阴之合穴为曲泽，足太阴之合穴为阴陵泉，手少阳之合穴为天井，手太阴之合穴为尺泽，足少阴之合穴为阴谷。

⑥张灿玾等《黄帝内经素问校释》《类经》二十八卷第三十九注："按上文云复布者，以旧气再至，新气被郁，郁散则病除，故当刺新气之经。此下言不退者，以旧气有余，非泻不除，旧邪退则新气正矣，故当刺旧气之经。二者不同，各有深意。"张注谓"上文云复布者"，指上节内容，由司天之气退而复布者，当刺与新司天相应之经脉而治之，所以太阳复布，厥阴不迁正时，刺厥阴之经脉。本节则是指司天不退位者而言，所以厥阴不退位时，亦刺厥阴之经脉。退而复布者，刺与新司天相应之

经脉,不迁正者,刺与旧司天相应之经。这就是二者的不同点。

⑦王洪图等《黄帝内经素问白话解》就是合穴。

(7)痐(ē)

①正统道藏《黄帝内经素问遗篇》此字未具体注释。

②马莳《黄帝内经素问注证发微》此字未具体注释。

③张介宾《类经》痐,安戈切,疾苦也。

④高士宗《黄帝素问直解》痐。

⑤孟景春等《黄帝内经素问译释》将要发生的疾病。

⑥张灿玾等《黄帝内经素问校释》疾病。

⑦王洪图等《黄帝内经素问白话解》即将发生的疾病。

(三)语句阐述

(1)帝曰:迁正不前,以通其要。愿闻不退,欲折其余,无令过失,可得明乎?岐伯曰:气过有余,复作布正,是名不退位也。使地气不得后化。新司天未可迁正,故复布化令如故也。

①正统道藏《黄帝内经素问遗篇》即名布正,再治天而不能退位。新岁司天未得中司,去岁司天仍旧治天,是故气过天令不常,故与民作灾之病也。

②马莳《黄帝内经素问注证发微》此言不退位之义,而民病有当刺之法也。伯言气过有余,复作布政,是名不退位也。惟当退位而不退位,故当迁正而不迁正,其义本相因也。地气不得后化者,惟司天不得迁正,则降地者不得降而施其化也。

③张介宾《类经》气数有余不退,故复作布正,而新旧不能过位。天气不退,则地气不得后化,故新岁司天不能迁正,仍布旧岁之令。

④高士宗《黄帝素问直解》上文论迁正不前,帝更欲详明不退之义。不退位者,乃气过于有余,下年复作布政,是名不退位也。天气不退,使地气不得后化以迁正,地气不得后化,故新司天未可迁正,故复布化令如其故也。是知不退位,乃所以不迁正,不迁正,乃所以不退位也。

⑤孟景春等《黄帝内经素问译释》退位:指上年司天,退居今年司天右间,或上年在泉,退居今年在泉右间。退位又作"过位"。张介宾:"气数有余不退,复作布政,而新旧不能过位。"

黄帝说:应该迁正而不能迁正,我已经通晓它的要点了。请再告诉我不退位的问题,要折服它的有余之气,使它不致产生过失,能否加以说明呢?岐伯说:上年司天之气太过而有余,继续司布政令,这就叫做不退位。因此在泉的地气,也不能退居右间。新司天未能迁正,所以上年司天仍旧布政令。

⑥张灿玾等《黄帝内经素问校释》以:在此同该已。不退:即不退位。指旧岁岁气有余,至新岁之时,不曾退居于间气之位,继续施布其政令,则新岁之岁气便不能迁居于正位,故称不退位。使地气不得后化,新司天未可迁正:由于旧岁气有余不退位,所以旧岁在泉之气,也不退后以行间气之化,因而新的司天之气也就不能

迁居于正位。如旧岁子年少阴君火司天之气有余，至丑年，少阴不退位，则太阴湿土不能迁于司天正位，子年在泉阳明燥金也不后退而行在泉右间之化，则旧岁值年之气仍行其令。地气，在此指在泉。

黄帝说：关于岁气应迁正而不能迁正的，我已经通晓了它的要点，还想听听关于岁气不退位的问题，要想折减它的有余之气，不使其因太过而有失，你可以使我晓得吗？岐伯说：若旧岁的岁气太过而有余，继续居于正位，施布其政令，名叫不退位。使在泉之气，也不能后退而行间气之化，新岁的司天之气不能迁居于正位，所以旧岁的岁气仍旧布化其本气的政令。

⑦王洪图等《黄帝内经素问白话解》黄帝说：因上一年司天之气主持气化，使当年司天之气不能进入正常位置，我已经明白了它的针刺要点。请再告诉我不退位的问题，怎样折服有余之气，使它不会因为太过而造成灾害，您能帮助我弄清这个问题吗？岐伯说：如果上一年司天之气太过而有余，延长了主持气化作用的时间，这就叫不退位。如此必然导致在泉之气也不能退位到右间，而当年的司天之气就不能适时迁居到正位上，上一年之气仍旧发挥作用。

（2）巳亥之岁，天数有余，故厥阴不退位也，风行于上，木化布天，当刺足厥阴之所入。

①正统道藏《黄帝内经素问遗篇》至子午之年犹尚治天。雨湿之化不令，风化至酷作灾。足厥阴之所入，曲泉穴也，在膝内辅骨下大筋上，小筋下后陷者中，屈膝而得之，足厥阴之合也。刺可同身寸之六分，留七呼，动气至急出其针也。

②马莳《黄帝内经素问注证发微》巳亥之岁，天数有余，故厥阴不退位，至子午之岁犹尚治天，在人肝气有余，当刺足厥阴肝经之合穴曲泉。膝内辅骨下，大筋上，小筋下陷中，屈膝乃得之，刺六分，留七呼，气至急出之。

③张介宾《类经》以子午年犹行巳亥之令，热化不行，风反为灾也。曲泉穴也。刺六分，留七呼，气至急出之。按上文云复布者，以旧气再至，新气被郁，郁散则病除，故当刺新气之经。此下言不退者，以旧气有余，非写不除，旧邪退则新气正矣，故当刺旧气之经。二治不同，各有深意。

④高士宗《黄帝素问直解》如巳亥之岁，天数有余，故厥阴不退位也。不退位，则子午云岁犹尚治天，风行于上，木化布天，厥阴之气有余也，当刺足厥阴所入之合穴以泻之。

⑤孟景春等《黄帝内经素问译释》所入，指合穴。足厥阴之合穴为曲泉，手厥阴之合穴为曲泽，足太阴之合穴为阴陵泉，手少阳之合穴为天井，手太阴之合穴为尺泽，足少阴之合穴为阴谷。

如巳年亥年司天气数有余，因此到了子年午年，厥阴风木不退位，风气仍行于上，布散木的生化之气，应当刺足厥阴经之合穴曲泉。

⑥张灿玾等《黄帝内经素问校释》天数有余：指司天的气数有余，不能按时退位。当刺足厥阴之所入：《类经》二十八卷第三十九注"按上文云复布者，以旧气再

至,新气被郁,郁散则病除,故当刺新气之经。此下言不退者,以旧气有余,非泻不除,旧邪退则新气正矣,故当刺旧气之经。二者不同,各有深意"。张(介宾)注谓"上文云复布者",指上节内容,由司天之气退而复布者,当刺与新司天相应之经脉而治之,所以太阳复布,厥阴不迁正时,刺厥阴之经脉。本节则是指司天不退位者而言,所以厥阴不退位时,亦刺厥阴之经脉。退而复布者,刺与新司天相应之经脉,不迁正者,刺与旧司天相应之经。这就是二者的不同点。

如巳年与亥年,司天的气数有余,到了午年与子年,则厥阴风木之气,不得退位,风气运行于上,木气布化于天,应当针刺足厥阴的合穴曲泉。

⑦王洪图等《黄帝内经素问白话解》所入,就是合穴。

若巳年、亥年司天的气数有余,厥阴风木之气不按时退位,到了午年、子年风气仍然流行于天,布散着木气的生化作用,应当针刺足厥阴经的合穴"曲泉"。

(3)子午之岁,天数有余,故少阴不退位也,热行于上,火余化布天,当刺手厥阴之所入。

①正统道藏《黄帝内经素问遗篇》至丑未之年,犹尚治天。燥清之亏,雨化不令,热化复行天令也。心包之所入,曲泽穴也,在肘内廉下陷者中,屈肘而取之,手厥阴之令也。刺可同身寸之三分,留七呼,动气至而急出之。

②马莳《黄帝内经素问注证发微》子午之岁,天数有余,故少阴不退位,至丑未之岁犹尚治天,在人心气有余,当刺手厥阴心包络经之合穴曲泽。肘内廉下陷中,屈手取之,刺三分,留七呼,气至急出之。

③张介宾《类经》以丑未之年,犹行子午之令,雨化不行,热气尚治也。曲泽穴也。刺三分,留七呼,得气急出之。

④高士宗《黄帝素问直解》凡本年司天之气,有余不退,则下年司天未得迁正,下义俱仿此。手厥阴,心包络也,刺之所以泻火热之有余。

⑤孟景春等《黄帝内经素问译释》所入,指合穴。足厥阴之合穴为曲泉,手厥阴之合穴为曲泽,足太阴之合穴为阴陵泉,手少阳之合穴为天井,手太阴之合穴为尺泽,足少阴之合穴为阴谷。

子年午年司天气数有余,因此到了丑年未年,少阴君火不退位,热气仍行于上,布散剩余的火热气象,应当刺手厥阴心包络经之合穴曲泽。

⑥张灿玾等《黄帝内经素问校释》子年与午年,司天的气数有余,到了丑年与未年,则少阴君火之气,不得退位,热气运行于上,火的余气布化于天,应当针刺手厥阴的合穴曲泽。

⑦王洪图等《黄帝内经素问白话解》若子年、午年司天的气数有余,少阴君火之气不按时退位,到了丑年、未年热气仍然流行于天,火的余气继续发挥主持气化的作用,应当针刺手厥阴经的合穴"曲泽"。

(4)丑未之岁,天数有余,故太阴不退位也,湿行于上,雨化布天,当刺足太阴之所入。

①正统道藏《黄帝内经素问遗篇》至寅申之年,犹尚治天也。寒化亏,热化不令,湿化复布行天令。足太阴之所入,太阴陵泉穴也,在内侧辅骨下陷者中,足太阴之合。刺可同身寸之五分,留七呼,动气至而急出之也。

②马莳《黄帝内经素问注证发微》丑未之岁,天数有余,故太阴不退位,至寅申之岁犹尚治天,在人脾气有余,当刺足太阴脾经之合穴阴陵泉。内侧辅骨下陷中,刺五分,留七呼,气至急出之。

③张介宾《类经》以寅申之岁,犹行丑未之冬火气不行,湿仍布天也。阴陵泉也。刺五分,留七呼,动气至,急出之。

④高士宗《黄帝素问直解》此句未具体注释。

⑤孟景春等《黄帝内经素问译释》所入,指合穴。足厥阴之合穴为曲泉,手厥阴之合穴为曲泽,足太阴之合穴为阴陵泉,手少阳之合穴为天井,手太阴之合穴为尺泽,足少阴之合穴为阴谷。

丑年未年司天气数有余,因此到了寅年申年,太阴湿土不退位,湿气仍行于上,布散雨湿气象,应当刺足太阴脾经之合穴阴陵泉。

⑥张灿玾等《黄帝内经素问校释》丑年与未年,司天的气数有余,到了寅年与申年,则太阴湿土之气,不得退位,湿气运行于上,雨气布化于天,应当针刺足太阴的合穴阴陵泉。

⑦王洪图等《黄帝内经素问白话解》若丑年、未年司天的气数有余,太阴湿土之气不按时退位,到了寅年、申年湿气仍然流行于天,布散着雨气的生化作用,应当针刺足太阴经的合穴"阴陵泉"。

(5)寅申之岁,天数有余,故少阳不退位也,热行于上,火化布天,当刺手少阳之所入。

①正统道藏《黄帝内经素问遗篇》至卯酉之年,犹尚治天。燥清令亏,热化复治,布行天令。手少阳之所入,天井穴也,在肘外大骨后,肘后上一寸,两筋间陷中,屈肘得之,手少阳之合也。刺可同身寸之三分,动气至而急出之也。

②马莳《黄帝内经素问注证发微》寅申之岁,天数有余,故少阳不退位,至卯酉之岁犹尚治天,在人三焦之气有余,当刺手少阳三焦经之合穴天井。肘外大骨后,肘上后一寸,两筋间陷中,屈肘得之,刺三分,留七呼,气至急出之。

③张介宾《类经》以卯酉之岁,犹行寅申之政,火尚布天,金化不行也。天井穴也。刺三分,留七呼,气至急出之。

④高士宗《黄帝素问直解》气同少阴,上文君火相火,同刺包络,至此则异,穴虽不同,理则一也。

⑤孟景春等《黄帝内经素问译释》所入:指合穴。足厥阴之合穴为曲泉,手厥阴之合穴为曲泽,足太阴之合穴为阴陵泉,手少阳之合穴为天井,手太阴之合穴为尺泽,足少阴之合穴为阴谷。

寅年、申年司天气数有余,因此到了卯年酉年,少阳相火不退位,热气仍行于上,布散火热气象,应当刺手少阳三焦经之合穴天井。

⑥张灿玾等《黄帝内经素问校释》寅年与申年,司天的气数有余,到了卯年与酉年,则少阳相火之气,不得退位,热气运行于上,火气布化于天,应当针刺手少阳的合穴天井。

⑦王洪图等《黄帝内经素问白话解》若寅年、申年司天的气数有余,少阳相火之气不按时退位,到了卯年、酉年,热气仍然流行于天,布散着火气的生化作用,应当针刺手少阳经的合穴"天井"。

(6)卯酉之岁,天数有余,故阳明不退位也,金行于上,燥化布天,当刺手太阴之所入。

①正统道藏《黄帝内经素问遗篇》至辰戌年,犹尚治天也。□行于上,燥化布天。风化亏,而寒化不令,清化复治,布行天令。手太阴之所入,尺泽穴也,在肘约文中动脉应手,手太阴之所合也。刺可同身寸之三寸,留三呼,动气至而急出之。

②马莳《黄帝内经素问注证发微》卯酉之岁,天数有余,故阳明不退位,至辰戌之岁犹尚治天,在人肺气有余,当刺手太阴肺经之合穴尺泽。肘约纹中,动脉应手,刺三分,留三呼,气至急出之。

③张介宾《类经》以辰戌之岁,犹行卯酉之令,燥尚布天,寒化不行也。尺泽穴也。刺三分,留三呼,气至急出之。

④高士宗《黄帝素问直解》此句未具体注释。

⑤孟景春等《黄帝内经素问译释》所入,指合穴。足厥阴之合穴为曲泉,手厥阴之合穴为曲泽,足太阴之合穴为阴陵泉,手少阳之合穴为天井,手太阴之合穴为尺泽,足少阴之合穴为阴谷。

卯年酉年司天气数有余,因此到了辰年戌年,阳明燥金不退位,金气仍行于上,布散燥金气象,应当刺手太阴肺经之合穴尺泽。

⑥张灿玾等《黄帝内经素问校释》卯年与酉年,司天的气数有余,到了辰年与戌年,则阳明燥金之气,不得退位,金气运行于上,燥气布化于天,应当针刺手太阴的合穴尺泽。

⑦王洪图等《黄帝内经素问白话解》若卯年、酉年司天的气数有余,阳明燥金之气不按时退位,到了辰年、戌年,金气仍然流行于天,布散着燥气的生化作用,应当针刺手太阴经的合穴"尺泽"。

(7)辰戌之岁,天数有余,故太阳不退位也,寒行于上,凛水化布天,当刺足少阴之所入。

①正统道藏《黄帝内经素问遗篇》至巳亥之年犹尚治天也。热化令亏,风化不令,寒化复治,布行天令。足少阴之所入,阴谷穴也,在膝下内辅骨之后,大筋之下,外筋之上,按之应手,屈膝而得之,足少阴之合。刺可同身寸之四分,动气至而出之。

②马莳《黄帝内经素问注证发微》辰戌之岁,天数有余,故太阳不退位也,至巳

亥之岁犹尚治天,在人肾气有余,当刺足少阴肾经之合穴阴谷。膝下内辅骨后,大筋下,小筋上,屈膝得之,刺三分,留三呼,气至急出之。

③张介宾《类经》已亥年,犹行辰戌之令,寒气布天,风化不行也。阴谷穴也。刺四分,留三呼,动气至,急出之。

④高士宗《黄帝素问直解》此句未具体注释。

⑤孟景春等《黄帝内经素问译释》所入,指合穴。足厥阴之合穴为曲泉,手厥阴之合穴为曲泽,足太阴之合穴为阴陵泉,手少阳之合穴为天井,手太阴之合穴为尺泽,足少阴之合穴为阴谷。

辰年戌年司天气数有余,因此到了巳年亥年,太阳寒水不退位,寒气仍行于上,布散凛冽的寒水气象,应当刺足少阴肾经之合穴阴谷。

⑥张灿玾等《黄帝内经素问校释》辰年与戌年,司天的气数有余,到了巳年与亥年,则太阳寒水之气,不得退位,寒气运行于上,凛冽的水气布化于天,应当针刺足少阴的合穴阴谷。

⑦王洪图等《黄帝内经素问白话解》若辰年、戌年司天的气数有余,太阳寒水之气不按时退位,到了巳年、亥年,寒气仍然流行于天,布散着凛冽水气的生化作用,应当针刺足少阴经的合穴"阴谷"。

(8)天地气逆,化成民病,以法刺之,预可平病。

①正统道藏《黄帝内经素问遗篇》人气通乎天地也。气交有变,前后余退可天元。刺其余源,始终可平也。

②马莳《黄帝内经素问注证发微》此句未具体注释。

③张介宾《类经》瘑,安戈切,疾苦也。

④高士宗《黄帝素问直解》总结上文,言六气不迁正,不退位,故天地气逆,化成民病,以法刺之,瘑可平也。以上论上下在中正位迁退失时,各有刺法也。

⑤孟景春等《黄帝内经素问译释》所以说:司天在泉之气出现不正常的变化,就要导致人们的疾病,按上面的方法进行针刺,就可以预先平定将要发生的疾病。

⑥张灿玾等《黄帝内经素问校释》瘑(ē 阿):疾病。

所以说司天在泉之气,出现异常变化,就要导致人们的疾病,按照前法进行针刺,可以预先平定将要发生的疾病。

⑦王洪图等《黄帝内经素问白话解》所以说,司天、在泉之气出现异常变化,就会使人们生病;按上述方法进行针刺,就可以预先平定即将发生的疾病。

## 第七解

(一)内经原文

黄帝问曰:**刚柔二干**,失守其位,使天运之气皆虚乎? 与民为病,可得平乎? 岐伯曰:深乎哉问! 明其奥旨,天地迁移,三年化疫,是谓**根**之可见,必有**逃门**。

假令甲子,刚柔失守,刚未正,柔孤而有亏,时序不令,即**音律非从**,如此三年,变大疫也。详其微甚，察其浅深，欲至而可刺，刺之[注1]，当先补肾俞，次三日，可刺足太阴之**所注**。又有下位已卯不至，而甲子孤立者，次三年作**土疬**，其法补写[注2]，一如甲子同法也。其刺以毕，又不须夜行及远行，令七日洁，清静斋戒。所有自来肾有久病者，可以寅时面向南，净神不乱思，闭气不息七遍，以引颈咽气顺之，如咽甚硬物，如此七遍后，饵舌下津令无数。

[注1]可刺，刺之：郭霭春《黄帝内经素问校注》、张灿玾等《黄帝内经素问校释》、孟景春等《黄帝内经素问译释》、王洪图等《黄帝内经素问白话解》、1963人卫版《黄帝内经素问》、正统道藏《黄帝内经素问遗篇》、马莳《黄帝内经素问注证发微》均为"可刺，刺之"。其中郭霭春注：金本作"可以刺之"。

[注2]写：郭霭春《黄帝内经素问校注》、张灿玾等《黄帝内经素问校释》、王洪图等《黄帝内经素问白话解》、1963人卫版《黄帝内经素问》、正统道藏《黄帝内经素问遗篇》、马莳《黄帝内经素问注证发微》均为"泻"。孟景春等《黄帝内经素问译释》为"写"字。

**(二)字词注释**

**(1)刚柔二干**

①正统道藏《黄帝内经素问遗篇》此词未具体注释。

②马莳《黄帝内经素问注证发微》此词未具体注释。

③张介宾《类经》十干五运，分属阴阳。阳干气刚，甲丙戊庚壬也。阴干气柔，乙丁己辛癸也。故曰刚柔二干。

④高士宗《黄帝素问直解》天干之气，有刚柔以化五运。

⑤孟景春等《黄帝内经素问译释》干，即天干。其中甲、丙、戊、庚、壬为阳干，乙、丁、己、辛、癸为阴干。阳干气刚，阴干气柔，所以叫做"刚柔二干"。

⑥张灿玾等《黄帝内经素问校释》天干中单数者为阳，其气刚为刚干，即甲、丙、戊、庚、壬；天干中双数者为阴，其气柔，为柔干，即乙、丁、己、辛、癸。

⑦王洪图等《黄帝内经素问白话解》干，即天干。其中甲、丙、戊、庚、壬为阳干，乙、丁、己、辛、癸为阴干。阳干气刚，五运表现为太过；阴干气柔，五运表现为不及。所以叫"刚柔二干"。

**(2)根**

①正统道藏《黄帝内经素问遗篇》根究。

②马莳《黄帝内经素问注证发微》此字未具体注释。

③张介宾《类经》根，致病之本也。

④高士宗《黄帝素问直解》根。

⑤孟景春等《黄帝内经素问译释》根源。

⑥张灿玾等《黄帝内经素问校释》根本。

⑦王洪图等《黄帝内经素问白话解》根源。

**(3)逃门**

①正统道藏《黄帝内经素问遗篇》避危逃生之门户。

②马莳《黄帝内经素问注证发微》此词未具体注释。

③张介宾《类经》逃门，即治之之法。

④高士宗《黄帝素问直解》逃门。

⑤孟景春等《黄帝内经素问译释》指避免时疫的法门。

⑥张灿玾等《黄帝内经素问校释》在此指避去疫邪的法门。逃,避去的意思。《广韵》"避也,去也"。"门",在此有法门之意,即指某种方法或途径。

⑦王洪图等《黄帝内经素问白话解》避免疾病发生的防治方法。

(4)音律非从

①正统道藏《黄帝内经素问遗篇》律无音而吕有声,即黄钟大宫不应夹钟少宫。

②马莳《黄帝内经素问注证发微》黄钟不应太窒。

③张介宾《类经》甲子阳律,太宫也。己卯阴吕,少宫也。刚失守则律乖音,柔孤虚则吕不应。

④高士宗《黄帝素问直解》五音之太少,六律之阴阳,不与岁运相合,故曰非从。

⑤孟景春等《黄帝内经素问译释》音律不能相应。

⑥张灿玾等《黄帝内经素问校释》在此当指运气刚柔失调,阴阳错乱。音律分阴阳,故以音律代表运之阴阳。原注:"司天有布而中运有胜至矣。甲未至而己巳至,律无音而吕布声,即黄钟太宫不应,夹钟、少宫即住,以表己卯下位,孤主土运者也。"指配司天之刚干甲未至,而配在泉柔干己巳至,刚柔失调,故阳律与阴吕也就不能相从。

⑦王洪图等《黄帝内经素问白话解》音乐中律吕阴阳失调。

(5)所注

①正统道藏《黄帝内经素问遗篇》足太阴之所注,大白穴也,在内踝核骨下陷者中,足太阴脉之所注也。

②马莳《黄帝内经素问注证发微》俞穴。

③张介宾《类经》足太阴之所注,太白穴也。

④高士宗《黄帝素问直解》所注。

⑤孟景春等《黄帝内经素问译释》足太阴之所注太白穴。

⑥张灿玾等《黄帝内经素问校释》足太阴脉之所注太白穴。

⑦王洪图等《黄帝内经素问白话解》输穴。

(6)土疠

①正统道藏《黄帝内经素问遗篇》此词未具体注释。

②马莳《黄帝内经素问注证发微》土疠。疫自天来,疠从地至。

③张介宾《类经》疠,杀疠也,即瘟疫之类。

④高士宗《黄帝素问直解》土疠。天气病则为疫,地气病则为疠,疫病气而疠病形也。

⑤孟景春等《黄帝内经素问译释》土运、水运、金运、木运、火运之年,在泉不能

迁正所酿成的疫疠。

⑥张灿玾等《黄帝内经素问校释》指土运之年,在泉不得迁正,久而所化的疫疠。下水疠、金疠、木疠、火疠,义同。

⑦王洪图等《黄帝内经素问白话解》土疠。

(三)语句阐述

(1)黄帝问曰:刚柔二干,失守其位,使天运之气皆虚乎?与民为病,可得平乎?岐伯曰:深乎哉问! 明其奥旨,天地迭移,三年化疫,是谓根之可见,必有逃门。

①正统道藏《黄帝内经素问遗篇》天运如虚,可以法刺,可除之也。是谓根究天地之灾,必有避危逃生之门户。

②马莳《黄帝内经素问注证发微》此详言刚柔失守之义也。

③张介宾《类经》十干五运,分属阴阳。阳干气刚,甲丙戊庚壬也。阴干气柔,乙丁己辛癸也。故曰刚柔二干。根,致病之本也。逃门,即治之之法。

④高士宗《黄帝素问直解》上文升降迁退,乃司天之六气也,帝又问天干之气,有刚柔以化五运,如刚柔二干失守,使司天五运之气皆虚乎? 虚而为病,可得平乎?五运六气,乃天地叠移也。与民为病,是三年化疫也。三年化疫,是谓根之可见也,必有逃门,可得而平也。

⑤孟景春等《黄帝内经素问译释》刚柔二干:干,即天干。其中甲、丙、戊、庚、壬为阳干,乙、丁、己、辛、癸为阴干。阳干气刚,阴干气柔,所以叫做"刚柔二干"。逃门:指避免时疫的法门。

黄帝问道:刚干和柔干失守,其司天在泉之位不能迁正,能使司天在泉和中运之气都虚吗? 给人们造成的疾病,能否设法避免而使之平定呢? 岐伯说:你问的问题真深奥啊! 必须明白它奥妙的意义,司天在泉之气逐年更迭迁移,三年左右可造成时疫流行,如果能够懂得这里面的奥妙,就能找到它的根源,必有避免它的方法门路。

⑥张灿玾等《黄帝内经素问校释》刚柔二干:天干中单数者为阳,其气刚为刚干,即甲、丙、戊、庚、壬;天干中双数者为阴,其气柔,为柔干,即乙、丁、己、辛、癸。逃门:在此指避去疫邪的法门。逃,避去的意思。《广韵》"避也,去也"。"门",在此有法门之意,即指某种方法或途径。

黄帝说:刚干与柔干,失守其司天在泉之位,能使司天与中运之气都虚吗? 给人们造成的疾病,能够使其平和吗? 岐伯说:你提这个问题很深奥啊! 需要明白其奥妙的意义,司天在泉之气,逐年更迭迁移,若刚柔失守,其气被窒,三年左右,化而为疫,因此说,认识了它的根本所在,必定能有避去疫病的法门。

⑦王洪图等《黄帝内经素问白话解》刚柔二干:干,即天干。其中甲、丙、戊、庚、壬为阳干,乙、丁、己、辛、癸为阴干。阳干气刚,五运表现为太过;阴干气柔,五运表现为不及。所以叫"刚柔二干"。

黄帝问道:五运太过和不及之年,司天在泉之气不能按时退位、迁居正位,会造成司天在泉和中运之气都虚吗？如果给人们造成疾病，可以用什么方法平定呢？岐伯说：问得很深奥啊！让我来阐述一下其中的道理吧。司天、在泉之气逐年更迭迁移，如果运转失常，大约三年左右，就会酿成疫病之气流行，就是说，疫病的发生是有根源可寻的。能够找到疫病发生的根源，就有避免它发生的防治方法。

（2）假令甲子刚柔失守，刚未正，柔孤而有亏，时序不令，音律非从，如此三年，变大疫也。

①正统道藏《黄帝内经素问遗篇》柔得其位，上失其刚，虽得交司，数可未至。甲子上未终司，己卯下虽迁正，是谓柔干孤虚其下也。刚未正之，己不得其甲，即土运反虚而木乃胜。甲不正于己也。土运不令正失，少阴不化，是故天与皆虚，而使邪化疫者也。司天犹布，而中运有胜至矣。甲未临而己已至，律无音而吕有声，即黄钟大宫不应夹钟少宫，即应以表，己卯下位，孤主土运者也。甚则速，首尾三年至。

②马莳《黄帝内经素问注证发微》后《本病篇》云：假令甲子阳年，土运太窒，如癸亥天数有余者，年虽交得甲子，厥阴犹尚治天，地已迁正，阳明在泉，去岁少阳已作地之右间，即厥阴之地阳明，故不相和奉者也。癸巳相会，土运太过，虚反受木胜，故非太过也，何以言土运太过？况黄钟不应太窒，木既胜而金还复，金既复而少阴如至，即木胜如火，而金复微，如此则甲己失守，后三年化成土疫，晚至丁卯，早至丙寅，土疫至也。大小善恶，推其天地，详乎太乙。又只如甲子年，如甲至子而合，应交司而治天，即下己卯未迁正，而戊寅少阳未退位者，亦甲己下有合也，即土运非太过，而木乃乘虚而胜土也，金次又行复胜之，即反邪化也。阴阳天地殊异尔，故其大小善恶，一如天地之法旨也。盖言甲子本阳年，土运太过，而气亦太窒，去年癸亥天数有余，今年虽交甲子，去年厥阴犹尚治天，然司地既已迁正，阳明在泉，去年少阳司地，今已退位而作地之右间，但厥阴犹在天，则地之阳明乃金上刑木，不相和奉。癸亥在天，己卯在泉，天地不合德，故癸巳相会，土运太过者为虚，反受木胜，其音黄钟，不应太窒，今气太过而窒，反受木胜，则土之子金必还复之，金既复之，如少阴一来司天，即木虽胜之，其如火至，则金又必微。若此者，乃甲己失守，刚失其守，后三年化成土疫，迟则至丁卯年，早则至丙寅年而发，斯时土疫当至。

③张介宾《类经》甲与己合，皆土运也。子午则少阴司天，凡少阴司天，必阳明在泉，阳明属卯酉，而配于土运，则己卯为甲子年在泉之化。故上甲则下己，上刚则下柔，此天地之合，气化之常也。甲午己酉，其气皆同。若上年癸亥，厥阴司天，木不退位，则甲子虽以阳年，土犹不正，甲子刚土未正于上，则己卯在泉亦柔孤而有亏也。甲子阳律，太宫也。己卯阴吕，少宫也。刚失守则律乖音，柔孤虚则吕不应。土气被抑，至三年后，必发而为土疫。疫，温疫也。

④高士宗《黄帝素问直解》甲丙戊庚壬为刚干，乙丁己辛癸为柔干，子寅辰午申戌为刚支，丑卯巳未酉亥为柔支。此以下论刚柔二干，以甲丙庚壬戊五干，为在天上位，刚也。甲与己合，丙与辛合，庚与乙合，壬与丁合，戊与癸合。以己辛乙丁

癸,为在地下位,柔也。其六气,则以子寅辰午申合五刚干,子司天则卯在泉,寅司天刚巳在泉,辰司天则未在泉,午司天则酉在泉,申司天则亥在泉。既以子寅辰午申为司天上位,合卯巳未酉亥在地下位,六气合五运,丑戌不与焉。时序不令,天时失守则三年化疫也。地时失守则三年作疠,各有补泻之治法。干支首立甲子,假令甲子司天,则甲为土运,甲与己合,甲为刚己为柔也。子午少阴司天,则卯酉阳明在泉,如甲己子卯,刚柔失守,刚未正则柔孤立有亏,致时序不令,即五音之太少,六律之阴阳,不与岁运相合,故曰非从。岁运如此,则甲乙丙三年当变大疫,而为民病也。

⑤孟景春等《黄帝内经素问译释》甲子、己卯、丙寅、辛巳:甲与己都属土运,子与午都属少阴司天。凡少阴司天,必阳明在泉。阳明属卯酉,而与土运相配,则己卯为甲子年的在泉之化,所以上甲则下己,上刚而下柔。丙与辛都属水运,寅与申都为少阳司天。凡少阳司天,必厥阴在泉。厥阴属巳亥,而配于水运,则辛巳为丙寅年的在泉之化,所以上丙则下辛,上刚则下柔。所谓"刚柔失守",就是上下(司天在泉)不相调协,不能呼应。以下庚辰与乙未,壬午与丁酉等,可以此类推。

假如甲子司天之年刚柔失守,司天之气未能迁正,在泉之气便孤立而空虚,四时气候不按节令到来,像音律不能相应一样,这样在三年左右,就要变为大疫。

⑥张灿玾等《黄帝内经素问校释》甲子,刚柔失守:马莳注"甲子阳年,土运太窒,如癸亥天数有余者,年虽交得甲子,厥阴犹尚治天,地已迁正,阳明在泉,去岁少阳已作地之右间,即厥阴之地阳明,故不相和奉者也"。甲子年,甲与己为土运,子年则少阴司天,阳明在泉,阳明卯酉,配于土运,则己卯为甲子年在泉之所化,这样便是上刚下柔,天地合化。刚未正,柔孤而有亏:《类经》二十八卷第四十一注"若上年癸亥,厥阴司天,木不退位,则甲子虽以阳年,土犹不正,甲子刚土未正于上,则己卯在泉,亦柔孤而有亏也"。指上刚之甲子未正于司天之位。则下柔之己卯,虽居于在泉之位,亦必孤立而有所亏。音律非从:在此当指运气刚柔失调,阴阳错乱。音律分阴阳,故以音律代表运之阴阳。原注:"司天有布而中运有胜至矣。甲未至而己已至,律无音而吕布声,即黄钟太宫不应,夹钟、少宫即住,以表己卯下位,孤主土运者也。"指配司天之刚干甲未至,而配在泉柔干己已至,刚柔失调,故阳律与阴吕也就不能相从。

假如甲子年,刚柔失守,司天之刚气不得迁正,在泉之柔气也必孤立而亏虚,四时的气候,失去正常的秩序,相应的音律,不能相从,这样,在三年左右,就要变为较大的疫病。

⑦王洪图等《黄帝内经素问白话解》假如甲子年,阳刚的司天之气与阴柔的在泉之气变化失常,司天之气不能按时迁居正位,那么在泉之气就孤独而亏虚。四时气候失去正常的规律,好像音乐中律吕阴阳失调一样,经过三年的错乱,就会有严重的疫气流行。

(3)详其微甚,察其浅深,欲至而可刺,刺之当先补肾俞,次三日,可刺足太阴之所注。

①正统道藏《黄帝内经素问遗篇》大虚而布政日久即深也,深即甚矣。运未正即胜至久即深甚也,甚即深。首尾二年至者也。则以明其刺法者,即是布正而未迁正者,可刺其即令之病也。只言知者,是以三年中有大疫至,刺补其天之之吉也,即其细详微甚,知其所至之斯,可先齐之者也。土疫至而肾虚者,先补之肾俞,在骨第十四椎下,两傍各同身寸之一寸五分。未刺时先口衔针,暖而用之,用圆利针。临刺时咒曰:五帝上真,六甲玄灵,气符至阴,百邪闭理。念三遍,自口中取针,先刺二分,留六呼,次入针至三分,动气至而徐徐出针,以手扪之,令受针人咽气三次,又可定神魂者。足太阴之所注,大白穴也,在内踝核骨下陷者中,足太阴脉之所注也。先以口衔针令温,欲下针时咒曰:帝扶天形,护命成灵。诵之三遍,乃刺三分,留七呼,动气至而急出其针也。

②马莳《黄帝内经素问注证发微》凡土疫或大或小,或善或恶,推其本年得当司天之数,详其病时太乙游于何宫。则大小善恶之异辨矣。然土疫至者,其肾必虚,当先补肾俞。在十四椎下两旁各开一寸半,未刺时,先口衔针暖而用之。用员利针。临刺时咒曰:五帝上真,六甲玄灵,气符至阴,百邪闭理。念三遍,自口中取针,先刺二分,留六呼;次入针至三分,动气至,而徐徐出针,以手扪之,令受针人咽气三次。又可定神魂也。又次三日,刺足太阴脾经之俞穴太白,所以泻其土气也。《灵枢·本输篇》云:所注为俞。在内踝核骨下陷中,先以口衔针令温,欲下针时,咒曰:帝扶天形,护命成灵。诵之三遍。乃刺三分,留七呼,动气至,而急出其针。

③张介宾《类经》郁微则病浅,郁甚则病深,察其欲至之期,可刺即刺之。肾俞穴,在足太阳经。土疫将至,恐伤水藏,故当先补肾俞。旧注曰:未刺时,先口衔针暖而用之,用圆利针。临刺时咒曰:五帝上真,六甲玄灵,气符至阴,百邪闭理。念三遍。自口中取针,先刺二分,留六呼,次入针至三分,动气至而徐徐出针,以手扪之,令受针人咽气三次,又可定神魂者也。按:《病能论》末王氏(王冰)注曰:世本既阙第七二篇。盖指刺法、本病二论也。可见二篇亡在王氏之前。新校正云:今世有《素问》亡篇,仍托名王氏(王冰)为注,辞理鄙陋,无足取者,久为明证。故此下用针咒语,其非王氏之笔可知。但临时诵之,或亦令人神定心专耳,故并录之以备择用。太白穴也。土郁之甚,故当刺此以泄土气。旧注曰:先以口衔针余温,欲下针时咒曰:帝扶天形,护命成灵。诵之三遍,乃刺三,留七呼,动气至,急出其针。

④高士宗《黄帝素问直解》详其郁之微甚,察其病之浅深,病欲至而可刺,刺之当先补肾俞,次三日可刺足太阴之所注。所以然者,丙为水运,故补肾俞,甲为土运,故补足太阴也。

⑤孟景春等《黄帝内经素问译释》审察它程度的微甚浅深,当它将要发生之前,可以针刺预防,刺法应先补膀胱经的肾俞,隔三天再刺足太阴经之所注太白穴。

⑥张灿玾等《黄帝内经素问校释》应审察其程度的微甚与浅深,当其将要发生而可刺之时,用针刺之,土疫易伤水脏,当先取背部之肾俞穴,以补肾水,隔三日,再

刺足太阴脉之所注太白穴,以泻土气。

⑦王洪图等《黄帝内经素问白话解》要仔细地审察运气失常的轻重与浅深,在疫气即将发生之前,用针刺的方法来进行预防。甲年为土运太过,土能克水,而脾脏属土、肾脏属水。所以在土疫即将发生时,应先用补法针刺背部的肾俞穴,以固其根本;三天之后,可以再用泻法针刺足太阴脾经的输穴"太白",以泻土气之郁。

(4)又有下位己卯不至,而甲子孤立者,次三年作土疠,其法补写,一如甲子同法也。

①正统道藏《黄帝内经素问遗篇》即甲子、甲戌、甲申、甲午、甲辰、甲寅并己丑、己亥、己酉、己未、己巳、己卯,凡甲己上下失守,皆此一法而已。

②马莳《黄帝内经素问注证发微》此乃司天之失守。至于在泉之失守者何如?又只如甲子年,合应交司治天矣。即己卯者,阳明也,未得迁正在泉,而去年少阳未得退位,犹尚在泉,亦甲己下有所合,今甲与戊相对,子与寅配位,虽土运非太过,而木亦乘虚胜土,土之子金又行复以胜之,后三年化为土疠,其状一如土疫。盖疫自天来,疠从地至,即反生邪化也。要之,阴阳之分,特有天地之异,然疠之大小善恶,其法与天疫无异。又在泉下位己卯未迁正,而戊寅少阳未退位,则在运虽非太过,而木乃乘虚胜土,次三年亦作土疠。其法补泻一如甲子同法也。即甲子、甲戌、甲申、甲午、甲辰、甲寅,及己丑、己亥、己酉、己未、己巳、己卯,凡甲己上下失守者,皆此一法也。

③张介宾《类经》甲子年在泉,阳明己卯之化也。若己卯之柔不至于下,则甲子之刚亦孤立于上,三年之后,必作土疠。疠,杀疠也,即瘟疫之类。针法亦同。凡甲己土运之年上下失守者,其治皆然。

④高士宗《黄帝素问直解》甲与己合皆为土运,子午司天则卯酉在泉,故兼论下位之己卯。下位,在泉之位也,刚柔失守者,又有下位己卯不至,而甲子孤立者,次三年则作土疠,天气病则为疫,地气病则为疠,疫病气而疠病形也。其补泻刺治之法,一如甲子先补肾俞,后刺足太阴,所谓同法也。

⑤孟景春等《黄帝内经素问译释》甲子、己卯、丙寅、辛巳:甲与己都属土运,子与午都属少阴司天。凡少阴司天,必阳明在泉。阳明属卯酉,而与土运相配,则己卯为甲子年的在泉之化,所以上甲则下己,上刚而下柔。丙与辛都属水运,寅与申都为少阳司天。凡少阳司天,必厥阴在泉。厥阴属巳亥,而配于水运,则辛巳为丙寅年的在泉之化,所以上丙则下辛,上刚则下柔。所谓"刚柔失守",就是上下(司天在泉)不相调协,不能呼应。以下庚辰与乙未,壬午与丁酉等,可以此类推。土疠、水疠、金疠、木疠、火疠:土运、水运、金运、木运、火运之年,在泉不能迁正所酿成的疫疠。

又有在泉之气己卯不能迁正,而司天甲子孤立的,在三年左右可发生土疠,补泻的方法,同甲子司天失守一样。

⑥张灿玾等《黄帝内经素问校释》下位己卯不至,而甲子孤立者:指甲子年若

在泉己卯之气应至而不至，则在上甲子之气，也必孤立无配。土疠：指土运之年，在泉不得迁正，久而所化的疫疠。下水疠、金疠、木疠、火疠，义同。

应审察其程度的微甚与浅深，当其将要发生而可刺之时，用针刺之，土疫易伤水脏，当先取背部之肾俞穴，以补肾水，隔三日，再刺足太阴脉之所注太白穴，以泻土气。又有在泉之气己卯不能迁正，而司天甲子阳刚之气，则孤立无配，三年左右，也可发作土疠，其补泻方法，和上述甲子司天不得迁正致疫之法是一样的。

⑦王洪图等《黄帝内经素问白话解》又如己卯年，己年为土运不及，若在泉之气不能及时迁居正位，那么司天之气就孤立而无配合，三年左右，就会发生土疠。防治土疠的针刺补泻方法，与甲子年司天失守引起土疫流行的方法相同。

（5）其刺以毕，又不须夜行及远行，令七日洁，清静斋戒，所有自来。肾有久病者，可以寅时面向南，净神不乱思，闭气不息七遍，以引颈咽气顺之，如咽甚硬物，如此七遍后，饵舌下津令无数。

①正统道藏《黄帝内经素问遗篇》仙家咽气，可以深根固蒂，以子受母气也。咽下气，令腹中鸣，至脐下子气见母元气，故曰返本还元也。久饵之，令深根以养，固蒂也。故咽气津者，此名天池之水，可久饵之，资精气血，荡涤五藏，先溉元海，一名离宫之水，一名玉池，一名神水，不可唾之，但可饵之，以补精血，可益元海也。

②马莳《黄帝内经素问注证发微》但其所刺已毕，又必有法，如不须夜行云云也。

③张介宾《类经》此即养气还精之法也。旧注曰：仙家咽气，令腹中鸣至脐下，子气见母元气，故曰反本还元。久饵之，令深根固蒂也。故咽气津者，名天池之水，资精气血，荡涤五藏，先溉元海，一名离宫之水，一名玉池，一名神水，不可唾之，但可饵之，以补精血，可益元海也。愚按：人生之本，精与气耳，精能生气，气亦生精，气聚精盈则神王，气散精衰则神去，故修真诸书，千言万语，无非发明精气神三字。然三者之用，尤先于气。故《悟真篇》曰：道自虚无生一气，便从一气产阴阳。又古歌曰：气是添年药，津为续命芝。世上慢忙兼慢走，不知求我更求谁？盖以天地万物皆由气化，气存数亦存，气尽数亦尽，所以生者由乎此，所以死者亦由乎此，此气之不可不宝，能宝其气，则延年之道也。故晋道成论长生养性之旨曰：其要在于存三、抱元、守一。三者，精气神，其名曰三宝。抱元者，抱守元阳真气也。守一者，神灵也。神在心，心有性，属阳，是为南方丙丁之火。肾者能生元阳为真气，其泄为精，是为北方壬癸之水。水为命，命系于阴也。此之谓性命。为三一之道，在于存想，下入丹田，抱守元阳，逾三五年，自然神定气和，功满行毕，其道成矣。诸如此类，虽道家议论尽多，然无非祖述本经精气之义耳。此章言闭气者，即所以养气也。饵津者，即所以益精。其下手工夫，惟蒋氏调气篇、苏氏养生诀、李真人长生十六字诀皆得其法，足为入门之阶。如蒋氏调气篇曰：天地虚空中皆气，人身虚空处皆气。故呼出浊气，身中之气也；吸入清气，天地之气也。人在气中，如鱼游水中，鱼腹中不得水出入即死，人腹中不得气出入亦死，其理一也。善摄生者，必明调气之

故。欲修调气之术者，当设密室闭户，安床暖席，偃卧瞑目，先习闭气，以鼻吸入，渐渐腹满，及闭之久，不可忍，乃从口细细吐出，不可一呼即尽，气定复如前闭之，始而十息，或二十息，不可忍，渐熟渐多，但能闭至七八十息以上，则藏府胸膈之间，皆清气之布濩矣。至于纯熟，当其气闭之时，鼻中惟有短息一寸余，所闭之气，在中如火，蒸润肺宫，一纵则身如委蛇，神在身外，其快其美，有不可言之状，盖一气流通表里上下彻泽故也。其所闭之气渐消，则恍然复旧。此道以多为贵，以久为功，但能于日夜间行得一两度，久久耳目聪明，精神完固，体健身轻，百病治灭矣。凡调气之初，务要体安气和，无与气意争。若不安和且止，俟和乃为之，久而弗倦则善矣。闭气如降龙伏虎，须要达其神理。胸膈常宜虚空，不宜饱满。若气有结滞，不得宣流，觉之，便当用吐法以除之，如咽呵呼嘻嘘吹，六字诀之类是也。不然则泉源壅遏，恐致逆流，疮疡中满之患作矣。又如苏氏养生诀曰：每夜于子时之后，寅时之前，披衣拥被，面东减南，盘足而坐，叩齿三十六通，两手握固，拄腰腹间，先须闭目静心，扫除妄念，即闭口并鼻，不令出气，谓之闭息，最是道家要妙。然后内观五藏，存想心为炎火，光明洞彻，降下丹田中，待腹满气极，则徐徐出气，不得令耳闻声，候出息匀调，即以舌搅唇齿内外，漱炼津液，津液满口，即低头咽下，令津与气谷谷然有声，须用意精猛，以气送入丹田中。气定又依前法为之，凡九闭气、三咽津而止。然后以左右手擦摩两脚心，使涌泉之气，上彻顶门，及脐下腰脊间皆令热彻。次以两手摩熨眼角耳项皆令极热，仍按捏鼻梁左右五七次，梳头百余梳而卧，熟卧至明。又如李氏十六字诀云：一吸便提，气气归脐，一提便咽，水火相见。注曰：右十六字，仙家名为十六锭金，乃至简至易之妙诀也。无分在官不妨政事，在俗不妨家务，在士高不妨本业。只于二六时中，略得空闲，及行住坐卧，意一到处，便可行之。口中先须漱及三五次，舌搅上下腭，仍以舌抵上腭，满口津生，连津咽下，汨然有声。随于鼻中吸清气一口，以意会及心目。寂地直送至腹脐下一寸三分丹田气海之中，略存一存，谓之一吸。随用下部轻轻如忍便状，以意力提起，使气归脐，连及夹脊双关、肾门，一路提上，直至后顶玉枕关，透入泥丸顶内，其升而上之，亦不觉气之上出，谓之一呼。一呼一吸，谓之一息。气既上升，随又似前汨然有声咽下，鼻吸清气，送至丹田，稍存一存，又自下部如前轻轻提上，与脐相接而上，所谓气气归脐，寿与天齐矣。凡咽时口中有液愈妙，无液亦要汨然有声咽之。如是一咽一提，或三五口，或七或九，或十二，或二十四口。要行即行，要止即止，只要不忘，作为正事，不使间断，方为精进。如有疯疾，见效尤速。久久行之，却病延年，形体变，百疾不作，自然不饥不渴，安健胜常。行之一年，永绝感冒痞积逆滞，不生痈疽疮毒等疾，耳聪目明，心力强记，宿疾俱瘳，长生可望。如亲房事，于欲泄未泄之际，亦能以此提呼咽吸，运而使之归于元海，把牢春汛，不放龙飞，甚有益处。所谓造化吾手，宇宙吾心，功莫能述也。按此三家之法，若依蒋氏，则卧亦可，昼亦可；依苏氏，则坐亦可，夜亦可；依李氏，则闲亦可，忙亦可。此三说者，惟苏氏稍繁，较难为力，然其中亦有可用者，但不当拘泥耳。故或用此，或用彼，取长舍短，任意为之，贵得自然，第无勉强，则一身皆道,何滞之有？久而精之,诚不止于却病已池。又观之彭祖曰:和气导气之道,密室闭户,安床暖席,枕高二寸半,正身偃卧,瞑目闭气,以鸿毛著鼻上不动,经三百息,耳无所闻,目无所见,心无所思,如此则寒暑不能侵,蜂虿不能毒,寿百六十岁,邻于真人也。夫岂虚语哉？然总之,金丹之术百数,其要在神水华池,玉女之术百数,其要在还精采气,斯言得之矣。此外有云转辘轳、运河车、到玉关、上泥丸者,皆言提气也。有云进用武火、出用文火者,谓进欲其壮,出欲其徐,皆言呼吸也。有云赤龙搅水混、神水满口匀者,皆言津液也。有想火入脐轮、放火烧遍身者,皆言阳气欲其自下而升,以温元海三焦也。再如或曰龙虎,或曰铅汞,或曰坎离,或曰夫妇,或云导引,或云栽接,迹其宗旨,无非此耳。虽其名目极多,而可以一言蔽之者,则曰出少入多而已。医道通仙,斯其为最,闻者勿谓异端,因以资笑柄云。濩音护,流散也。

④高士宗《黄帝素问直解》刺毕又不须夜行及远行以养身,令七日洁清净斋戒以养心。夫疫疠之病皆乘虚入,故曰所有自来也:若其人肾有久病者,又有导引吐纳之法,以补刺法之所不及也。

⑤孟景春等《黄帝内经素问译释》刺完之后,不能夜行和远行,七日之内,务须洁净,精神清静,素食斋戒,使疫疠之邪不致乘虚而来。凡是原来久患肾病的人,可以在寅时,面对南方,集中思想,消除杂念,闭住气息,连作七次伸颈用力咽气,像咽很硬的东西一样,这样七遍之后,再把舌下的津液咽下去,不拘其数。

⑥张灿玾等《黄帝内经素问校释》针刺完毕,不可夜行或远行,七日内,务须洁净,素食养神。凡是原来肾脏有久病的人,可以在寅时,面向南方,精神集中,消除杂念,闭住气息,吸而不呼,连作七次,伸直颈项,用力咽气,要像咽很硬的东西那样,这样连做七遍,然后吞咽舌下的津液,不拘其数。

⑦王洪图等《黄帝内经素问白话解》针刺之后,不可夜行和远行,在七日之内务必保持清静、素食。凡肾脏素有病的人,可在每天清晨寅时,面向南方而立,使精神安静,排除一切杂念,吸气后闭住气息而不立即呼出,仰颈做吞咽动作,连气一起咽下,如同吞咽很硬的东西一样,如此连续七遍,可咽入不少的舌下津液。

**第八解**

（一）内经原文

假令丙寅,刚柔失守,上刚干失守,下柔不可独主之,**中水运非太过**,不可执法而定之。布天有余,而失守上正,天地不合,即**律吕音异**,如此即天运失序,后三年变疫。详其微甚,差有大小,徐至即后三年,至甚即首[注]三年,当先补心俞,次五日,可刺肾之**所入**。又有下位**地甲子**,辛巳柔不附刚,亦名失守,即地运皆虚,后三年变水疠,即刺法皆如此矣。其刺如毕,慎其大喜欲情于中,如不忌,即其气复散也,令静七日,心欲实,令少思。

[注]首:郭霭春《黄帝内经素问校注》、张灿玾等《黄帝内经素问校释》、孟景春等《黄帝内经素问译释》、王

洪图等《黄帝内经素问白话解》、1963 人卫版《黄帝内经素问》、正统道藏《黄帝内经素问遗篇》、马莳《黄帝内经素问注证发微》均为"首"字。其中郭霭春注:金本、读本"首"字下有"尾"字。

(二)字词注释

(1)中水运非太过

①正统道藏《黄帝内经素问遗篇》不以诸丙年作其水大过也。

②马莳《黄帝内经素问注证发微》水运太虚,反受土胜。

③张介宾《类经》丙虽阳水,若或有制,即非太过,不可谓为有余。

④高士宗《黄帝素问直解》丙为阳水之运,理应太过,今上刚失守,则中水运非太过矣。

⑤孟景春等《黄帝内经素问译释》丙为阳年,本是水运太过,但失守就不能以太过论。

⑥张灿玾等《黄帝内经素问校释》丙年本为水运太过,但由于司天不得迁正,丙之水运不能得到应有的气化,所以就不属于太过。《类经》二十八卷第四十一注:"若上年之乙丑司天,土不退位,则丙寅之水运虽刚,亦不迁正,其气反虚,丙不得正,则辛柔在泉,独居于下,亦失守矣。丙虽阳水,若或有制,即非太过。"

⑦王洪图等《黄帝内经素问白话解》水运也不表现为太过。

(2)律吕音异

①正统道藏《黄帝内经素问遗篇》柔干至而吕有音应,刚干未迁而律管无声。

②马莳《黄帝内经素问注证发微》天地不合,即律吕之音亦异,所谓柔干至而吕有音,应刚干未迁而律管无声,即少羽鸣响而太羽无声也。

③张介宾《类经》在丙寅阳律,则太羽无声,在辛巳阴吕,则少羽不应。

④高士宗《黄帝素问直解》阳律阴吕之音亦乘异矣。

⑤孟景春等《黄帝内经素问译释》律吕不相协调而其音各异。

⑥张灿玾等《黄帝内经素问校释》声律分阴阳,阳者为律,阴者为吕。《附翼·二卷·律原》云:"律乃天地之正气,人之中声也。律由声出,音以声生。《礼》曰:声成文谓之音,音之数五,律之数六,分阴分阳。则音以宫、商、角、徵、羽分为太少而为十。故音以应日。律以黄钟、太簇、姑洗、蕤宾、夷则、无射为阳,是为六律;林钟、南吕、应钟、大吕、夹钟、仲吕为阴,是为六吕。合而言之,是为十二律。"

⑦王洪图等《黄帝内经素问白话解》音乐中律吕阴阳失调。

(3)所入

①正统道藏《黄帝内经素问遗篇》肾之所入,阴谷穴也,在膝内辅骨之后,大筋之下,小筋之上,按之应手,屈膝而得之。

②马莳《黄帝内经素问注证发微》合穴。

③张介宾《类经》足少阴经阴谷穴也。

④高士宗《黄帝素问直解》所入。

⑤孟景春等《黄帝内经素问译释》肾经之所入阴谷穴。

⑥张灿玾等《黄帝内经素问校释》肾足少阴脉气所入的阴谷穴。

⑦王洪图等《黄帝内经素问白话解》合穴。

（4）地甲子

①正统道藏《黄帝内经素问遗篇》此词未具体注释。

②马莳《黄帝内经素问注证发微》地甲子。

③张介宾《类经》地甲子,总言在泉之化也。

④高士宗《黄帝素问直解》地甲子。

⑤孟景春等《黄帝内经素问译释》地,指在泉。甲子,指干支。地甲子,就是代表在泉之气的干支符号。

⑥张灿玾等《黄帝内经素问校释》指在泉的年干支。下位地,即在泉。甲子,在此指干支而言。

⑦王洪图等《黄帝内经素问白话解》此词未具体注释。

（三）语句阐述

（1）假令丙寅刚柔失守,上刚干失守,下柔不可独主之,中水运非太过,不可执法而定之。布天有余,而失守上正,天地不合,即律吕音异,如此即天运失序,后三年变疫。

①正统道藏《黄帝内经素问遗篇》柔得其位,上失其刚也。虽得其交岁,而丙未迁正治天下,辛巳独治其泉,上位丙失其刚干,故中水运不得,运大过也,反受土胜之。柔干在上,犹言不及,何况柔失刚者也。不以诸丙年作其水大过也,当推之天数,而知有亏也。天虽主治之,此即布正之化,正司主岁,未得正位。柔干至而吕有音应,刚干未迁而律管无声,即少羽鸣响,而大羽也。虽有化而非常化也。变有微甚,故有迟速,当推其天数之浅深也。

②马莳《黄帝内经素问注证发微》后《本病篇》云:假令丙寅阳年太过,如乙丑天数有余者,虽交得丙寅,太阴尚治天也。地已迁正,厥阴司地,去岁太阳已作右间,即天太阴而地厥阴,故地不奉天化也。乙辛相会,水运太虚,反受土胜,故非太过,即太簇之管,太羽不应,土胜而雨化,水复即风,此者丙辛失守其会,后三年化成水疫。又只如丙寅年,丙至寅且合,应司而治天,即辛巳未得迁正,而庚辰太阳未退位者,亦丙辛不合德也,即水运亦小虚而小胜,或有复,后三年化疠,名曰水疠。其状如水疫,治法如前。盖言丙寅阳年太过,去岁乙丑天数有余,虽交得丙寅,太阴犹尚治天,然地已迁正,厥阴已在泉,去年太阳退位已作地之右间,即司天太阴而司地厥阴,则木刑于上,不奉天化,乃乙丑与辛巳辛亥相会,水运太虚,反受土胜,故虽水非太过,其太簇之管,太羽不应,土胜而为雨化,水之子木来复之,则为风也。若此者,丙辛失守其会,后三年化成水疫,迟则自丙寅至己巳四年而发,早则自丙寅至戊辰三年而发,其甚微在徐速间。至于在泉之失守者何如?又只如丙寅年,少阳至作司天,即辛巳厥阴未得迁正在泉,而庚辰太阳未得退位,亦丙辛不相合也,即水运亦小虚小胜,及有所复,后三年化为水疠,治法一如司天之法耳。故此篇云:假如丙寅刚柔失守,丙未迁正治天,下辛巳独治其泉,上位丙失其刚干,故中水运不得为太

过,反受土胜之。下文曰:上刚干失守,下柔不可独主之,中水运非太过,不可以诸丙年作为水之太过,当推之司天之数而知有亏,不可执法而定之。太阴尚治天,布天有余,而丙寅失守上正,乃天地不合,即律吕之音亦异,所谓柔干至而吕有音,应刚干未迁而律管无声,即少羽鸣响而太羽无声也。如此即天运失守,后三年变成水疫。

③张介宾《类经》丙与辛合,皆水运也。寅申年少阳司天,必厥阴在泉,厥阴属已亥而配于水运,则辛巳为在泉之化。故上丙则下辛,丙刚辛柔,一有不正,皆失守矣。丙申辛亥,其气大同。若上年之乙丑司天土不退位,则丙寅之水运虽刚,亦不迁正,其气反虚。丙不得正,则辛柔在泉独居于下,亦失守矣。丙虽阳水,若或有制,即非太过,不可谓为有余而执其法也。阳年布天虽有余,若上下失守,则天地不合,在丙寅阳律,则太羽无声,在辛巳阴吕,则少羽不应。水郁之发,三年后变为水疫。

④高士宗《黄帝素问直解》丙刚干也,寅刚之也。假令丙寅,丙为水运,与辛相合,寅申少阳司天,则已亥厥阴在泉。如刚柔失守,夫上刚干既失守,则下柔干不可独主之而亦失守矣。丙为阳水之运,理应太过,今上刚失守,则中水运非太过矣。夫丙为刚干,而水运非太过,是不可执法而定之也。布天,司天也,寅年司天,则布天有余,而失守上正,如是则天地之气,不相和合,即阳律阴吕之音亦乘异矣。司天五运如此,即天运失序,则其后丙丁戊三年,民变疫病。

⑤孟景春等《黄帝内经素问译释》甲子、己卯、丙寅、辛巳:甲与己都属土运,子与午都属少阴司天。凡少阴司天,必阳明在泉。阳明属卯酉,而与土运相配,则己卯为甲子年的在泉之化,所以上甲则下己,上刚而下柔。丙与辛都属水运,寅与申都为少阳司天。凡少阳司天,必厥阴在泉。厥阴属已亥,而配于水运,则辛巳为丙寅年的在泉之化,所以上丙则下辛,上刚则下柔。所谓"刚柔失守",就是上下(司天在泉)不相调协,不能呼应。以下庚辰与乙未,壬午与丁酉等,可以此类推。中水运非太过:丙为阳年,本是水运太过,但失守就不能以太过论。

假如丙寅司天之年刚柔失守,司天之气未能迁正,在泉之气亦不能独主其令,丙年虽属水运太过,但上下失守,就不是太过了,不能机械地以太过论治,阳年司天虽属有余,但刚柔失守而不能迁正,上下就不能相合,正如律吕不相协调而其音各异,这样自然界气候就不正常,其后三年左右,就要变为疫病。

⑥张灿玾等《黄帝内经素问校释》丙寅,刚柔失守:指丙寅年,若司天之气不得迁正,则上配司天之刚干丙,不能与下配在泉之阴干辛相合,就是刚柔失守。《类经》二十八卷第四十一注:"丙与辛合,皆水运也,寅申年,少阳司天,必厥阴在泉,厥阴属已亥而配于水运,则辛巳为在泉之化,故上丙则下辛,丙刚辛柔。一有不正,皆失守矣。"中水运非太过:丙年本为水运太过,但由于司天不得迁正,丙之水运不能得到应有的气化,所以就不属于太过。《类经》二十八卷第四十一注:"若上年之乙丑司天,土不退位,则丙寅之水运虽刚,亦不迁正,其气反虚,丙不得正,则辛柔在

泉,独居于下,亦失守矣。丙虽阳水,若或有制,即非太过。"律吕:声律分阴阳,阳者为律,阴者为吕。《附翼·二卷·律原》云:"律乃天地之正气,人之中声也。律由声出,音以声生。《礼》曰:声成文谓之音,音之数五,律之数六,分阴分阳。则音以宫、商、角、徵、羽分为太少而为十。故音以应日。律以黄钟、太簇、姑洗、蕤宾、夷则、无射为阳,是为六律;林钟、南吕、应钟、大吕、夹钟、仲吕为阴,是为六吕。合而言之,是为十二律。"

假如丙寅年,刚柔失守,司天的刚干失守其位,不得迁正,在泉的柔干不能独主其令,由于司天之气不迁正,故丙虽阳干,则水运不为太过,不可拘执常法以论定。司天之气虽属有余,但不得迁正则上失其位,天地上下,不相配合,阳律阴吕其音各异,这样,就是天气运行失去正常的秩序,其后三年左右,就要变为疫病。

⑦王洪图等《黄帝内经素问白话解》假如丙寅年,阳刚的司天之气与阴柔的在泉之气变化失常,司天的少阳相火之气不得迁居正位,在泉的厥阴风木之气也不能独主气化。丙虽属阳干,主水运,但因司天为相火,所以水运也不表现为太过,就不能拘执常法来论治。司天之气虽有余,但因不得迁居正位,司天与在泉之气上下不相调和,就如音乐中律吕阴阳失调一样,经过三年左右的错乱,就会有严重的疫气流行。

(2)详其微甚,差有大小,徐至即后三年,至甚即首三年,当先补心俞,次五日,可刺肾之所入。

①正统道藏《黄帝内经素问遗篇》大差七分,小差五分。每一分一十五日。大差速至,小差徐徐而至之也。推数差速,即知运迟。心俞在背第五椎下,两傍各一寸半。用圆利针,于日中令温暖,次以手按穴,得其气动乃咒曰:太始上清,丹元守灵。诵之三遍,先想火光于穴下,然后刺可同身寸之一寸半,留七呼。得气至,次进针三分。以手弹之,令气至而下针,得动气至而徐徐出针。次以手扪其穴,令受针人闭气三息而咽气也。肾之所入,阴谷穴也,在膝内辅骨之后,大筋之下,小筋之上,按之应手,屈膝而得之。用圆利针,令口中温暖,先以手按穴,乃咒曰:大微帝君,五气及真,六辛都司,符扶黑云。诵之一遍,刺可入同身寸之四分,得动气至而急出之。

②马莳《黄帝内经素问注证发微》凡水疫之大小善恶,当推其本年司天司地之数,及太乙出游之宫可也。甚则三年至戊辰,微则至己巳。但水疫必来克火,当先补心俞,在背第五椎下,两旁各开寸半,用员利针,在口中衔温暖,次以手按穴,得气动,乃咒曰:太始上清,册元守灵。诵之三遍。先想火光于穴下,然后刺一寸半,留七呼,得气,次进针三分,以手弹之,令气至而下针,得动气至而徐徐出针,次又以手扪其穴,令受针人闭气三息而咽气也。次五日,可刺肾之合穴阴谷。在膝内辅骨之后,大筋之下,小筋之上,按之应手,屈膝而得之,用员利针,口中温暖,先以手按穴,乃咒曰:太微帝君,五气及真,六辛都司,符扶黑云。诵之一遍,刺四分,得动气至急出之。

③张介宾《类经》气微则疫小,气甚则疫大,疫有小大,故至有迟速。心俞,在足太阳经。水邪之至,恐伤火藏,故当先补心俞以固其本。旧注曰:用圆利针,于口中余温暖,次以手按穴,得其气动,乃咒曰:太始上清,丹元守灵。诵之三遍。先想火光于穴下,然后刺可同身寸之一分半,留七呼,得气至,次进针三分,以手弹之,令气至针,得动气至而徐徐出针,次以手扪其穴,令受针人闭气三息而咽气也。足少阴经阴谷穴也。水邪之至,故当刺此以泄其气。旧注曰:用圆利针,令口中温暖,先以手按穴,乃咒曰:太微帝君,五气及真,六辛都司,符扶黑云。诵之一遍。刺可入同身寸之四分,得动气至而急出之。

④高士宗《黄帝素问直解》详其病之微甚,大则甚,小则微,而病差有大小。其病徐至,即后三年至戊也,甚而即至,则首三年丙也。戊为火运,故当补心俞,丙为水运,故次五日可刺肾之所入也。

⑤孟景春等《黄帝内经素问译释》详细审察它程度的微甚和差异的大小,徐缓的可在三年后发生疾病,严重的不到三年就发生疾病,应当先补膀胱经的心俞,隔五天,再刺肾经之所入阴谷穴。

⑥张灿玾等《黄帝内经素问校释》审察其程度的微甚和差异的大小,徐缓的可在三年后发生疾病,严重的可在头三年发生疫病,水疫易伤心火,当先取背部的心俞穴,以补心火,隔五日,再刺肾足少阴脉气所入的阴谷穴,以泻肾水。

⑦王洪图等《黄帝内经素问白话解》要仔细地审察运气失常的轻重及差异的大小。变异徐缓的,在三年以后发生疾病;变异严重的,在三年之内就会发生疾病。丙年为水运,而发生水疫,水能克火,所以容易伤害心脏,应当先刺背部的心俞穴,来补心气;五天之后,再针刺足少阴经的合穴"阴谷",以泻水邪。

(3)又有下位地甲子辛巳柔不附刚,亦名失守,即地运皆虚,后三年变水疠,即刺法皆如此矣。

①正统道藏《黄帝内经素问遗篇》即丙寅、丙子、丙戌、丙申、丙午、丙辰,辛丑、辛亥、辛酉、辛未、辛巳、辛卯,如此上下失守,皆推大小差而刺之。

②马莳《黄帝内经素问注证发微》又有下位地甲子辛巳,柔不附刚,亦名失守,即地运皆虚,后三年变水疠,即刺法皆如此矣。即前木病所谓辛巳未得迁正,而庚辰太阳未得退位者,亦丙辛不合德云云也。即丙子、丙午、丙寅、丙申、丙辰、丙戌,辛丑、辛未、辛卯、辛酉、辛巳、辛亥。如此上下失守,皆推大小刺之。

③张介宾《类经》地甲子,总言在泉之化也。丙寅年在泉,厥阴辛巳治之。若辛巳不得迁正于下,是谓柔不附刚,三年之后,水郁发而为疠,其针法皆如前。凡丙辛水运之年上下失守者其治皆然。

④高士宗《黄帝素问直解》下位,司地之位也,寅申司天则巳亥在泉。丙与辛皆为水运,故又有下位地甲子辛巳,柔不附刚,亦名失守,所谓上刚干失守,下柔不可独主之者是也。如此则司地与代运皆虚,后三年民病变为水疠,即刺法与丙寅同,故曰皆如此矣。

⑤孟景春等《黄帝内经素问译释》地甲子：地，指在泉。甲子，指干支。地甲子，就是代表在泉之气的干支符号。甲子、己卯、丙寅、辛巳：甲与己都属土运，子与午都属少阴司天。凡少阴司天，必阳明在泉。阳明属卯酉，而与土运相配，则己卯为甲子年的在泉之化，所以上甲则下己，上刚而下柔。丙与辛都属水运，寅与申都为少阳司天。凡少阳司天，必厥阴在泉。厥阴属巳亥，而配于水运，则辛巳为丙寅年的在泉之化，所以上丙则下辛，上刚则下柔。所谓"刚柔失守"，就是上下（司天在泉）不相调协，不能呼应。以下庚辰与乙未，壬午与丁酉等，可以此类推。土疠、水疠、金疠、木疠、火疠：土运、水运、金运、木运、火运之年，在泉不能迁正所酿成的疫疠。

又有在泉之气辛巳不能随着司天而迁正，也叫失守，就使在泉之气与运气都虚，三年以后变成水疠，刺法也同丙寅失守一样。

⑥张灿玾等《黄帝内经素问校释》卜位地甲子，指在泉的年干支。卜位地，即在泉。甲子，在此指干支而言。

又有在泉干支辛巳不能迁正附于上刚的，也叫做失守，就会使运与在泉之气都虚，其后三年左右，变成水疫，其补泻刺法，也和上述司天不得迁正致疫的刺法相同。

⑦王洪图等《黄帝内经素问白话解》又如辛巳年，在泉的少阳相火不能随司天之气而迁居正位，也叫做失守。如此则在泉与中运都虚弱，之后三年，也会发生水疠。其针刺补泻的防治方法，和上述丙寅年司天不得迁居正位形成水疫的方法相同。

（4）其刺如毕，慎其大喜欲情于中，如不忌，即其气复散也，令静七日，心欲实，令少思。

①正统道藏《黄帝内经素问遗篇》七日后神气实，而水疫不伤。思即伤神，居当澄心，而神守中，即道自降，而其气复上。人乱想劳神，即阴中鬼王劳神，即神役苦志心乱，故夭人命，实即神和志安，心静即中也。

②马莳《黄帝内经素问注证发微》但其刺已毕，又必慎其大喜云云也。

③张介宾《类经》用针之后，当忌如此，否则无效。思则神劳，神劳则心虚，水胜之时，尤所当慎。

④高士宗《黄帝素问直解》其刺如毕，当慎其大喜，并慎欲情于中。如不意，虽补心俞即其气复散也，亦必令静七日。如心气欲实，当令少思，思伤心也。

⑤孟景春等《黄帝内经素问译释》刺过以后，当避免过分的喜悦等内心的纷扰，如果不谨慎预防，就会使气仍旧耗散，要叫他安静的休养七天，心要踏实，避免空想思虑。

⑥张灿玾等《黄帝内经素问校释》针刺完毕，慎无大喜情动于中，如不加以禁忌，就会使气再度耗散，应使其安静七日，心要踏实，不可有过多的思念。

⑦王洪图等《黄帝内经素问白话解》针刺完毕后，要十分谨慎，切不可过分喜

乐而情欲过度,不注意这些禁忌,就会使正气再度耗散。要让病人静养七日,心情要安闲自在,不可过多地思虑。

### 第九解

(一)内经原文

假令庚辰,刚柔失守,上位失守,下位**无合**,乙庚金运,故非**相招**,布天未退,中运胜来,上下相错,谓之失守,**姑洗林钟**,商音不应也。如此即[注1]天运化易,三年变大疫。详其天数,差有微甚,微即微,三年至,甚即甚,三年至,当先补肝俞,次三日,可刺肺之**所行**。刺毕,可静神七日,慎勿大怒,怒必真气却散之。又或在下地甲子乙未失守者,即乙[注2]柔干,即上庚独治之,亦名失守者,即天运[注3]孤主之,三年变疠,名曰金疠,其至待时也。详其地数之等[注4]差,亦推其微甚,可知迟速耳。诸位乙庚失守,刺法同,肝欲平,即勿怒。

[注1]即:郭霭春《黄帝内经素问校注》、张灿玾等《黄帝内经素问校释》、孟景春等《黄帝内经素问译释》、王洪图等《黄帝内经素问白话解》、1963人卫版《黄帝内经素问》此处为"则"字,其中郭霭春注:金本、读本、元本、藏本、田本、抄配明刊本、四库本并作"即"。正统道藏《黄帝内经素问遗篇》、马莳《黄帝内经素问注证发微》此处为"即"字。

[注2]乙:郭霭春《黄帝内经素问校注》、张灿玾等《黄帝内经素问校释》、孟景春等《黄帝内经素问译释》、王洪图等《黄帝内经素问白话解》、1963人卫版《黄帝内经素问》、马莳《黄帝内经素问注证发微》此处为"乙"字。正统道藏《黄帝内经素问遗篇》此处为"一"字。

[注3]天运:郭霭春《黄帝内经素问校注》、张灿玾等《黄帝内经素问校释》、孟景春等《黄帝内经素问译释》、王洪图等《黄帝内经素问白话解》、1963人卫版《黄帝内经素问》、马莳《黄帝内经素问注证发微》均为"天运"。其中郭霭春注:金本作"地运",抄配明刊本作"刚干"。正统道藏《黄帝内经素问遗篇》此处阙二字。

[注4]等:郭霭春《黄帝内经素问校注》、张灿玾等《黄帝内经素问校释》、孟景春等《黄帝内经素问译释》、王洪图等《黄帝内经素问白话解》、1963人卫版《黄帝内经素问》、马莳《黄帝内经素问注证发微》均为"等"。其中郭霭春注:金本作"过",四库本作"微"。正统道藏《黄帝内经素问遗篇》此处阙一字。

(二)字词注释

(1)无合

①正统道藏《黄帝内经素问遗篇》孤立也。

②马莳《黄帝内经素问注证发微》无合。

③张介宾《类经》无合于下。

④高士宗《黄帝素问直解》无合。

⑤孟景春等《黄帝内经素问译释》相合。

⑥张灿玾等《黄帝内经素问校释》无所配合。

⑦王洪图等《黄帝内经素问白话解》失去配合。

(2)相招

①正统道藏《黄帝内经素问遗篇》相合。

②马莳《黄帝内经素问注证发微》相招。

③张介宾《类经》若上年己卯天数有余,阳明不退位,则本年庚辰失守于上,乙

未无合于下,金运不全,非相招矣。

④高士宗《黄帝素问直解》相招。

⑤孟景春等《黄帝内经素问译释》相呼应。

⑥张灿玾等《黄帝内经素问校释》相互招引。

⑦王洪图等《黄帝内经素问白话解》协调。

（3）姑洗林钟

①正统道藏《黄帝内经素问遗篇》姑洗,上管庚辰;林钟,下管乙未。

②马莳《黄帝内经素问注证发微》姑洗上管,庚辰太商不应,林钟下管,乙未少商独应。

③张介宾《类经》庚辰阳律,太商也,其管姑洗。乙未阴吕,少商也,其管林钟。

④高士宗《黄帝素问直解》姑洗,阳律也。林钟,阴律也。

⑤孟景春等《黄帝内经素问译释》太商阳律之姑洗与少商阴吕之林钟。

⑥张灿玾等《黄帝内经素问校释》庚辰本属金太过,为太商,应于阳律姑洗,配司天;乙未本属金不及,应于阴吕林钟,配在泉。

⑦王洪图等《黄帝内经素问白话解》音乐中"姑洗"（阳律）、"林钟"（阴律）不相应。

（4）所行

①正统道藏《黄帝内经素问遗篇》肺之所行,经渠穴也,在手寸口陷中,手太阴经也。

②马莳《黄帝内经素问注证发微》肺之经穴经渠,在手寸口陷中。

③张介宾《类经》手太阴经经渠穴也。

④高士宗《黄帝素问直解》行,经穴也。

⑤孟景春等《黄帝内经素问译释》肺经的经渠穴。

⑥张灿玾等《黄帝内经素问校释》肺手太阴脉气所行的经渠穴。

⑦王洪图等《黄帝内经素问白话解》经穴。

（三）语句阐述

（1）假令庚辰刚柔失守,上位失守,下位无合,乙庚金运,故非相招,布天未退,中运胜来,上下相错,谓之失守,姑洗林钟,商音不应也。如此即天运化易,三年变大疫。

①正统道藏《黄帝内经素问遗篇》乙得其位,上失其庚,即谓柔失其刚也。虽得其岁,即庚未得中位也,乙得下位,□治其地。上位庚失其刚干,故中金运不得大过,反受火胜之也。乙未在下主地,孤立也,上无刚干正之,天运虚。上下相招,阴阳相合也。司天与运各得其化。不以阳年元胜复,支干不合有也。庚不与乙相对合也。失守即同声不相应也,姑洗,上管庚辰,太商不如应;林钟,下管乙未,少商独应矣。故四序非常也。金疫又名杀疫。

②马莳《黄帝内经素问注证发微》后《本病篇》云:假如庚辰阳年太过,如己卯

天数有余者,虽交得庚辰年,阳明犹尚治天,地已迁正,太阴司地,去年少阴已作右间,即司天阳明而司地太阴,土上生金,地下奉天。至于上为乙而下为巳,乙巳相会,则金运太虚,反受火胜,故非太过也。即姑洗之管,太商不应,火胜热化,金之子水复之,则为寒刑。若此者,乙庚失守,其后三年当化成金疫。其在泉之失守者何如?又只如庚辰司天,应时迁正而治天,即下乙未未得迁正,乃地下甲午少阴未得退位,是乙庚未合德也。即下乙未干失其刚,亦金运小虚也。有小胜或无复,后三年化疠,名曰金疠,其状如金疫也。故此篇云:假如庚辰,刚柔失守。盖言乙得其位,上失其庚,即所谓柔失其刚也。虽得其岁,即庚未得中位也。乙得下位以治其地,上位庚失其刚干,故中金运不得太过,反受火胜之也。且乙未在下,主地孤立,上无刚干正之,天运已虚,所谓上位失守,下位无合也。姑洗上管,庚辰太商不应,林钟下管,乙未少商独应,如此者,即天运化易,三年变为金疫。

③张介宾《类经》乙庚皆金运也。辰戌年太阳司天,必太阴在泉,太阴属丑未而配于金运,则乙未为在泉之化。庚刚乙柔,设有不正,则失守矣。庚戌乙丑,其气皆同。若上年己卯天数有余,阳明不退位,则本年庚辰失守于上,乙未无合于下,金运不全,非相招矣。上年己卯天数不退,则其在泉之火,来胜今年中运也。庚辰阳律,太商也,其管姑洗。乙未阴吕,少商也,其管林钟。金气不调,则商音不应。三年之后,金气发而为疫。

④高士宗《黄帝素问直解》假令庚辰干支皆刚,而庚与乙合,庚为刚乙为柔,刚柔失守,谓上位刚干失守,则下位柔干亦无合。是乙庚金运,而故非相招也。上年布天未退,则中运胜来,盖布天未退,而上年己卯司天之气未退也。己为土运在中,而中运又胜辰年太阳之水,致上下相错而失守。姑洗,阳律也,林钟,阴律也。庚为金运,其音商,上下相错,是以阳律阴律,而商音不应也。如此,即天运化易,言司天岁运变化易常也,庚辛壬三年变大疫矣。

⑤孟景春等《黄帝内经素问译释》假如庚辰司天之年刚柔失守,司天之气失守,在泉之气无以相合,乙庚是金运,刚柔失守,所以上下不相呼应,上年司天的阳明燥金未退,在泉之火胜今年中运之金,上下胜复相错,就称为失守,使太商阳律之姑洗与少商阴吕之林钟不能相应,这样天运变化失常,三年左右变为大疫。

⑥张灿玾等《黄帝内经素问校释》庚辰,刚柔失守:《类经》二十八卷第四十一注"乙庚皆金运也,辰戌年太阳司天,必太阴在泉,太阴属丑未而配于金运,则乙未为在泉之化。庚刚乙柔,设有不正,则失守矣"。乙庚金运,故非相招:太阳司天不迁正,则配于司天之刚干庚不守于上,刚柔失守,上下不能相互招引。《类经》二十八卷第四十一注:"若上年己卯天数有余,阳明不退位,则本年庚辰失守于上,乙未无合于下,金运不全,非相招矣。"布天未退,中运胜来:上年己卯为阳明司天,少阴在泉,本年庚辰中运属金,若上年岁气有余不退位,则少阴在泉之火,来胜中运之金。《类经》二十八卷第四十一注:"上年己卯天数不退,则其在泉之火,来胜今年中运也。"姑洗林钟:庚辰本属金太过,为太商,应于阳律姑洗,配司天;乙未本属金不

及,应于阴吕林钟,配在泉。

假如庚辰年,刚柔失守,司天之位失守,在泉之位无所配合,乙庚为金运,刚柔失守,上下不能相招,上年阳明燥金司天之气不退,其在泉之火,来胜今年中运之金,司天在泉,其位相错,叫做失守,使太商阳律之姑洗与少商阴吕之林钟,不能相应,这样,则天运变化失常,三年左右,就要变为较大的疫气。

⑦王洪图等《黄帝内经素问白话解》假如庚辰年,阳刚的司天之气与阴柔的在泉之气变化失常,在上的太阳寒水不得迁居正位,下面的在泉之气就失去配合。乙庚年为金运,若刚柔之气不相协调,上一年司天的阳明燥金之气不退位,而本年金运又提前到来,就会使司天在泉之气位置相错,称做失守。如同音乐中"姑洗"(阳律)、"林钟"(阴律)不相应,而使商音失调一样。经过这样的天气与运气变化失常,三年左右,就会发生较大规模的疫气流行。

(2)详其天数,差有微甚,微即微,三年至,甚即甚,三年至,当先补肝俞,次三日,可刺肺之所行。刺毕,可静神七日,慎勿大怒,怒必真气却散之。

①正统道藏《黄帝内经素问遗篇》大差七分,即气过一百五日,即甚矣。小差五分,即气过七十五日,即微也。微即徐也。甚即速也。肝俞在背第九椎下,两傍各一寸半。用圆利针,以口温暖,先以手按穴得动气,欲下针而咒曰:气从始清,帝符六丁,左施苍城,右入黄庭。诵之三过,先想青气于穴下,然后刺之三分,得气而进针,针入五分,动气至而徐徐出针,以手扪其穴,令受针人咽气。肺之所行,经渠穴也,在手寸口陷中,手太阴经也。用圆利针,于口内温令暖,先以左手按穴,而咒曰:太始上真,五符帝君,元和气合,司入其神。诵之三遍,刺可同身寸之三分,留二呼,动气至而出其针也。

②马莳《黄帝内经素问注证发微》详其天数,差有微甚,大差七分,即气过一百五日为甚,甚则三年而至;小差五分,即气过七十五日为微,微亦三年而至。但金疫必克肝木,当先补肝俞,在背第九椎,两旁各一寸半,用员利针,以口温暖,先以手按穴,得动气即下针,咒曰:气从始清,帝符六丁,左旋苍城,右入黄庭。诵之三遍。先想青气于穴下,然后刺之三分,得气进针,入五分,动气至徐徐出针,以手扪穴,令受针人咽气。次三日,可刺肺之经穴经渠。在手寸口陷中,用员利针,口内温暖,先以左手按穴,咒曰:太始上真,五符帝君,元和气合,司入其神。诵三遍。刺三分,留二呼,气至急出针。针毕,可静神七日云云也。

③张介宾《类经》微则徐,三年后;甚则速,三年首也。肝俞在足太阳经。金邪之至,恐伤木藏,故先补之。旧注曰:用圆利针,以口温暖,先以手按穴,得动气,欲下针而咒曰:气从始清,帝符六丁,左施苍城,右入黄庭。诵之三遍。先想青气于穴下,然后刺之三分,得气而进针,针入五分,动气至而徐徐出针,以手扪其穴,令受针人咽气。手太阴经,经渠穴也。金邪之至,故当刺其所行,以写金气。旧注曰:用圆利针,于口内温令暖,先以左手按穴而咒曰:太始上真,五符帝君,元和气合,司入其神。诵之三遍。刺可同身寸之三分,留二呼,动气至而出针。怒复伤肝,故当慎之。

④高士宗《黄帝素问直解》详其天数,差有微甚之不同,天气微者,民病即微,气病虽微,三年必至。天气甚者,民病即甚,气病虽甚,亦三年至。壬年运木,故当先补肝俞。庚年运金,故次三日可刺肺之所行,行,经穴也。刺毕可静神七日,慎勿大怒,怒必真气却散之矣。

⑤孟景春等《黄帝内经素问译释》审察其天运的变化规律和相差程度的微甚,凡相差微疫情也微,程度甚疫情也甚,总在三年左右发生,应当先补膀胱经的肝俞,隔三天,可刺肺经的经渠穴。刺过以后,要保持精神宁静七天,切勿大怒,如果发怒真气必然耗散而虚却。

⑥张灿玾等《黄帝内经素问校释》审察其天运的变化规律,及差异的微甚,差异微的疫气微,三年左右乃至,差异甚的疫气甚,也在三年左右疫气至,金疫易伤肝木,当先取背部肝俞穴,以补肝木,隔三日,再刺肺手太阴脉气所行的经渠穴,以泻肺金。针刺完毕,可安静神志七日,慎不可大怒,大怒则使真气散失。

⑦王洪图等《黄帝内经素问白话解》要仔细地审察运气失常的轻重及差异的大小,差异微小的疫气也微小,差异很大的疫气也严重。但不论差异大小,疫气都是三年左右到来。庚年为金运,故引起金疫,金能克木,所以金疫容易伤害肝脏,防治时应当先刺背部的肝俞穴,以补肝木;三天之后,再刺手太阴肺经的经穴"经渠",以泻肺金。针刺完毕,要静神休养七天,一定不要发怒,发怒会使真气耗散。

(3)又或在下地甲子乙未失守者,即乙柔干,即上庚独治之,亦名失守者,即天运孤主之,三年变疠,名曰金疠,其至待时也。

①正统道藏《黄帝内经素问遗篇》此句未具体注释,总体概括此段为:亦名杀疠。

②马莳《黄帝内经素问注证发微》又或在下地甲子、乙未失守者,即乙柔干失守,即上庚独治之,三年变为金疠。

③张介宾《类经》庚辰年在泉,太阴乙未之化也。若乙未不得迁正,而庚辰孤主于上,亦名失守,三年之后,必气变而为金疠。

④高士宗《黄帝素问直解》又或在下地甲子乙未失守者,乃庚与乙合,辰水太阳司天,则未土太阴在泉也。庚为刚干即乙为柔干,刚柔失守,即上庚独治之,而乙干之柔亦名失守者。即在地之未,与乙之代运,孤主之矣。至三年,民变疠,名曰金疠。三年至,故其至待时也。

⑤孟景春等《黄帝内经素问译释》土疠、水疠、金疠、木疠、火疠:土运、水运、金运、木运、火运之年,在泉不能迁正所酿成的疫疠。

又或在泉之气乙未不能迁正,就是说乙未失守,而上位庚辰独自司天,也叫失守,即司天与中运独治之年,三年左右,有疫疠的变化,叫做金疠,它要等到一定的时候才发生。

⑥张灿玾等《黄帝内经素问校释》又或在泉干支乙未失守,不得迁正,即下乙柔干不至,上庚刚干独治,也叫做失守,即司天与中运独治之年,三年左右,变为疠

气,名叫金疠,其发作须等待一定的时机。

⑦王洪图等《黄帝内经素问白话解》又如乙未年,司天、在泉之气失调而不得迁居正位。乙为阴干,运气到来的较晚,在泉之气不得迁居正位,而司天之气独胜主持气化,这也叫失守。如此三年左右,就会发生疠气,即金疠,它必须等到金运主岁之时,才会发生。

(4)详其地数之等差,亦推其微甚,可知迟速耳。

①正统道藏《黄帝内经素问遗篇》速至共三年,迟即后三年,其至如金疫,刺法同前也。

②马莳《黄帝内经素问注证发微》速则一二年,迟则三年而至,推其迟速,详其本年之地数,与太乙出游之宫。

③张介宾《类经》疠之至也,其微甚迟速亦如天数。

④高士宗《黄帝素问直解》详其地数之等差,小可推其病之微甚,微则病迟,甚则病速,故可知迟速耳。

⑤孟景春等《黄帝内经素问译释》审察在泉之气变化规律的差异,推断疠气的微甚,可以知道发病的迟速。

⑥张灿玾等《黄帝内经素问校释》审察其在泉变化规律的差异,推断其疠气之微甚,即可知道发病的迟速。

⑦王洪图等《黄帝内经素问白话解》要仔细审察在泉之气的差异,根据差异的大小,来判断疠气发生的迟速。

(5)诸位乙庚失守,刺法同。肝欲平,即勿怒。

①正统道藏《黄帝内经素问遗篇》即天运各异,金杀丁之灾,化民病也,同刺而却之也。怒即阴生,肝为阳神也,阴生即阳夭,夜卧念安其志,勿诵恶语,即阳神魂守中。

②马莳《黄帝内经素问注证发微》凡诸位乙庚失守,其刺法同。但肝欲平,勿怒可也。

③张介宾《类经》凡乙庚之年上下失守者,刺法皆同前。保守肝气,防金胜也。

④高士宗《黄帝素问直解》诸在地之位,若乙庚失守,其刺法同于上,所谓慎勿大怒者,三年交壬,壬为木运,肝气主之,肝欲平,即勿怒也。

⑤孟景春等《黄帝内经素问译释》凡是乙庚之年上下失守的,刺法都相同。肝喜欢平和,勿要发怒。

⑥张灿玾等《黄帝内经素问校释》凡是乙庚刚柔失位,其刺法都相同,肝应保持平和,不可发怒,以伤其气。

⑦王洪图等《黄帝内经素问白话解》凡是上述乙年和庚年,司天在泉刚柔失常引起的疫病之病,用针刺防治的方法都是相同的。肝脏之气需要保持和平,不要发怒,以防止金气的侵犯。

### 第十解

**（一）内经原文**

假令壬午，刚柔失守，上壬未迁正，下丁独然，即虽阳年，**亏及不同**，上下失守，相招其有期，差之微甚，各有其数也。**律吕二角**，失而不和，**同音有日**，微甚如见，三年大疫，当刺脾之俞，次三日，可刺肝之**所出**也。刺毕，静神七日，勿大醉歌乐，其气复散，又勿饱食，勿食生物，欲令脾实，气无滞饱，无久坐，食无太[注1]酸，无食一切生物，宜甘宜淡。又或地下甲子，丁酉失守其位，未得中司，即气不当位，下[注2]不与壬奉合者，亦名失守，非名**合德**，故柔不附刚，即地运不合，三年变疠，其刺法一如木疫之法。

[注1]太：郭霭春《黄帝内经素问校注》、张灿玾等《黄帝内经素问校释》、孟景春等《黄帝内经素问译释》、王洪图等《黄帝内经素问白话解》、1963人卫版《黄帝内经素问》、马莳《黄帝内经素问注证发微》此处为"太"字。其中郭霭春注：藏本、抄配明刊本并作"大"；马莳注：原作"久"，据《黄帝内经素问遗篇》及《医部全录》原文改。正统道藏《黄帝内经素问遗篇》此处为"大"字。

[注2]下：郭霭春《黄帝内经素问校注》、张灿玾等《黄帝内经素问校释》、孟景春等《黄帝内经素问译释》、王洪图等《黄帝内经素问白话解》、1963人卫版《黄帝内经素问》、马莳《黄帝内经素问注证发微》均为"下"。其中郭霭春注：金本作"上"。正统道藏《黄帝内经素问遗篇》此处为"丁"。

**（二）字词注释**

**（1）亏及不同**

①正统道藏《黄帝内经素问遗篇》此词未具体注释。

②马莳《黄帝内经素问注证发微》亏及不同。

③张介宾《类经》亏则不同也。

④高士宗《黄帝素问直解》亏及不同。

⑤孟景春等《黄帝内经素问译释》不能用阳年为太过阴年为不及的规律来衡量。

⑥张灿玾等《黄帝内经素问校释》壬年属木运太过，但由于司天不得迁正，配司天之刚干壬不能守于上，则木运不能得到应有的气化，必当亏虚，惟程度不同而已。《类经》二十八卷第四十一注："若上年辛巳司天有余，厥阴不退位，则本年壬丁不合，木运太虚，刚不正于上，柔孤立于下，虽曰阳年，亏则不同也。"

⑦王洪图等《黄帝内经素问白话解》太过的程度也有多有少。

**（2）律吕二角**

①正统道藏《黄帝内经素问遗篇》上律蕤宾，下吕南吕，上大角不应，下少角应。

②马莳《黄帝内经素问注证发微》蕤宾之管。

③张介宾《类经》阳律太角，木音上管，阴吕少角，木音下管。

④高士宗《黄帝素问直解》阳律阴吕皆应角木。

⑤孟景春等《黄帝内经素问译释》太角的阳律和少角的阴吕。

⑥张灿玾等《黄帝内经素问校释》太角的阳律和少角的阴吕。

⑦王洪图等《黄帝内经素问白话解》如同角音的律吕失调。

（3）同音有日

①正统道藏《黄帝内经素问遗篇》壬午迁正之日，即上下角同声相应。。

②马莳《黄帝内经素问注证发微》候壬午迁正之日，即上下角同声相应。

③张介宾《类经》上下迁正之日，其音乃同也。

④高士宗《黄帝素问直解》同音有日。

⑤孟景春等《黄帝内经素问译释》待上下得位之时，则律吕之音相同有日。

⑥张灿玾等《黄帝内经素问校释》待上下得位之时，则律吕之音相同有日。

⑦王洪图等《黄帝内经素问白话解》总有一天能协调起来。

（4）所出

①正统道藏《黄帝内经素问遗篇》肝之所出，大敦穴也，在足大趾端，去爪甲如韭叶，及三毛之中，足厥阴之井也。

②马莳《黄帝内经素问注证发微》井穴。

③张介宾《类经》足厥阴经大敦穴也。

④高士宗《黄帝素问直解》所出。

⑤孟景春等《黄帝内经素问译释》足厥阴肝经之所出大敦穴。

⑥张灿玾等《黄帝内经素问校释》肝足厥阴脉气所出的大敦穴。

⑦王洪图等《黄帝内经素问白话解》井穴。

（5）合德

①正统道藏《黄帝内经素问遗篇》岁合之常政也。

②马莳《黄帝内经素问注证发微》此词未具体注释。

③张介宾《类经》合德。

④高士宗《黄帝素问直解》合德。

⑤孟景春等《黄帝内经素问译释》合德。

⑥张灿玾等《黄帝内经素问校释》指在上司天之干支，与在下在泉之干支，按时各就本位，阴阳相合，刚柔相配，上下相招，天地有位，共同发挥应有的作用，叫做"合德"。德，功德也。

⑦王洪图等《黄帝内经素问白话解》合德。

（三）语句阐述

（1）假令壬午刚柔失守，上壬未迁正，下丁独然，即虽阳年，亏及不同，上下失守，相招其有期，差之微甚，各有其数也。律吕二角，失而不和，同音有日，微甚如见，三年大疫。

①正统道藏《黄帝内经素问遗篇》下得其位，上失其主，即司天布正，木运反虚也。虽交岁而天未迁正，中运胜即地见丁酉，独主其运，故行燥胜，天未热化，是名二虚者已。灾亦然。三日肝自病，风化不令，运失其壬，未得其位，天如布退，可得

迁正，不假复而正角。推之天别，又及几分，天如复位，故得相招者也。差七分，计一百五日，即大差之期也。差五分，即七十五日，其下者又微也。上律蕤宾，下吕南吕，上大角不应，下少角应，故二角失而不和也。后壬午迁正之日，即上下角同声相应。微即至乙酉，甚即至甲申，甚速微徐也。

②马莳《黄帝内经素问注证发微》后《本病篇》云：假令壬午阳年太过，如辛巳天数有余，虽交壬午，厥阴犹尚治天，地已迁正，丁酉阳明在泉，去岁丙申少阳已作地之右间，即天为厥阴地为阳明，金上刑木，地不奉天，须知丁酉与辛巳不相合德，今丁辛虽相会，木运太虚反受金胜，故非太过，即蕤宾之管，太角不应，金来侮木，则金行燥胜，木之子火化热复，即三年化成风疫，甚则速，微则徐，其疫之大小善恶，当推本年之天数，与太乙出游之宫可也。在泉之失守者何如？又只如至壬午，应时迁正治天，其下丁酉未得迁正，即地下丙申少阳未得退位，即壬丙相对，午申相配，乃丁壬不得合德，此谓失守，即丁柔干失刚，亦木运小虚，有小胜小复，后三年化为木疠，其状如风疫，治法如前，可大吐而治之。故此篇云：假令壬午，刚柔失守，下得其位，上失其主。即司天布正，木运反虚，虽交岁而天未迁正，中运胜之，即地见丁酉独主其运，故行燥胜，天未热化，是名二虚。上壬未迁正，下丁独然，即虽阳年，亏及不同，此谓上下失守，必得天数复位，始为相招，其有期差之微甚，各有其数。上律蕤宾，下吕南吕，上太角不应，下少角应，故二角失而不和也。候壬午迁正之日，即上下角同声相应。微甚如见，三年大疫，微即至乙酉年而至，甚则至甲申年而至，甚速微徐也。

③张介宾《类经》丁壬皆木运也。子午年少阴司天，必阳明在泉，以阳明配合木运，则丁卯丁酉为在泉之化。刚柔不正，则皆失守矣。若上年辛巳司天有余，厥阴不退位，则本年壬丁不合，木运太虚，刚不正于上，柔孤立于下，虽曰阳年，亏则不同也。招，合也得位之日，即其相招之期，微者延，甚者速，数有不同耳。阳律太角，木音上管，阴吕少角，木音下管，壬丁失守，则二角不和。必上下迁正之日，其音乃同也。微至乙酉，甚在甲申，木疫发也。

④高士宗《黄帝素问直解》当，去声。假令壬午干支皆刚，而壬与丁合，壬为刚丁为柔，刚柔失守，刚失守则上壬未迁正，柔失守则下丁亦独然之。夫刚干合阳支，是为有余，柔干合阴支是为不及。即虽阳年与亏及不同，而上下既失守，则病之相招其有期也，相差之微甚亦各有其数也。阳律阴吕皆应角木，今律吕二角失而不和，虽同音有日，而此时失守之微甚则如见焉。三年之内当大疫矣，三年壬癸甲也。

⑤孟景春等《黄帝内经素问译释》假如壬午司天之年刚柔失守，属壬之司天不能迁正，属丁之在泉单独迁正，那么虽然是阳年，而不能用阳年为太过阴年为不及的规律来衡量，上位下位失守，总会有相应的时候，但由于差异的微甚，各有一定之数。太角的阳律和少角的阴吕相失而不和，待上下得位之时，则律吕之音相同有日，根据其微甚，三年左右要有大疫流行。

⑥张灿玾等《黄帝内经素问校释》壬午，刚柔失守：《类经》二十八卷第四十一

注"丁壬皆木运也。子午年少阴司天,必阳明在泉,以阳明配合木运,则丁卯丁酉为在泉之化。刚柔不正,则皆失守矣"。即虽阳年,亏及不同:壬年属木运太过,但由于司天不得迁正,配司天之刚干壬不能守于上,则木运不能得到应有的气化,必当亏虚,惟程度不同而已。《类经》二十八卷第四十一注:"若上年辛巳司天有余,厥阴不退位,则本年壬丁不合,木运太虚,刚不正于上,柔孤立于下,虽曰阳年,亏则不同也。"上下失守……各有其数也:司天不得迁正,上刚与下柔,失守其位,虽有相合之期,但其具体之数,应根据差异的大小而定。《类经》二十八卷第四十一注:"招,合也。得位之日,即其相招之期,微者远,甚者速,数有不同耳。"律吕二角,失而不和,同音有日:壬午年,司天在泉不能同时迁正,则律吕二角,阴阳不相配合。待其同时迁正后,则律吕二角,阴阳协调,便是同音。原注:"上律蕤宾,下吕南吕,上太角不应,下少角应,故二角失而不和也,后壬午迁正之日,即上下角同声相应者也。"

假如壬午年,刚柔失守,配司天之壬不得迁正,配在泉之丁,孤独无配,壬虽阳年,不得迁正则亏,不同于正常之气,上下失守,则其相应当有一定的时间,其差异的微甚,各有一定之数,太角的阳律与少角的阴吕相失而不能配合,待上下得位之时,则律吕之音相同有日,根据其微甚的差异,三年左右便可发生较大的疫气。

⑦王洪图等《黄帝内经素问白话解》假如壬午年,阳刚的司天之气与阴柔的在泉之气变化失常,壬年的司天之气不能按时迁居正位,丁年的在泉之气孤独而无司天之气相配合。壬为阳干,壬年应木运太过,但其太过的程度也有多有少。虽然司天在泉上下之气失常有差异,但总会有上下相应的日期,差异的多少也是可以计算的。如同角音的律吕失调,总有一天能协调起来一样。只要见到司天在泉之气的差异,不论差异的程度如何,三年左右都会发生大规模的疫气流行。

(2)当刺脾之俞,次三日,可刺肝之所出也。刺毕,静神七日,勿大醉歌乐,其气复散,又勿饱食,勿食生物,欲令脾实,气无滞饱,无久坐,食无太酸,无食一切生物,宜甘宜淡。

①正统道藏《黄帝内经素问遗篇》脾之俞在背第十一椎下,两傍各一寸半,动脉应手。用圆利针,令口中温暖而刺之,即咒曰:五精智精,六甲玄灵,帝符元首,大始受真。诵之三遍,先想黄气于穴下,然后刺之二分,得气至而次进之,又得动气次进之,二进各一分,留五呼,即徐徐出针,以手扪之,令其人不息,三遍而咽津也。肝之所出,大敦穴也,在足大趾端,去爪甲如韭叶,及三毛之中,足厥阴之井也。用圆利针,令口中温暖而刺之,即咒曰:真灵至玄,大道冥然,五神各位,气(缺)三田。诵之,然后可刺入同身寸之三分,留十呼,动气至而出其针。歌乐者,即脾神动而气散也。醉即性乱,饱即食胀,故慎忌之。食生物即伤脾气也。淡入胃也,宜益府。淡者,土之薄味也,而又次于甘者。无闲坐,无久卧,故养脾也。

②马莳《黄帝内经素问注证发微》脾虚必受其殃,当补脾俞,在背十一椎下,两旁各开一寸半,动脉应手,用员利针,入口中温暖刺之,咒曰:五精智精,六甲玄灵,帝符元首,太始受真。诵之三遍,先想黄气于穴下,刺二分,得气至即进之,又得动

气即进之,二进各一分,留五呼,即徐徐出针,以手扪之,令其人不息,三遍咽津。次三日,可刺肝之井穴大敦。足大指端去爪甲如韭叶,用员利针,口中温暖刺之,咒曰:真灵至玄,大道冥然,五神各位,气守三田。三遍,刺三分,留十呼,动气至出针。刺毕,静神七日云云也。

③张介宾《类经》脾俞,在足太阳经。木疫之至,恐伤土藏,当先补之。旧注曰:用圆利针,令口中温暖而刺之,即咒曰:五精智精,六甲玄灵,帝符元首,太始受真。诵之三遍。先想黄气于穴下,然后刺之二分,得气至而次进之,又得动气次进之,二进各一分,留五呼,即徐徐出针,以手扪之,令其人闭息三遍而咽津也。足厥阴经,大敦穴也。木邪之至,故当刺此所出,以写木气。旧注曰:用圆利针,令口中温暖而刺之,即咒曰:真灵至玄,天道冥然,五神各位,气守三田。诵之,然后可刺入同身寸之三分,留十呼,动气至而出其针。勿大醉歌乐等,皆防其伤脾也。气无滞饱等,畏木侵脾,故宜保之如此。

④高士宗《黄帝素问直解》甲为土运,故当刺脾之俞以平土,次三日可刺肝之所出以平木也。刺毕须静神七日,勿大醉歌乐,致其气复散,又勿饱食,勿食生食,欲令脾实,须气无滞饱也。久坐而食则四肢不运,故勿久坐食。酸为木味,大酸则木盛土虚,故无大酸。生物伤脾,故无食一切生物。宜甘宜淡以养之。

⑤孟景春等《黄帝内经素问译释》应当先刺膀胱经的脾俞穴补之,隔三天,可再刺足厥阴肝经之所出大敦穴。刺过之后,保持精神宁静七天,不能大醉或高歌取乐,否则能使正气进一步耗散,又不能吃得太饱,不能吃生东西,要想使脾气充实健全,不致气机郁滞饱满,那就不能久坐,不要吃过酸的东西,不要吃一切生的东西,要吃甘淡的食物。

⑥张灿玾等《黄帝内经素问校释》木疫易伤脾土,当先取背部的脾俞穴,以补脾土,隔三日,再刺肝足厥阴脉气所出的大敦穴,以泻肝木。行刺完毕,安静神志七日,不可大醉及歌唱娱乐,使其气再度消散,也不要过饱或吃生的食物,要使脾气充实,不可滞塞饱满,不可久坐不动,食物不可太酸,不可吃一切生的食物,宜于食甘淡之味。

⑦王洪图等《黄帝内经素问白话解》丁、壬年为木运,所以产生木疫,木能克土,所以木疫容易伤害脾脏。应当先刺背部的脾俞穴,以补脾土;三日之后,再刺足厥阴肝经的井穴"大敦",以泻肝木。针刺完毕后,要静神休养七日,不要饮酒和歌乐,以免正气再度耗散。同时还要注意饮食,不能过饱、不要吃生冷之物,以使脾气得到充实。既不要因过饱而使脾气壅滞,也不要因久坐而使脾气受伤,不可过多地吃酸味食品,以免怒气过胜而克伐脾土,不要吃生冷油腻,饮食宜甘淡。

(3)又或地下甲子丁酉失守其位,未得中司,即气不当位,下不与壬奉合者,亦名失守,非名合德。故柔不附刚,即地运不合,三年变疠。其刺法一如木疫之法。

①正统道藏《黄帝内经素问遗篇》天地二甲子,上下不相招,故阴阳有错,即中运失其岁合之常政也。故名木疠,又名风疠。其至,有即亦推其微甚。即诸丁壬上

下失守,皆同一法刺之。

②马莳《黄帝内经素问注证发微》在泉之失守者何如?又或地下甲子丁酉失守其位,未得迁正以为正司,即气不当位,下为丁酉,上不与壬午奉合,亦名失守,乃柔不附刚,即地运不合,三年变为木疠,又名风疠,其刺法一如木疫之法耳。

③张介宾《类经》本年丁酉未得迁正于下,则不能上奉壬午,亦名失守,非合德也。三年之后,必气变而为木疠。凡诸丁壬之年,上下失守,其刺法皆同前。

④高士宗《黄帝素问直解》又或地下甲子,丁酉失守其位,木运有亏,未得中司,即上天气不当位,而下地不与壬运奉合者,亦名失守。不失守则上下合德,失守则非名合德矣。非名合德,故柔不附刚,即下地中运不合,三年变疠,其刺法一如壬干木疫之法也。

⑤孟景春等《黄帝内经素问译释》土疠、水疠、金疠、木疠、火疠:土运、水运、金运、木运、火运之年,在泉不能迁正所酿成的疫疠。

又或在泉之气甲子丁酉失守,未能迁正,就使运气不当位,在泉之气不能同司天之气相合,也叫做失守,不能称为合德,因柔刚不相应,就是在泉之气与中运不合,三年左右变为疫疠。刺法也和壬午司天失守预防木疫的一样。

⑥张灿玾等《黄帝内经素问校释》合德:指在上司天之干支,与在下在泉之干支,按时各就本位,阴阳相合,刚柔相配,上下相招,天地有位,共同发挥应有的作用,叫做"合德"。德,功德也。

又或在泉干支丁酉,不得迁正,失守其位,不能与中运司天之气相应,即下位不能奉合于上,也叫失守,不能叫做合德,因而为柔不附刚,即在泉之气,与中运不合,三年便可变为疫疠,其针刺方法,与上述针刺木疫之法相同。

⑦王洪图等《黄帝内经素问白话解》又如丁酉年的在泉之气不能按时迁居正位,与中运及司天之气不相应,即在泉之气不在正当的位置上,上下之气不相配合,也叫失守,而不能叫合德。阴柔的在泉之气与阳刚的司天之气不相合,在泉之气与中运之气也不相合,如此之后三年左右,就会发生疠气。针刺防治的方法,与防治木疫的方法相同。

## 第十一解

### (一)内经原文

假令戊申,刚柔失守,戊癸虽火运,阳年不太过也,上失其刚,柔地[注]独主,其气不正,故有邪干,迭移其位,差有浅深,欲至将合,**音律先同**,如此天运失时,三年之中,火疫至矣,当刺肺之俞。刺毕,静神七日,勿大悲伤也,悲伤即肺动,而真气复散也。人欲实肺者,要在**息气**也。又或地下甲子,癸亥失守者,即柔失守位也,即上失其刚也,即亦名戊癸不相合德者也,即运与地虚,后三年变疠,即名火疠。

是故立地五年,以明失守,以穷法刺,于是疫之与疠,即是上下刚柔之名也,穷归一体也。即刺疫法,只有五法,即总其诸位失守,故只归五行而统之也。

[注]地：郭霭春《黄帝内经素问校注》、张灿玾等《黄帝内经素问校释》、孟景春等《黄帝内经素问译释》、王洪图等《黄帝内经素问白话解》、1963人卫版《黄帝内经素问》、马莳《黄帝内经素问注证发微》均为"地"，其中郭霭春注"金本作'须'，四库本作'气'"。正统道藏《黄帝内经素问遗篇》此处阙一字。

（二）字词注释

（1）音律先同

①正统道藏《黄帝内经素问遗篇》上下二律吕，上穷太少二徵合音同。

②马莳《黄帝内经素问注证发微》音律相同。

③张介宾《类经》若刚柔将合，故音律先同。盖戊申阳律，太徵也。癸亥阴吕，少徵也。其气和，其音叶矣。

④高士宗《黄帝素问直解》凡上下之气欲至将合，音律先同。

⑤孟景春等《黄帝内经素问译释》阳律与阴吕必先应而同。

⑥张灿玾等《黄帝内经素问校释》《类经》二十八卷第四十一注："若刚柔将合，故音律先同，盖戊申阳律太徵也，癸亥阴吕少徵也，其气和，其音叶矣。"阳律与阴吕必先应而同。

⑦王洪图等《黄帝内经素问白话解》如同音乐中律吕阴阳有调合的倾向那样。

（2）息气

①正统道藏《黄帝内经素问遗篇》无大喘息，慎勿多言语及呼吸多，气喘及言语多，及饮冷形寒之食减多。

②马莳《黄帝内经素问注证发微》此词未具体注释。

③张介宾《类经》肺主气，息气乃可以补肺，即闭气存神之道。

④高士宗《黄帝素问直解》息犹止也。

⑤孟景春等《黄帝内经素问译释》调息养气。

⑥张灿玾等《黄帝内经素问校释》《类经》二十八卷第四十一注："肺主气，息气乃可以补肺，即闭气存神之道。"

⑦王洪图等《黄帝内经素问白话解》闭气养神，调节呼吸。

（三）语句阐述

（1）假令戊申刚柔失守，戊癸虽火运，阳年不太过也，上失其刚，柔地独主，其气不正，故有邪干，迭移其位，差有浅深，欲至将合，音律先同，如此天运失时，三年之中，火疫至矣。

①正统道藏《黄帝内经素问遗篇》戊与癸合也。天地二甲子，即戊申合癸亥也。下位癸亥至地，其主地正司也。上下位戊申过丁未，天数未退，而复布天，故失守，戊癸不合也。戊未正司，癸下独治，故非太过，反受水胜之也。水运失守于上，中下运有亏也，故天虚而地犹主之。中见火运，水来犯之，故曰邪干。天数过差，亦有多少，却得奉合，合要在目数也。中火运微也。上下二律吕，上穷太少二徵合音同。速至庚戌也，徐徐至辛亥所作也。

②马莳《黄帝内经素问注证发微》后《本病篇》云：假令戊申阳年太过，去年丁未天数有余者，未得退位，今年虽交戊申，太阴犹尚治天，地已迁正，厥阴在泉，即癸

亥已治地，去年壬戌太阳已退位作地右间，即天丁未地癸亥，木上刑土，不奉天化。丁癸相会，火运太虚，反受水胜也。非戊癸相合，故火运不应。夷则之管上太徵不应，下管癸亥少徵应之，即下见癸亥主司地，同声不相应，即上下天地不相合德，故不相应。此戊癸失守其会，后三年化为火疫，速至三年庚戌而发。其疫之大小善恶，当推演至之年，内合司天在泉之数，及太乙出游之宫可也。在泉之失守者何如？又只如戊申少阳已应时迁正司天，其下癸亥未得迁正，即地下壬戌太阳未退位，故癸亥未得迁正也，即戊壬相对，申戌相配，此非戊癸合德，乃下柔干失守，见火运小虚，有小胜或无复，后三年化为火疠，治法一如前治火疫之法耳，可寒之泄之也。故此篇云：假令戊申，刚柔失守。盖言戊与癸合天地二甲子，即戊申合癸亥。今下位癸亥，主地正司，上位戊申，遇丁未天数未退，而复布天，故戊癸不合，刚柔失守，戊未正司，癸下独治，故虽阳年，不为太过，反受水胜。正曰上失其刚，柔地独主，其气不正，故有水邪干之。天数过差，亦有多少，欲至相合，必得音律相同。如此天运失时，三年之中火疫至矣。

③张介宾《类经》戊癸皆火运之年，寅申岁必少阳司天，厥阴在泉，以厥阴而配火运，则癸亥为在泉之化。戊申之刚在上，癸亥之柔在下，一有不正，俱失守矣。戊寅癸巳，其气皆同。戊癸虽为火运，若刚柔失守，即在阳年亦非太过也。若上年丁未司天有余，太阴不退位，则本年戊申失守于上，癸亥独主于下，火运不正，水必犯之，故有邪干。气有微甚，故差有浅深。若刚柔将合，故音律先同。盖戊申阳律，太徵也。癸亥阴吕，少徵也。其气和，其音叶矣。戊癸失守，故变火疫，速在庚戌，迟则辛亥当至矣。

④高士宗《黄帝素问直解》假令戊申，干支皆刚。戊与癸合，戊为刚，癸为柔，刚柔失守，戊癸火运，申为阳年，今既失守，不太过也。上司天之阳既失其刚，则在地之柔独主之矣。上失刚地独主，则其气不正，其气不正故有邪干，且叠移其位。邪干移位，差有浅深矣。凡上下之气欲至将合，音律先同，今也不然，如此则司天中运失时，三年之中，大（编者按：此处应为"火"）疫至矣。三年，戊己庚也。

⑤孟景春等《黄帝内经素问译释》假如戊申司天之年刚柔失守，虽然戊癸年是火运阳年，若刚柔失守，那么阳年也不属太过了，司天刚干失守，在泉柔干独主，气候不正常，因此有致病邪气干扰，司天在泉之气更迭变移，相差的程度有浅有深。等到刚柔将合的时候，阳律与阴吕必先应而同，如此天运失去正常时位，三年之内火疫要发生。

⑥张灿玾等《黄帝内经素问校释》戊申，刚柔失守：《类经》二十八卷第四十一注"戊癸皆火运之年，寅申岁必少阳司天，厥阴在泉，以厥阴而配火运，则癸亥为在泉之化。戊申之刚在上，癸亥之柔在下，一有不正，俱失守矣"。戊癸虽火运，阳年不太过也：根据天干主运的原则，戊癸化火，戊年当是火运太过，但由于司天不得迁正，配司天之刚干戊失于上守，火运不能得到应有的气化，就不是太过了。上失其刚，柔地独主：若上年丁未司天之气太过有余，太阴湿土不退位，则本年戊申不得守

于上，则上失其刚，而癸亥则独主于下，所以说柔地独主。音律先同：《类经》二十八卷第四十一注"若刚柔将合，故音律先同，盖戊申阳律太徵也，癸亥阴吕少徵也，其气和，其音叶矣"。

假如戊申年，刚柔失守，戊癸虽然是火运阳年。若刚柔失守，则阳年也不属火运太过，司天之气不得迁正，上失其刚，在泉之柔，独主无配，岁气不正，因而有邪气干扰，司天在泉之位，更迭变移，其差异有深浅，刚柔之位，将欲应合，阳律与阴吕必先应而同，像这样天运失去正常时位的，在三年之中，火疫就要发生。

⑦王洪图等《黄帝内经素问白话解》假如戊申年，阳刚的司天之气与阴柔的在泉之气变化失常，戊癸年都属火运，戊为阳干，本应运气太过，但因刚柔阴阳失调，故阳年的火运也并不太过。司天之气不能按时迁居正位，在泉之气单独主持气化，所以气候反常，而有邪气干扰侵犯。司天在泉之气更迭变迁，其差异有浅有深，虽然刚柔之气有相合的趋势，如同音乐中律吕阴阳有调合的倾向那样，但必竟已经失调。如此之后三年左右，就会发生火疫。

（2）当刺肺之俞，刺毕，静神七日，勿大悲伤也，悲伤即肺动，而真气复散也。人欲实肺者，要在息气也。

①正统道藏《黄帝内经素问遗篇》肺俞在背第三椎下，两傍各一寸半，动脉应手。用圆利针，令口中温暖，先以手按穴乃刺之。咒曰：真邪用搏，气灌元神，帝符反本，位合其亲。诵之三遍，刺之二分。候气欲至，想白气于穴下，次进一分，得气至而徐徐出其针，以手扪之于其穴也，然可立愈。凡喜怒悲乐恐，皆不可过矣。此五者，皆可动天乱真神也，故圣人忘缘灭动念，可存神也。故神能主形，神在形全，可以身安，道常长存也。无大喘息，慎勿多言语及呼吸多，气喘及言语多，及饮冷形寒之食减多，大忌悲伤喜怒，冷伤其肺神也。

②马莳《黄帝内经素问注证发微》当补肺俞，防火之克。背后第三椎下，两旁各开一寸半，动脉应手。用员利针，口中温暖，先以手按穴乃刺之。咒曰：真邪相搏，气灌元神，帝符反本，位合其亲。三遍。刺二分，候气欲至，想白气于穴下，次进一分，得气至徐徐出针，以手扪之。刺毕，静神七日云云也。

③张介宾《类经》肺俞，在足太阳经。火疫之至，恐伤金藏，故当先补之。旧注曰：用圆利针，令口中温暖，先以手按穴，乃刺之，咒曰：真邪用搏，气灌元神，帝符反本，位合其亲。诵之三遍。刺之二分，候气欲至，想白气在穴下，次进一分，得气至而徐徐出其针，以手扪其穴。按：此下当云次三日，可刺手厥阴之所流。必脱失也。用针补肺，故忌其伤。肺主气，息气乃可以补肺，即闭气存神之道。

④高士宗《黄帝素问直解》庚为金运，故当刺肺金之俞，刺毕，静神七日勿大悲伤也，申明悲伤即肺动，肺动而其气复散也。由是而知人欲实肺者，要在息气也，息犹止也。

⑤孟景春等《黄帝内经素问译释》应先刺膀胱经的肺俞穴。刺过之后，保持精神宁静七天，不要太悲伤，悲伤就要动乱肺气，而真气进一步耗散。要想使肺健实，

关键在于调息养气。

⑥张灿玾等《黄帝内经素问校释》息气：《类经》二十八卷第四十一注"肺主气，息气乃可以补肺，即闭气存神之道"。

火疫易伤肺金，应取背部的肺俞穴，以补肺金。针刺完毕，安静神志七日，且不可大悲伤，悲伤则动肺气，使真气再度散失，人们要使肺气充实，重要的方法是闭气养神。

⑦王洪图等《黄帝内经素问白话解》火能克金，所以火疫容易伤害肺脏。应当针刺背部的肺俞穴，以补肺金，抵抗疫气的伤害。针刺完毕后，要静神休养七日，不可过分悲伤，以免耗伤肺气，使正气再次受到损害。要使肺气充实，重要的方法是闭气养神，调节呼吸。

（3）又或地下甲子癸亥失守者，即柔失守位也，即上失其刚也。即亦名戊癸不相合德者也，即运与地虚，后三年变疠，即名火疠。

①正统道藏《黄帝内经素问遗篇》与火疫同也。即法刺一体，即诸戊、诸癸，上下同一体。

②马莳《黄帝内经素问注证发微》又或地下甲子癸亥失守者，即柔失守位，即上失其刚，亦名戊癸不相合德，即运与地虚，后三年变为火疠，其刺法一如治火疫之法耳。

③张介宾《类经》又若癸亥在泉不得迁正，下柔失位，上刚无合，戊虽阳火，亦失守矣，后之三年，发而为病，名曰火疠。

④高士宗《黄帝素问直解》又或地下甲子，癸亥失守者，癸为柔干，亥为柔之，即柔失守位也。柔失守位，亦即上失其刚之义也。戊癸相合，今失守，失刚，即亦名戊癸不相合德者也。不相合德，即中运与在地皆虚矣，后三年民病变疠，戊癸运火，即名火疠。

⑤孟景春等《黄帝内经素问译释》土疠、水疠、金疠、木疠、火疠：土运、水运、金运、木运、火运之年，在泉不能迁正所酿成的疫疠。

又或在泉之气甲子癸亥失守，就是柔干失守不能迁正，就使在泉之气不能上合司天之气，也就称为戊癸不相合德，使运气与在泉之气空虚，三年后变为疫疠，就叫做"火疠"。

⑥张灿玾等《黄帝内经素问校释》又或在泉干支癸亥失守，不得迁正，则司天之刚气无配，也叫作戊癸不能合德，也就是运与在泉之气俱虚，三年之后变为疠气，名叫火疠。

⑦王洪图等《黄帝内经素问白话解》又如癸亥年，在泉之气失调，使司天之气失去配合，这也叫戊癸不相合德，即中运与在泉之气两虚。如此三年之后，就会发生疠气，病名叫火疠。

（4）是故立地五年，以明失守，以穷法刺，于是疫之与疠，即是上下刚柔之名也，穷归一体也。即刺疫法，只有五法，即总其诸位失守，故只归五行而统之也。

①正统道藏《黄帝内经素问遗篇》此皆五疫疠,归天地不相和之气,化为疫疠大伤人之命也,故达天元可通法刺,复济生民也。

②马莳《黄帝内经素问注证发微》此句未具体注释。

③张介宾《类经》上文五年,言天即地在其中矣。虽疫自天来,疠从地至,若乎有辨,然不过上下刚柔之分耳。其穷归于病,则一体也。故其刺法,亦惟此五者而已。此章以甲丙戊庚壬五阳年为例,阳刚失守,则阴柔可知,故可以五行为言而统之也。此下有辟疗五疫法,见《论治类》二十。

④高士宗《黄帝素问直解》总结上文,言六气在天,地支主之,五行在地,天干主之。是故立地五年,以明刚柔之失守也,以穷治法之所刺也,于是知疫之与疠,即是上下刚柔之名也。虽有疫疠刚柔之名,穷究其极,总归一体也。所谓一体者,即刺疫之法,只有五法,而刺疠之法同于疫也。以上失守,俱曰假令,是六十年中,总其诸位之失守,故此只归五行而统之也。

⑤孟景春等《黄帝内经素问译释》因此运用五行来分立五年,以说明刚柔失守的问题,以研究针刺之法,于是可以知道疫和疠,就是从上下刚干柔干失守来定名的,疫与疠实际上是一样的性质。就以预防疫疠的刺法来说,也只有五种方法,也就是汇总了诸刚柔之位失守的治法,所以只要用五行系统来归纳的。

⑥张灿玾等《黄帝内经素问校释》所以用五运之气,分立五年,以明刚柔失守之义,以尽针刺之法,于是可知疫与疠,就是根据上下刚柔失守而定名的,虽有二名,全归一体,就是刺疫的方法,也只有上述五法,也就是汇总了诸刚柔之位失守的治法,全归之于五行而统之。

⑦王洪图等《黄帝内经素问白话解》以上是用五运之气分立五年,来说明司天在泉刚柔失守的道理,并详尽地介绍了防治疫病的针刺方法。疫与疠是根据司天在泉上下刚柔不同而分别命名的。因司天之气不得迁居正位引起的,叫做"疫";因在泉之气失去正常位置引起的,叫做"疠"。虽然有疫与疠两个名称,但其实质却是一个疾病,针刺治疗方法也只有上述五种,对疫与疠同样适用。这些理论与方法,是在总结了各种刚柔失调基础上提出来的,所以都可以用五行规律进行归纳和概括。

## 第十二解

### (一)内经原文

黄帝曰:余闻五疫之至,皆相**染易**,无问大小,病状相似,不[注1]施救疗,如何可得不相移易者? 岐伯曰:不相染者,正气存内,邪不可干,避其毒气,**天牝**从来,复得其往,气出于脑,即不邪干。气出于脑,即室先想心如日。欲将入于疫室,先想青气自肝而出,左行于东,化作林木。次想白气自肺而出,右行于西,化作戈甲。次想赤气自心而出,南行于上,化作**焰明**。次想黑气自肾而出,北行于下,化作水。次想黄气自脾而出,存于中央,化作土。五气护身之[注2]毕,以想头上如北斗之煌煌,然后可入于疫室。

[注1]不：郭霭春《黄帝内经素问校注》、张灿玾等《黄帝内经素问校释》、孟景春等《黄帝内经素问译释》、王洪图等《黄帝内经素问白话解》、1963 人卫版《黄帝内经素问》、马莳《黄帝内经素问注证发微》均为"不"，其中郭霭春、张灿玾理"金本、读本并作'欲'"。正统道藏《黄帝内经素问遗篇》此处阙一字。

[注2]之：郭霭春《黄帝内经素问校注》、张灿玾等《黄帝内经素问校释》、孟景春等《黄帝内经素问译释》、王洪图等《黄帝内经素问白话解》、1963 人卫版《黄帝内经素问》、正统道藏《黄帝内经素问遗篇》、马莳《黄帝内经素问注证发微》均为"之"，其中郭霭春注"四库本作'既'，金本'之'下有'有'字"。

（二）字词注释

（1）染易

①正统道藏《黄帝内经素问遗篇》相染。

②马莳《黄帝内经素问注证发微》此词未具体注释。

③张介宾《类经》传染。

④高士宗《黄帝素问直解》传染移易。

⑤孟景春等《黄帝内经素问译释》相互传染。

⑥张灿玾等《黄帝内经素问校释》互相传染。

⑦王洪图等《黄帝内经素问白话解》具有传染性。

（2）天牝（pìn）

①正统道藏《黄帝内经素问遗篇》鼻。

②马莳《黄帝内经素问注证发微》天牝者，鼻也。老子谓之玄牝之门。毒气从鼻而来，可嚏之从鼻而出。

③张介宾《类经》天牝，鼻也。鼻受天之气，故曰天牝。老子谓之玄牝，是亦此义。

④高士宗《黄帝素问直解》天牝即玄牝，人身真元之气也。

⑤孟景春等《黄帝内经素问译释》鼻。张介宾："鼻受天之气，故曰天牝。"

⑥张灿玾等《黄帝内经素问校释》马莳注："天牝者，鼻也。"

⑦王洪图等《黄帝内经素问白话解》指鼻子。

（3）戈甲

①正统道藏《黄帝内经素问遗篇》剑戟。

②马莳《黄帝内经素问注证发微》此词未具体注释。

③张介宾《类经》此词未具体注释。

④高士宗《黄帝素问直解》此词未具体注释。

⑤孟景春等《黄帝内经素问译释》兵戈金甲。

⑥张灿玾等《黄帝内经素问校释》戈，古时的一种兵器。甲，古时作战用的防护衣。戈甲皆以金属物制成，故应于金。

⑦王洪图等《黄帝内经素问白话解》金戈铁甲。

（4）焰明

①正统道藏《黄帝内经素问遗篇》赫赫之炎燥。

②马莳《黄帝内经素问注证发微》此词未具体注释。

③张介宾《类经》此词未具体注释。

④高士宗《黄帝素问直解》此词未具体注释。

⑤孟景春等《黄帝内经素问译释》火焰光明。

⑥张灿玾等《黄帝内经素问校释》火焰光明。

⑦王洪图等《黄帝内经素问白话解》光明耀眼的烈焰。

(三)语句阐述

(1)黄帝曰：余闻五疫之至，皆相染易，无问大小，病状相似，不施救疗，如何可得不相移易者？

①正统道藏《黄帝内经素问遗篇》其病相染者，如何得不相染也。

②马莳《黄帝内经素问注证发微》此句未具体注释，总体概括此段为：五疫，即五运疫疠之气。

③张介宾《类经》五疫，即五运疫疠之至。五运疫疠之气，谓欲禁止其传染也。

④高士宗《黄帝素问直解》时疫之病，传染移易，如何救疗，可得不相移易者。

⑤孟景春等《黄帝内经素问译释》黄帝道：我听说五疫的发生，都能相互传染，不论大人小儿，病状都是一样的，要是不等到发病后才给予治疗，预先有什么方法可以使人不受传染呢？

⑥张灿玾等《黄帝内经素问校释》黄帝说：我听说五疫发病，都可互相传染，不论大人与小儿，症状都一样，若不用上法治疗，怎样能使它不至互相传染呢？

⑦王洪图等《黄帝内经素问白话解》黄帝说：我听说五疫发病都具有传染性，且不论大人小儿，凡感染上这种病，所表现出的症状都相似，除使用针刺法可以防治外，还有什么其他方法能够让人不受传染吗？

(2)岐伯曰：不相染者，正气存内，邪不可干。避其毒气，天牝从来，复得其往，气出于脑，即不邪干。气出于脑，即室先想心如日。

①正统道藏《黄帝内经素问遗篇》邪毒之气，在于泄汗，反下取之，其气入于中，毒气至脑中，流入诸经之中，令人染病矣。如人嚏，得此气入鼻至脑中，欲□令勿投鼻中，令嚏之即出尔，如此即不相染也。从鼻而入脑，欲干复出，即无相染也。即正气存中而神守其本，即邪疫之气不犯之。

②马莳《黄帝内经素问注证发微》此句未具体注释，总体概括此段为：天牝者，鼻也。老子谓之玄牝之门。毒气从鼻而来，可嚏之从鼻而出。

③张介宾《类经》天牝，鼻也。鼻受天之气，故曰天牝。老子谓之玄牝，是亦此义。疫疠乃天之邪气，若吾身正气内固，则邪不可干，故不相染也。气自空虚而来，亦欲其自空虚而去，故曰避其毒气，天牝从来，复得其往也。盖以气通于鼻，鼻连与脑中，流布诸经，令人相染矣。气出于脑，谓嚏或张鼻泄之，则邪从鼻出，毒气可令散也。日为太阳之气，应人之心，想心如日，即所以存吾之气，壮吾之神，使邪气不能犯也。

④高士宗《黄帝素问直解》天牝即玄牝，人身真元之气也。天牝从来，从鼻息而下丹田，得其从来，复得其往，合五藏元真之气，上出头脑，然后可入疫室。盖邪之所至，其气必虚，真气内存，发见于外，则邪不能入，疫可却矣。

⑤孟景春等《黄帝内经素问译释》天牝：鼻。张介宾："鼻受天之气，故曰天牝。"

岐伯说：要使人们不受传染，一方面要正气充实于内，邪气就不能侵犯，另一方面还要避免这种疫毒，使它从鼻孔而来，仍从鼻孔而去，所以只要正气出于脑，就不致于受外邪侵犯了。所谓正气出于脑，就是将要到病家时，先振作精神，自己好像太阳光一样阳气充足。

⑥张灿玾等《黄帝内经素问校释》天牝：马莳注"天牝者，鼻也"。先想心如日：《类经》十二卷第二十注"日为太阳之气，应人之心。想心如日，即所以存吾之气，壮吾之神，使邪气不能犯也"。

岐伯说：五疫发病而不受感染的，是由于正气充实于内，邪气不能触犯，还必须避其毒气，邪气自鼻孔而入，又从鼻孔而出，正气出自于脑，则邪气便不能干犯。所谓正气出之于脑，就是说，在屋内先要集中神思，觉得自心好像太阳一样的光明。

⑦王洪图等《黄帝内经素问白话解》天牝，指鼻子。

岐伯说：五疫流行时，有的人并不受传染，那是由于他们有正气充实于体内，致使邪气不能干扰侵犯。同时，他们又知道避免毒气侵袭的方法，邪气从鼻孔吸入，又可以把它从鼻孔排出。只要正气出于脑，就可以不受邪气干扰。其具体方法如下：首先在室内振作精神，默想自己的心中有阳气充实，如同太阳一样光明。

（3）欲将入于疫室，先想青气自肝而出，左行于东，化作林木；次想白气自肺而出，右行于西，化作戈甲；次想赤气自心而出，南行于上，化作焰明；次想黑气自肾而出，北行于下，化作水，次想黄气自脾而出，存于中央，化作土。五气护身之毕，以想头上如北斗之煌煌，然后可入于疫室。

①正统道藏《黄帝内经素问遗篇》如春柏之苍翠。如剑戟之明白利刃。如赫赫之炎燥。如波浪之黑色。如大地之黄色。即正气存中，而邪疫不干。

②马莳《黄帝内经素问注证发微》此句未具体注释。

③张介宾《类经》心之所至，气必至焉，故存想之，则神有所注而气可王矣。左行于东，化作林木之状，所以壮肝气也。所以壮肺气也。所以壮肾气也。所以壮脾气也。煌煌，辉耀貌。天行疫疠传染最速，故当谨避之如此。

④高士宗《黄帝素问直解》此句未具体注释。

⑤孟景春等《黄帝内经素问译释》将要进入传染病室时，可先想象肝脏有一种青气发出，向左行于东方，化作繁茂的树林；其次想象有一种白气从肺脏发出，向右行于西方，化作兵戈金甲；其次想有一种赤气从心脏发出，向上行于南方，化作火焰光明；其次想有一种黑气从肾脏发出，向下行于北方，化作寒冷之水；再次想象有一种黄气从脾脏发出，存留于中央，化作生化万物之土。有了五脏之气护卫身体之

后,再想象头上像北斗星一样煌煌有光,阳光充沛,然后进入传染病室。

⑥张灿玾等《黄帝内经素问校释》戈甲:戈,古时的一种兵器。甲,古时作战用的防护衣。戈甲皆以金属物制成,故应于金。北斗,即北斗星,属于大熊座的一部分,由七颗亮星组成,即天枢、天璇、天玑、天权、玉衡、开阳、摇光,常被当作指示方向和认识星座的重要标志。

将要进入病室时,先想象有青气自肝脏发出,向左而运行于东方,化作繁荣的林木,以诱导肝气。其次想象有白气自肺脏发出,向右而运行于西方,化作干戈金甲,以诱导肺气。其次想象有赤气自心脏而出,向南而运行于上方,化作火焰光明,以诱导心气。其次想象有黑气自肾脏发出,向北而运行于下方,化作寒冷之水,以诱导肾气。其次想象黄气自脾脏发出,存留于中央,化作黄土,以诱导脾气。有了五脏之气护身之后,还要想象头上有北斗星的光辉照耀,然后才可以进入病室。

⑦王洪图等《黄帝内经素问白话解》将要进入病房时,先默想肝脏有一股青气发出,向左侧运行在东方,化为繁茂的树林,以使肝气充实;其次默想肺脏有一股白气发出,向右侧运行在西方,化为肃杀的金戈铁甲,以使肺气充实;其次默想心脏有一股赤气发出,向南方运行在上部,化为光明耀眼的烈焰,以使心气充实;再次默想肾脏有一股黑气发出,向北方运行在下部,化为凛冽的寒水,以使肾气充实;再次默想脾脏有一股黄气发出,存留在中央,化为生长万物的土地,以使脾气充实。五脏之气充实可以保护身体之后,还要默想头顶上有北斗七星光辉闪耀,使精神更加充沛,然后方可进入病房。

## 第十三解

### (一)内经原文

又一法,于春分之日,日未出而吐之[注1]。又一法,于雨水日后,三浴以药泄汗。又一法,小金丹方:辰砂二两,水磨雄黄一两,叶子雌黄一两,紫金半两,同入合中,外固,了地一尺筑地实[注2],不用炉,不须药制,用火二十斤煅之也,七日终,候冷七日取,次日出合子,埋药地中七日取出,顺日研之三日,炼白沙蜜为丸,如梧桐子大。每日望东吸日华气一口,冰水下一丸,和气咽之。服十粒,无疫干也。

[注1]之:郭霭春《黄帝内经素问校注》、张灿玾等《黄帝内经素问校释》、孟景春等《黄帝内经素问译释》、王洪图等《黄帝内经素问白话解》、1963人卫版《黄帝内经素问》、正统道藏《黄帝内经素问遗篇》、马莳《黄帝内经素问注证发微》均为"之",张灿玾并注"金刻本'之'后有'饮二盏吐之,不疫者也'九字,疑为注文混入正文"。

[注2]实:马莳《黄帝内经素问注证发微》此处为"宾",并注"诸本同"。正统道藏《黄帝内经素问遗篇》作"地实",地宾。高士宗《黄帝内经素问直解》注"地穴也"。余为"实"。

### (二)字词注释

(1)吐

①正统道藏《黄帝内经素问遗篇》吐。

②马莳《黄帝内经素问注证发微》吐。

③张介宾《类经》吐。

④高士宗《黄帝素问直解》此字未具体注释。

⑤孟景春等《黄帝内经素问译释》马莳:"用远志去心,以水煎之,日未出,饮二盏而吐,吐之不疫。"

⑥张灿玾等《黄帝内经素问校释》原注:"用远志去心,以水煎之,饮二盏吐之,不疫者也。"

⑦王洪图等《黄帝内经素问白话解》运用催吐法。

（2）合子

①正统道藏《黄帝内经素问遗篇》此词未具体注释。

②马莳《黄帝内经素问注证发微》此词未具体注释。

③张介宾《类经》合子,即磁罐之属。

④高士宗《黄帝素问直解》合,盒也。

⑤孟景春等《黄帝内经素问译释》盒子。

⑥张灿玾等《黄帝内经素问校释》盒中。

⑦王洪图等《黄帝内经素问白话解》盒中。

（3）顺日

①正统道藏《黄帝内经素问遗篇》此词未具体注释。

②马莳《黄帝内经素问注证发微》此词未具体注释。

③张介宾《类经》顺日研之,谓左旋也。

④高士宗《黄帝素问直解》就日,犹向日也。

⑤孟景春等《黄帝内经素问译释》天天。

⑥张灿玾等《黄帝内经素问校释》高士宗注:"顺日,就日,犹向日也。"按:顺日,似当是逐日或每日之义。

⑦王洪图等《黄帝内经素问白话解》每天。

（4）日华气

①正统道藏《黄帝内经素问遗篇》此词未具体注释。

②马莳《黄帝内经素问注证发微》此词未具体注释。

③张介宾《类经》此词未具体注释。

④高士宗《黄帝素问直解》此词未具体注释。

⑤孟景春等《黄帝内经素问译释》日初出时空气中之精气。

⑥张灿玾等《黄帝内经素问校释》日出时精华之气。

⑦王洪图等《黄帝内经素问白话解》自然界的精华之气。

（三）语句阐述

（1）又一法,于春分之日,日未出而吐之。

①正统道藏《黄帝内经素问遗篇》用远志去心,以水煎之,饮二盏,吐之,不疫者也。

②马莳《黄帝内经素问注证发微》想五气毕后,另各可行一法。其一法,于春分日日未出而吐之。用远志去心,以水煎之,饮二盏吐之,不疫。

③张介宾《类经》旧注曰:用远志去心,以水煎之,饮二盏,吐之,不疫。

④高士宗《黄帝素问直解》所以清其胃脘也。

⑤孟景春等《黄帝内经素问译释》吐之:马莳"用远志去心,以水煎之,日未出,饮二盏而吐,吐之不疫"。

又有一种方法,是在春分那一天,太阳未出的时候,用吐法。

⑥张灿玾等《黄帝内经素问校释》吐之:原注"用远志去心,以水煎之,饮二盏吐之,不疫者也"。

又有一种方法,在春分日,太阳尚未出时,运用吐法,以吐故纳新。

⑦王洪图等《黄帝内经素问白话解》还有一种方法,就是在春分日清晨太阳尚未出来的时候,运用催吐法,使阳气振奋,也可以达到预防的目的。

(2)又一法,于雨水日后,三浴以药泄汗。

①正统道藏《黄帝内经素问遗篇》注汗出臭者,无疫也。

②马莳《黄帝内经素问注证发微》其一法,雨水后三浴,以药泄汗,可以免疫。

③张介宾《类经》谓以祛邪散毒之药,煎汤三浴,以泄其汗也。

④高士宗《黄帝素问直解》所以通其肌表也。

⑤孟景春等《黄帝内经素问译释》又有一法,在雨水节后,用药汤沐浴三次,促使出汗。

⑥张灿玾等《黄帝内经素问校释》又有一种方法,在雨水节后,用药水洗浴三次,使汗液外泄,以驱除邪气。

⑦王洪图等《黄帝内经素问白话解》再有一种方法,是在雨水日之后,用药水洗浴三次,使汗液外出以驱除邪气,也有预防的作用。

(3)又一法,小金丹方:辰砂二两,水磨雄黄一两,叶子雌黄一两,紫金半两,同入合中,外固,了地一尺筑地实,不用炉,不须药制,用火二十斤煅之也,七日终,候冷七日取,次日出合子,埋药地中,七日取出,顺日研之三日,炼白沙蜜为丸,如梧桐子大。每日望东吸日华气一口,冰水下一丸,和气咽之。服十粒,无疫干也。

①正统道藏《黄帝内经素问遗篇》粉作末,令细之。常令火及二十斤。亦须吉地者佳也。

②马莳《黄帝内经素问注证发微》其一法,辰砂、紫金、雌雄二黄,俱为末,制用如后法。

③张介宾《类经》以金箔同研之,可为细末。七日终:常令火不断。合子,即磁罐之属。顺日研之,谓左旋也。按:此遗篇之言,乃出后人增附,法非由古,未足深信。

④高士宗《黄帝素问直解》紫金,紫色金也。合,盒也。固,以泥封固之也。了地,入地也。地宾,地穴也。顺日,就日,犹向日也。冰水,冷水也。小金丹,所以镇

府藏而和三焦也。以上言三年化疫,疠亦随之,与民为病,各有逃门,是以刺法之外,更有却疫之方也。

⑤孟景春等《黄帝内经素问译释》地实:《素问注证发微》《素问直解》均作"地宾"。高世栻:"地宾,地穴也。"日华气:日初出时空气中之精气。

又有一法,用小金丹方:辰砂二两,水磨雄黄一两,叶子雌黄一两,紫金半两,一同放在盒中,外面封固,在地上挖一尺深筑成地穴,不用炉子,亦没有什么制法上的规定,只要燃料二十斤锻炼,到七天,等冷却,七天后拿出地穴,第二天从盒子里拿出来,直接把药埋在地中,再过七天拿出来,天天研,研了三天,用熬过的白沙蜜做成梧桐子大的丸药。每天清早面向东,吸日华之气一口,再用冰水送服一丸,连气一同咽下去。连服十粒,就不受疫邪侵袭了。

⑥张灿玾等《黄帝内经素问校释》叶子雌黄,即上好雌黄。叶子,形容文理层叠。了地:高士宗注"了地,入地也"。火:在此指燃料而言。顺日:高士宗注"顺日,就日,犹向日也"。按:顺日,似当是逐日或每日之义。日华气:日出时精华之气。

又有一种方法,小金丹方:辰砂二两,水磨的雄黄一两,上好雌黄一两,紫金半两,一起放入盒中,外面封固,入地一尺筑一个坚实的地坑,不用火炉,不须其他药物炮制,用燃料二十斤火煅即可,七天完毕,等到冷却,七日后取出,等到第二天,从盒中取出,将药埋在土中,七日后取出,每日研之,三日后,炼成白沙蜜做为药丸,像梧桐子那样大,每天清晨日初出时,向东吸取精华之气一口,用冰水送服药丸一丸,连同吸气一起咽下,服用十粒,便没有疫气触犯了。

⑦王洪图等《黄帝内经素问白话解》另有一种服用小金丹预防传染的方法,小金丹的药物组成及制作方法如下:辰砂二两、水磨雄黄一两、叶子雌黄一两、紫金半两。把以上四味放入盒子里面,外面封严,在地上挖一个一尺深的坑,并砸坚实,将盒子放入坑内,盖土封实。不用火炉及其他药物,只需用燃料二十斤在此处地上烧锻,七天完成。冷却七天后,取出盒子。第二天,从盒中取出药物,再将药埋入地中,七天后取出。每天研磨,三天后,用炼过的白蜜合药,做成梧桐子大小的药丸。服用方法:每天清晨日出之时,面向东方,用力吸一口自然界的精华之气,然后用冰水送服丸药一粒,连同吸入的气一起咽下去。连续服用十天,疫气便不能侵犯人体了。


## 第十四解

(一)内经原文

黄帝问曰:人虚即神游失守位,使鬼神外干,是致夭亡,何以全真?愿闻刺法。岐伯稽首再拜曰:昭乎哉问!谓神移失守,虽在其体,然不致死,或有邪干,故令夭寿。只如厥阴失守,天以虚,人气肝虚,感天**重虚**,即魂游于上,邪干**厥大**[注1]气,身温犹可刺之,刺其足少阳之**所过**,次刺肝之俞。人病心虚,又遇君相二火司天失守,感而**三虚**,遇火不及,**黑尸鬼犯**之,令人暴亡,可刺手少阳之所过,复刺心俞。人脾病,又遇太阴司天失守,感而三虚,又遇土不及,**青尸鬼**邪犯之于人,令人暴亡,可刺足阳明之所过,复刺脾之俞。人肺病,遇阳明司天失守,感而三虚,又遇金不及,有**赤尸鬼干**[注2]人,令人暴亡,可刺手阳明之所过,复刺肺俞。人肾病,又遇太阳司天失守,感而三虚,又遇水运不及之年,有**黄尸鬼**干犯人正气,吸人神魂,致暴亡,可刺足太阳之所过,复刺肾俞[注3]。

[注1]厥大:郭霭春《黄帝内经素问校注》、张灿玾等《黄帝内经素问校释》、孟景春等《黄帝内经素问译释》、王洪图等《黄帝内经素问白话解》、1963 人卫版《黄帝内经素问》、马蒔《黄帝内经素问注证发微》均为"厥大",其中郭霭春注"金本作'暴天',四库本'厥'作'人'"。正统道藏《黄帝内经素问遗篇》为"暴大"。

[注2]干:郭霭春《黄帝内经素问校注》、张灿玾等《黄帝内经素问校释》、王洪图等《黄帝内经素问白话解》、1963 人卫版《黄帝内经素问》、正统道藏《黄帝内经素问遗篇》此处为"干";孟景春等《黄帝内经素问译释》、马蒔《黄帝内经素问注证发微》此处为"犯"。

[注3]复刺肾俞:郭霭春《黄帝内经素问校注》、张灿玾等《黄帝内经素问校释》、孟景春等《黄帝内经素问译释》、王洪图等《黄帝内经素问白话解》、1963 人卫版《黄帝内经素问》、马蒔《黄帝内经素问注证发微》均为"复刺肾俞",其中郭霭春注"金本、读本、元本、赵本、藏本、田本、抄配明刊本、四库本并作'刺足少阳之俞'";张灿玾注:金刻本、道藏本《内经评文》均作"刺足少阳之俞"。正统道藏《黄帝内经素问遗篇》此处为"刺足少阳之俞"。

(二)字词注释

(1)重虚

①正统道藏《黄帝内经素问遗篇》此词未具体注释。

②马蒔《黄帝内经素问注证发微》天虚人虚。

③张介宾《类经》人之肝虚,复感天虚。

④高士宗《黄帝素问直解》人气肝虚而感天之虚,足谓重虚。

⑤孟景春等《黄帝内经素问译释》人之脏气已虚,又感天之虚邪。

⑥张灿玾等《黄帝内经素问校释》脏气已虚,复感天之虚邪,谓之重虚。

⑦王洪图等《黄帝内经素问白话解》人虚、天虚,两者并至,就叫重虚。

(2)厥(jué)

①正统道藏《黄帝内经素问遗篇》尸厥。

②马蒔《黄帝内经素问注证发微》此词未具体注释。

③张介宾《类经》厥,逆也。

④高士宗《黄帝素问直解》厥,厥逆也。

⑤孟景春等《黄帝内经素问译释》厥逆。

⑥张灿玾等《黄帝内经素问校释》厥逆。

⑦王洪图等《黄帝内经素问白话解》肝气厥逆。

(3)大气

①正统道藏《黄帝内经素问遗篇》此词未具体注释。

②马蒔《黄帝内经素问注证发微》此词未具体注释。

③张介宾《类经》大气,元气也。

④高士宗《黄帝素问直解》大气,肝气上逆也。

⑤孟景春等《黄帝内经素问译释》大气。

⑥张灿玾等《黄帝内经素问校释》大气。

⑦王洪图等《黄帝内经素问白话解》骤然昏倒不省人事,手足冰冷。

(4)所过

①正统道藏《黄帝内经素问遗篇》足少阳之所过,丘墟穴也,在足外踝下,如前陷者中,去临泣同身寸之五寸,足少阳之原也。

②马莳《黄帝内经素问注证发微》原穴。

③张介宾《类经》足少阳之所过,丘墟穴也。

④高士宗《黄帝素问直解》少阳所过,刺其原也,六腑有原。《九针论》云:所过为原。

⑤孟景春等《黄帝内经素问译释》原穴。

⑥张灿玾等《黄帝内经素问校释》即胆足少阳脉之原穴,肝与胆相表里,故肝病取此穴。以下心肺等病同此义。

⑦王洪图等《黄帝内经素问白话解》原穴。

(5)三虚

①正统道藏《黄帝内经素问遗篇》人虚、天虚,又汗出于肝、心、脾、肺、肾而三虚。

②马莳《黄帝内经素问注证发微》此人气天气同虚也。又遇惊而夺精,汗出于心,因而三虚。

③张介宾《类经》此词未具体注释。

④高士宗《黄帝素问直解》重虚而外邪干之,是为三虚。

⑤孟景春等《黄帝内经素问译释》马莳:"此人气、天气同虚也,又遇惊而夺精,汗出于心,因而三虚。"

⑥张灿玾等《黄帝内经素问校释》指人气本虚,司天在泉失守而造成的天虚,加以汗出而脏气伤者,谓之"三虚"。马莳注:"此人气天气同虚也。又遇惊而夺精,汗出于心,因而三虚。"

⑦王洪图等《黄帝内经素问白话解》人因内伤而虚,运气因不及而虚,复感外来虚邪,就叫三虚。

(6)黑尸鬼、青尸鬼、赤尸鬼、黄尸鬼

①正统道藏《黄帝内经素问遗篇》未具体注释。

②马莳《黄帝内经素问注证发微》未具体注释。

③张介宾《类经》黑为水色,火运不及则水胜之,故见黑尸鬼。青尸鬼,木邪也。赤尸鬼,火邪也。黄为土色,水藏神虚,故见土鬼。

④高士宗《黄帝素问直解》黑尸水鬼,青尸鬼,赤尸鬼,黄尸鬼土尅水也。

⑤孟景春等《黄帝内经素问译释》鬼,指疫邪。因其得病死亡之后,其邪能传染他人,故称为"尸鬼"。黑,属水。黑尸鬼,即水疫之邪。以下青尸鬼、黄尸鬼等,

仿此。

⑥张灿玾等《黄帝内经素问校释》尸鬼,在此指疫邪所致鬼疰之气,人死后,其病气犹可传染于别人之义。黑指水之疫气。后青尸鬼等同此义。

⑦王洪图等《黄帝内经素问白话解》鬼指疫邪。因疫疠之病致人死亡后,其邪仍能传染他人,所以称之为"尸鬼"。黑,即水。黑尸鬼即水疫之邪。以下的"青""赤""黄"等亦访此意。

(三)语句阐述

(1)黄帝问曰:人虚即神游失守位,使鬼神外干,是致夭亡,何以全真?愿闻刺法。岐伯稽首再拜曰:昭乎哉问!谓神移失守,虽在其体,然不致死,或有邪干,故令夭寿。

①正统道藏《黄帝内经素问遗篇》邪未干而不病,邪欲干而有卒亡也。

②马莳《黄帝内经素问注证发微》此句未具体注释。

③张介宾《类经》全其真即保其神,神全则邪不能干也。虚而无邪,未必致死。若神气既虚,邪复干之,则夭寿矣。

④高士宗《黄帝素问直解》承上下失守之意,问人虚则神游失守,何以全真,不致夭亡。神游失守,虽本体内虚,然不致死,复有邪干,则夭寿矣。如下文三虚相搏,各有刺法。

⑤孟景春等《黄帝内经素问译释》黄帝问道:虚弱的人就有精神不振,似乎神气离散的样子,从而使邪气自外部乘机侵袭,每致人于夭亡,如何能保全真气?请告诉我救治的刺法。岐伯鞠躬后回答说:问得真贤明啊!精神游离失守,虽然表现在病人形体上,然而并不致于死亡,若一旦再有外邪侵袭,便能使它夭折寿命。

⑥张灿玾等《黄帝内经素问校释》黄帝问道:人体虚弱,就会使神志游离无主,失其常位,从而使邪气自外部干扰,因而导致不正常的死亡,怎样才能保全真气呢?我想听听关于针刺救治的方法。岐伯再次跪拜回答说:你提这个问题很高明啊!神志虽然游离无主,失其常位,但并没有离开形体,这样也不至于死亡,若再有邪气侵犯,因而便会造成短命而亡。

⑦王洪图等《黄帝内经素问白话解》黄帝问道:人体虚弱就会使神气游离散乱,而失去正常的位置,使邪气容易自外侵入,导致早亡。如何才能保全人体的真气呢?请告诉我针刺救治的方法。岐伯再次行礼后回答说:问得真高明啊!所谓神不守舍失去正常的位置,但并没有真的离开形体,所以是不会死亡的。如果再遇到邪气侵犯,便会使人短命而亡。

(2)只如厥阴失守,天以虚,人气肝虚,感天重虚,即魂游于上,邪干,厥大气,身温犹可刺之,刺其足少阳之所过,次刺肝之俞。

①正统道藏《黄帝内经素问遗篇》肝虚、天虚又遇出汗于肝而三虚,散神游上位,左无英君下,即神光不聚,而白尸鬼至,令人卒亡者也。目中神彩有,四肢虽冷,心腹尚温,如口中无涎,舌不卵缩者,非感厥也,即名尸厥,故可救之复苏。足少阳

之所过,丘墟穴也,在足外踝下,如前陷者中,去临泣同身寸之五寸,足少阳之原也。用毫针,于人近体暖针至温,以左手按穴,咒曰:太上元君,常居其左,制之三魂。诵之三遍,次呼三魂名,爽灵、胎光、幽精。诵之三遍,次想青龙于穴下,刺之可以同身寸之三分,留三呼,可徐徐出针,亲令人按气于口中,腹中鸣者可治。肝之俞,在背第九椎下,两傍各一寸半。用毫针,着身温之,左手按穴,咒曰:太微帝君,元英制魂,真元及本,令入青云。又呼三魂名如前三遍,刺入同身寸之三分,留三呼;次进二分,留三呼;复取针至三分,留一呼,徐徐出,即气及而复活。

②马莳《黄帝内经素问注证发微》后《本病篇》云:人或恚怒,气逆上而不下,即伤肝也。又遇厥阴司天,天数不及,即少阴作接间至,是谓天虚也,此谓天虚人虚也。又遇疾走恐惧,汗出于肝,此语见《经脉别论》,肝为将军之官,谋虑出焉,见《灵兰秘典论》,神位失守,神光不聚,又遇木不及年,或丁年不符,或壬年失守,或厥阴司天虚也,有白尸鬼见之,令人暴亡也。盖言恚怒伤肝,则人虚矣;又厥阴司天,少阴接至,又木不及,丁年不符,或壬年失守,是天虚也;又汗出于肝,是谓三虚。白尸鬼见之,金克木也。故此篇云:只如厥阴失守云云也。魂游于上,左无英君,神游于上,下神光不聚。刺足少阳胆经之原穴丘墟。足外踝下如前陷中,去临泣五寸。用毫针,于人近体暖针,以左手按穴,咒曰:太上元君,常居其左,制之三魂。三遍。次呼三魂名"爽灵胎光幽精",三遍。次想青龙于穴下,刺三分,留三呼,徐徐出针。亲令人按气于口中,腹中鸣者可治之。次刺肝俞,背第九椎下,两旁各开一寸半。用毫针,着身温之,左手按穴,咒曰:太微帝君,元英制魂,真元及本,令入青云。又呼三魂如前三遍,刺三分,留三呼,次进二分,留三呼。复取针至三分,留一呼,徐徐出,即气又而复活。

③张介宾《类经》厥,逆也。大气,元气也。厥阴属木,在人应肝,人之肝虚,复感天虚,则肝不藏魂。魂属阳,故游散于上。神光不聚,而白尸鬼犯之,令人暴亡也。肝木失守,金邪犯之。若神气未脱,四肢虽冷,心腹尚温,口中无涎,舌卵不缩者,尚可刺救复苏。后仿此。足少阳之所过,丘墟穴也。肝胆相为表里,故宜刺之。旧注曰:用毫针,于人近体暖针至温,以左手按穴,咒曰:太上元君,常居其左,制之三魂。诵之三遍。次呼三魂名:爽灵、胎光、幽精。诵之三遍。次想青龙于穴下,刺入同身寸之三分,留三呼,徐徐出针,令亲人授气于口中,腹中鸣者可治之。肝俞,足太阳经穴,刺此所以补肝。旧注曰:用毫针,着身温之,左手按穴,咒曰:太微帝君,元英制魂,真元及本,令入青云。又呼三魂,各如前三遍。刺三分,留三呼,次进二分,留三呼,复取针至三分,留一呼,徐徐出之,即气反而复活。

④高士宗《黄帝素问直解》厥阴,司天之气也。如厥阴失守,则天以虚,人气肝虚而感天之虚,是谓重虚。肝藏魂,即魂游于上。重虚而外邪干之,是为三虚。邪干,即病厥,厥,厥逆也,大气,肝气上逆也。身温,热气外浮也。邪干致病,犹可刺之,刺其足少阳之所过,以治身温。复刺肝之俞,以治厥气。少阳所过,刺其原也,六府有原。《九针论》云:所过为原。下过义俱仿此。

⑤孟景春等《黄帝内经素问译释》重虚:人之脏气已虚,又感天之虚邪。

例如厥阴风木司天失守,而天运空虚,若人的肝气也虚,两虚相感,便成重虚,使魂不藏而游于上,再受外邪的侵犯,发生大气厥逆,身体温暖的,还可用针刺法救治,先刺足少阳经的原穴丘墟,再刺膀胱经的肝俞穴。

⑥张灿玾等《黄帝内经素问校释》重虚:脏气已虚,复感天之虚邪,谓之重虚。足少阳之所过:即胆足少阳脉之原穴,肝与胆相表里,故肝病取此穴。以下心肺等病同此义。

以下心肺等病同此义。例如厥阴司天不得迁正,失守其位,天气因虚,若人体肝气素虚,感受天气之虚邪,谓之重虚,使神魂不得归藏而游离于上,邪气侵犯则大气厥逆,身体温暖的,尚可以针刺救治,先刺足少阳脉气所过的原穴"丘墟",再刺背部肝脏的俞穴"肝俞",以补本脏之气。

⑦王洪图等《黄帝内经素问白话解》重虚:人虚、天虚,两者并至,就叫重虚。

厥阴司天不得迁居正位,运气失常成为虚邪,厥阴风木之气与人体的肝脏相应,如果人的肝气素虚,再感受天地间的虚邪,叫做"重虚"。肝虚不能藏魂,神魂浮散于上,又感受天地间的虚邪,就会出现肝气厥逆,骤然昏倒不省人事,手足冰冷。身体如果温暖,可以用针刺法治疗,先刺足少阳经的原穴"丘墟",再刺背部的肝俞穴,以补肝脏之气。

(3)人病心虚,又遇君相二火司天失守,感而三虚,遇火不及,黑尸鬼犯之,令人暴亡,可刺手少阳之所过,复刺心俞。

①正统道藏《黄帝内经素问遗篇》又或汗出于心,即致神魂逆于上,入泥丸也。不出一时可救之,四肢冷,气虽闭绝,不变色,舌如不卵者可救。目中神彩不变者,可刺之也。手少阳之所过,阳池穴也,在手表腕□陷者中,手少阳之原也。用毫针,人身温暖,以手按穴,咒曰:太一帝君,泥丸总神,丹无黑气,来复其真。诵之三遍,想赤凤于穴下,刺入二分,留七呼,次进一分,留三呼,复退,留一呼,徐徐手扪其穴,即令复活也。心俞在背第五椎下,两傍各一寸半。用毫针,着身温暖,以手按穴,咒曰:丹房守灵,五帝上青,阳和布体,来复黄庭。诵之三遍,刺可同身寸之七分,留一分,次进一分,留一呼;退至二分,留一呼;徐徐而出针,以手扪其穴也。

②马莳《黄帝内经素问注证发微》后《本病篇》云:人忧愁思虑即伤心,又或遇少阴司天,天数不及,太阴作接间至,即谓天虚也,此即人气天气同虚也。又遇惊而夺精,汗出于心,见《经脉别论》,因而三虚,神明失守,心为君主之官,神明出焉,见《灵兰秘典论》,神失守位,即神游上丹田,在帝太乙帝君泥丸君下,太乙帝君在头曰泥丸君,总众神也。君主之官,神明失守其位,游于此处,不守心位。神既失守,神光不聚,却遇火不及之岁,有黑尸鬼见之,令人暴亡。故此篇云:人病心虚,又遇君云云也。刺手少阳三焦经之原穴者,阳地也。手表腕上陷中,用毫针,温暖,以左手按穴,咒曰:太乙帝君,泥丸总神,丹无黑气,来复其真。三遍。想赤凤于穴下,刺二分,留七呼;次进一分,留三呼;复退,留一呼,徐徐手扪其穴,既令复活也。复刺心

俞。背第五椎下,两旁各一寸半,用毫针,着身温暖,以手按穴,咒曰:丹房守灵,五帝上青,阳和布体,来入黄庭。三遍。刺七分,留一呼;次进一分,留一呼,退至二分,留一呼,徐徐出针,以手扪其穴。

③张介宾《类经》人之心虚,而遇司天二火失守,又或惊而夺精,汗出于心,是为三虚,则神光不聚,邪必犯之。黑为水色,火运不及则水胜之,故见黑尸鬼。手少阳之所过,阳池穴也。手少阳为相火之经,故宜补之。旧注曰:用毫针,于人身温暖,以手按穴,咒曰:太乙帝君,泥丸总神,丹无黑气,来复其真。诵之三遍。想赤凤于穴下,刺入二分,留七呼,次进一分,留三呼,复退留一呼,徐徐出针,手扪其穴,即令复活也。足太阳经穴,刺之以补君火。旧注曰:用毫针,着身温暖,以手按穴,咒曰:丹房守灵,五帝上清,阳和布体,来复黄庭。诵之三遍。刺入同身寸之二分,留一呼,次进一分,留一呼,退至二分,留一呼,徐徐出针,以手扪其穴。

④高士宗《黄帝素问直解》人病心虚,心藏虚也,又遇少阴君火。少阳相火。司天失守,天气虚也,重虚感邪而三虚。火气不及,水制其火,故有黑尸水鬼犯之,令人暴亡,而有取刺之法也。

⑤孟景春等《黄帝内经素问译释》三虚:马莳"此人气、天气同虚也,又遇惊而夺精,汗出于心,因而三虚"。黑尸鬼:鬼,指疫邪。因其得病死亡之后,其邪能传染他人,故称为"尸鬼"。黑,属水。黑尸鬼,即水疫之邪。以下青尸鬼、黄尸鬼等,仿此。

人有素病心虚弱,又遇到君火或相火司天失守,再感受外邪,便成三虚,遇到火运不及的年份,水邪侵犯,使人猝死,先刺手少阳经的原穴阳池,再刺膀胱经的心俞穴。

⑥张灿玾等《黄帝内经素问校释》三虚:指人气本虚,司天在泉失守而造成的天虚,加以汗出而脏气伤者,谓之"三虚"。马莳注:"此人气天气同虚也。又遇惊而夺精,汗出于心,因而三虚。"黑尸鬼:尸鬼,在此指疫邪所致鬼疰之气,人死后,其病气犹可传染于别人之义。黑指水之疫气。后青尸鬼等同此义。

人体素病心气虚弱,又遇到君火或相火司天不得迁正,失守其位,若脏气复伤,感受外邪,谓之三虚,遇到火不及时,水疫之邪侵犯,使人突然死亡,可以先刺手少阳脉气所过的原穴"阳池",再刺背部心脏的俞穴"心俞",以补本脏之气。

⑦王洪图等《黄帝内经素问白话解》三虚:人因内伤而虚,运气因不及而虚,复感外来虚邪,就叫三虚。黑尸鬼:鬼指疫邪。因疫疠之病致人死亡后,其邪仍能传染他人,所以称之为"尸鬼"。黑,即水。黑尸鬼即水疫之邪。以下的"青""赤""黄"等亦访此意。

假若人体素有心气虚弱,又遇君火或相火司天不得迁居正位成为虚邪,侵犯人体而伤心脏,叫做"三虚"。如果再遇到火运不及的年份,水疫之邪侵犯人体,就会使人突然死亡。可以先针刺手少阳经的原穴"阳池",再刺背部的心俞穴,以补心脏之气。

（4）人脾病，又遇太阴司天失守，感而三虚，又遇土不及，青尸鬼邪犯之于人，令人暴亡，可刺足阳明之所过，复刺脾之俞。

①正统道藏《黄帝内经素问遗篇》重虚而汗出于脾，因而三虚，智意二神游于上位，故曰失守。不出一时可救之也，四肢冷，而身温、唇温者，可活之矣。口中无涎，即名尸厥。足阳明之所过，冲阳穴也，在足跗上骨间动脉，去陷谷三寸，足阳明之原也。用毫针，着人身温暖，以手按穴，咒曰：常在魂庭，始清太宁，元和布气，六甲及真。诵之三遍，先想黄庭于穴下，刺入三分，留三呼；次进二分，留一呼；徐徐退，而以手扪之者也。脾之俞在背第十一椎下，两傍各一寸半。用毫针，以手按之，咒曰：太始定位，总统坤元，黄庭真气，来复游全。诵之三遍，刺之三分，留二呼，进至二分，动气至徐徐出针。

②马莳《黄帝内经素问注证发微》后《本病篇》云：人饮食劳倦即伤脾，又或遇太阴司天，天数不及，即少阳作接间至，即谓之虚也，此即人气虚而天气虚也。又遇饮食饱甚，汗出于胃，见《经脉别论》。醉饱行房，汗出于脾，因而三虚，脾神失守，脾为谏议之官，智周出焉，神既失守，神光失位而不聚也，却遇土不及之年，或己年或甲年失守，或太阴天虚，青尸鬼见之，令人卒亡。故此篇云：人脾病云云也。刺足阳明胃经之原穴者，冲阳也。在足跗上骨间动脉，去陷谷三寸，用毫针，着人身温暖，以手按穴，咒曰：常在魂庭，始清太宁，元和布气，六甲及真。三遍。先想黄庭于穴下，刺三分，留三呼；次进二分，留一呼；徐徐退而以手扪之。复刺脾俞，背第十一椎下，两旁各开一寸半，用毫针，人身温暖，以左手按穴，咒曰：太始乾位，总统坤元，黄庭真气，来复游全。三遍。刺三分，留二呼，进至五分，动气至，徐徐出针。

③张介宾《类经》土气重虚，又或汗出于脾胃，是为三虚，则智意二神失守其位。青尸鬼，木邪也，脾土虚者乃见之。足阳明之所过，冲阳穴也，刺此所以补胃。旧注曰：用毫针，着人身温暖，以手按穴，咒曰：常在魂庭，始清太宁，元和布气，六甲反真。诵之三遍。先想黄庭于穴下，刺入三分，留三呼，次进二分，留一呼，徐徐退出，以手扪之。脾俞，在足太阳经，补脾也。旧注曰：用毫针，以手按之，咒曰：太始乾位，总统坤元，黄庭真气，来复来全。诵之三遍。刺之三分，留二呼，进至五分，动气至，徐徐出针。

④高士宗《黄帝素问直解》人虚天虚而感邪，是为三虚。木克土，故青尸鬼邪犯之，病之所在，即取刺之，下肝肾二段，其义一也。

⑤孟景春等《黄帝内经素问译释》人有素病脾虚弱，又遇到太阴湿土司天失守，再感受外邪，便成三虚，又遇土运不及的年份，风邪侵犯，使人猝死，先刺足阳明经的原穴冲阳，再刺膀胱经的脾俞穴。

⑥张灿玾等《黄帝内经素问校释》人体素病脾气虚弱，又遇到太阴司天不得迁正，失守其位，若脏气复伤，感受外邪，谓之三虚，又遇到土不及时，木疫之邪侵犯，使人突然死亡，可以先刺足阳明脉气所过的原穴"冲阳"，再刺背部脾脏的俞穴"脾俞"，以补本脏之气。

⑦王洪图等《黄帝内经素问白话解》假若人体素有脾气虚弱,又遇太阴湿土司天不得迁居正位成为邪气。脾气本虚,再受虚邪侵犯,使脏气损伤,叫做"三虚"。如果再逢土运不及的年份,木疫之邪侵犯人体,就会使人突然死亡。可以先刺足阳明经的原穴"冲阳",再刺背部的脾俞穴,以补脾脏之气。

(5)人肺病,遇阳明司天失守,感而三虚,又遇金不及,有赤尸鬼干人,令人暴亡,可刺手阳明之所过,复刺肺俞。

①正统道藏《黄帝内经素问遗篇》人虚、天虚,又汗出于肺,因而三虚,即魂游于上,故曰失守之也。不出一时可救之,虽无气,手足冷者,心腹温,鼻微温,目中神彩不转,口中无涎,舌卵不缩者,皆可刺活也。手阳明之所过,合谷穴也,在手大指、次指间,手阳明之原也。用毫针,着人体温暖,先以手按穴,咒曰:青气真全,帝符日元,七魄归右,今复本田。诵之三遍,想白气于穴下,刺入三分,留三呼;次进针至五分,留三呼;复退一分,留一呼;徐徐出针,以手扪其穴,复活也。肺俞在背第二椎下,两傍各一寸半。用毫针,着体温暖,先以手按穴,咒曰:左元真人,六合气宾,天符帝力,来入其司。诵之三遍,针入一寸半,留三呼;次进二分,留一呼;徐徐出针,以手扪其穴也。

②马蒔《黄帝内经素问注证发微》后《本病篇》缺肺。《经脉别论》无汗出于肺。此篇云:人肺病云云,刺手阳明大肠之原穴合谷,手大指次指间,用毫针,着人身温暖,以左手按穴,咒曰:青气真全,帝符日元,七魄归右,今复本田。三遍。想白气于穴下,刺三分,留三呼;次进针五分,留三呼;复退一分,留一呼,徐徐出针,以手扪其穴,复活也。复刺肺俞。肺俞在背第三椎下,两旁各一寸半,用毫针,着体边温暖,先以手按其穴,咒曰:左元真人,六合气宾,天符帝力,来入其司。诵之三遍。针入一寸半,留三呼;次进二分,留一呼;徐徐出针,以手扪其穴也。

③张介宾《类经》肺与阳明皆属金,人虚天虚,又或汗出于肺,是为三虚,而火邪犯之。赤尸鬼,火邪也。金为火胜,故见赤鬼。手阳明之所过,合谷穴也。肺与大肠为表里,故当刺此以补金。旧注曰:用毫针,着人身温暖,先以手按穴,咒曰:青气真全,帝符日元,七魄归右,今复本田。诵之三遍。想白气于穴下,刺入三分,留三呼,次进至五分,留三呼,复退一分,留一呼,徐徐出针,以手扪其穴,可复活也。肺俞在足太阳经,用针以补肺。旧注曰:用毫针,着体温暖,先以手按穴,咒曰:左元真人,六合气宾,天符帝力,来入其司。诵之三遍。针入一分手,留三呼,次进二分,留一呼,徐徐出针,以手扪其穴。

④高士宗《黄帝素问直解》火克金,故犯赤尸鬼。

⑤孟景春等《黄帝内经素问译释》人有素病肺虚弱,遇到阳明燥金司天失守,再感受外邪,便成三虚,又遇金运不及的年份,火邪侵犯,使人猝死,先刺手阳明经的原穴合谷,再刺膀胱经的肺俞穴。

⑥张灿玾等《黄帝内经素问校释》人体素病肺气虚弱,遇到阳明司天不得迁正,失守其位,若脏气复伤,感受外邪,谓之"三虚",又遇到金不及时,火疫之邪侵

犯,使人突然死亡,可以先刺手阳明脉气所过的原穴"合谷",再刺背部肺脏的俞穴"肺俞",以补本脏之气。

⑦王洪图等《黄帝内经素问白话解》假若人体素有肺气虚弱,又遇阳明燥金司天不得迁居正位成为邪气。肺气本虚,再感受虚邪,使脏气损伤,叫做"三虚"。如果再遇金气不及的年份,火疫之邪侵犯人体,就会使人突然死亡。可以先刺手阳明经的原穴"合谷",再刺背部的肺俞穴,以补肺脏之气。

(6)人肾病,又遇太阳司天失守,感而三虚,又遇水运不及之年,有黄尸鬼干犯人正气,吸人神魂,致暴亡,可刺足太阳之所过,复刺肾俞。

①正统道藏《黄帝内经素问遗篇》人虚、天虚,又感出汗于肾,感而三虚,即肾神退游于黄庭,虽不离体,神光不聚,故失守也。气绝,四肢厥冷,心腹微温,眼色不易,唇口及舌不变,口中无涎即可救也。足太阳之所过,京骨穴也,在足外侧大骨卜,赤白肉际陷者中是,足太阳之原也。用毫针,着人身温暖,以手按穴,咒曰:元阳育婴,五老及真,泥丸玄华,补精长存。想黑气于穴下,刺入二分半,留三呼;乃进三分,留一呼;徐徐出针,以手扪其穴也。足少阳之俞在背第十椎下,两傍各一寸半。用毫针,先以手按穴,咒曰:天玄日晶,太和昆灵,真元内守,持入始青。诵之三遍,刺之三分,留三呼;次又进五分,留三呼;徐徐出针,以手扪之。

②马莳《黄帝内经素问注证发微》后《本病篇》云:人久坐湿地,强力入水,即伤肾,肾为作强之官,伎巧出焉,因而三虚,肾神失守,神志失位,神光不聚,却遇木不及之年,或辛不会符,或丙年失守,或太阳司天天虚,有黄尸鬼至,见之令人暴亡。故此篇云:人肾病云云也。刺足太阳膀胱经之原穴者,京骨也。在足外踝外侧大骨下,赤白肉际陷中,用毫针,着人身温暖,以左手按穴,咒曰:元阳育婴,五老及真,泥丸玄华,补精长存。想黑气于穴下,刺一分,留三呼,进至三分,留一呼,徐徐出针,以手扪穴。又刺肾俞。在背第十四椎下,两旁各一寸半,用毫针,口内温暖,以左手按穴,咒曰:天玄日晶,太和昆灵,真元内守,持入始清。三遍。刺三分,留三呼;次进五分,留三呼;徐徐出针,以手扪之。

③张介宾《类经》人之水藏,天之水气既皆不足,又遇汗出于肾,是为三虚而肾神失守,土邪必相犯也。黄为土色,水藏神虚,故见土鬼。神魂散荡,若为所吸,多致暴亡。若四肢厥冷气脱,但得心腹微温,眼色不易,唇口及舌不变,口中无涎,尚可救也。足太阳之所过,京骨穴也。肾与膀胱为表里,故当刺此以补水藏。旧注曰:用毫针,着人身温暖,以手按穴,咒曰:元阳育婴,五老反真,泥丸玄华,补精长存。想黑气于穴下,刺入一分半,留三呼,乃进至三分,留一呼,徐徐出针,以手扪其穴。肾俞,在足太阳经,用针补之。旧注曰:用毫针,先以手按穴,咒曰:天玄日晶,太和昆灵,贞元内守,持入始清。诵之三遍。刺之三分,留三呼,次又进至五分,留三呼,徐徐出针,以手扪之。

④高士宗《黄帝素问直解》黄尸鬼,土克水也。所谓三虚相搏为暴疾,此之谓也。

⑤孟景春等《黄帝内经素问译释》人有素病肾虚弱，又遇到太阳寒水司天失守，再感受外邪，便成三虚，又遇水运不及的年份，有湿邪侵犯，损伤正气，人的神魂像被吸去一样，突然死亡，先刺足太阳经的原穴京骨，再刺膀胱经的肾俞穴。

⑥张灿玾等《黄帝内经素问校释》吸：在此作"取"解。如《太玄经·玄图》"邪谟高吸"。

人体素病肾气虚弱，又遇到太阳司天，不得迁正，失守其位，若脏气复伤，感受外邪，谓之"三虚"，又遇到水运不及之年，土疫之邪侵犯，伤及正气，人的神魂像被取去一样，致使突然死亡，可以先刺足太阳脉气所过的原穴"京骨"，再刺背部肾脏的俞穴"肾俞"，以补本脏之气。

⑦王洪图等《黄帝内经素问白话解》假若人体素有肾气虚弱，又遇太阳寒水司天不得迁居正位成为邪气。肾气本虚，再感受虚邪，使脏气损伤，叫做"三虚"。如果再遇水运不及的年份，土疫之邪侵犯人体，就会损伤正气，人的神魂像被从体内吸出去一样，而突然死亡。可以先刺足太阳经的原穴"京骨"，再刺背部的肾俞穴，以补肾脏之气。

## 第十五解

### (一)内经原文

黄帝问曰：十二藏之**相使**，神失位，使**神彩**之**不圆**，恐邪干犯，治之可刺？愿闻其要。岐伯稽首再拜曰：悉乎哉，问至理，道真宗，此非圣帝，焉究斯源！是谓气神合道，**契符上天**。心者，君主之官，神明出焉，可刺手少阴之**源**。肺者，相傅之官，治节出焉，可刺手太阴之源。肝者，将军之官，谋虑出焉，可刺足厥阴之源。胆者，中正之官，决断出焉，可刺足少阳之源。膻中者，臣使之官，喜乐出焉，可刺心包络所流。脾为**谏议之官**，知周出焉，可刺脾之源。胃为仓廪之官，五味出焉，可刺胃之源。大肠者，传道之官，变化出焉，可刺大肠之源。小肠者，受盛之官，化物出焉，可刺小肠之源。肾者，作强之官，伎巧出焉，刺其肾之源。三焦者，决渎之官，水道出焉，刺三焦之源。膀胱者，州都之官，精液藏焉，气化则能出矣，刺膀胱之源。凡此十二官者，不得相失也。

### (二)字词注释

(1)相使

①正统道藏《黄帝内经素问遗篇》此词未具体注释。

②马莳《黄帝内经素问注证发微》此词未具体注释。

③张介宾《类经》相通运用。

④高士宗《黄帝素问直解》此词未具体注释。

⑤孟景春等《黄帝内经素问译释》相互为用。

⑥张灿玾等《黄帝内经素问校释》相互为用。

⑦王洪图等《黄帝内经素问白话解》密切关连、相互为用。

（2）神彩

①正统道藏《黄帝内经素问遗篇》此词未具体注释。

②马莳《黄帝内经素问注证发微》神彩者,凡五脏六腑,神全则有光彩员满,形现于外也。

③张介宾《类经》神光。

④高士宗《黄帝素问直解》神彩。

⑤孟景春等《黄帝内经素问译释》神彩。

⑥张灿玾等《黄帝内经素问校释》表著于外的精神、神气。

⑦王洪图等《黄帝内经素问白话解》全身的神气。

（3）圆

①正统道藏《黄帝内经素问遗篇》此字未具体注释。

②马莳《黄帝内经素问注证发微》此字未具体注释。

③张介宾《类经》圆。

④高士宗《黄帝素问直解》周圆。

⑤孟景春等《黄帝内经素问译释》丰满的意思。

⑥张灿玾等《黄帝内经素问校释》丰满的意思。

⑦王洪图等《黄帝内经素问白话解》充实盈满。

（4）契符

①正统道藏《黄帝内经素问遗篇》合。

②马莳《黄帝内经素问注证发微》此词未具体注释。

③张介宾《类经》契符。

④高士宗《黄帝素问直解》契符。

⑤孟景春等《黄帝内经素问译释》符合。

⑥张灿玾等《黄帝内经素问校释》符合的意思。契,合也。

⑦王洪图等《黄帝内经素问白话解》相吻合。

（5）上天

①正统道藏《黄帝内经素问遗篇》司天。

②马莳《黄帝内经素问注证发微》此词未具体注释。

③张介宾《类经》上天。

④高士宗《黄帝素问直解》上天。

⑤孟景春等《黄帝内经素问译释》自然规律。

⑥张灿玾等《黄帝内经素问校释》司天之气。

⑦王洪图等《黄帝内经素问白话解》五运六气的规律。

（6）源

①正统道藏《黄帝内经素问遗篇》手少阴之源者,即是兑骨穴也,此是真心之源,在掌后兑骨之端陷者中,一名中都。肺之源,出于大渊,在掌后大筋一寸五分间

陷者中,手太阴之所过。足厥阴之源,太冲穴也,在足大趾本节后二寸陷者中,乃肝脉所过为源。足少阳之源,丘墟穴也,在足外踝下如前陷者中,去临泣穴五寸,足少阳之所过也。心包络所流,劳宫穴也,在手掌中央动脉,手心主之所流也。脾之源,在足内侧核骨下陷者中,是足太阴之所过为源。胃之阳,冲阳穴也,在足跗上,如同身寸之五分,骨间动脉上,去陷谷穴五寸,是足阳明之所过。大肠之源,合谷穴也,在手大指次指曲骨间,手阳明之所过也。小肠之源,腕骨穴也,在手外侧腕前起骨下陷者中,手太阳之所过也。肾之源,出于大溪,在足内踝下,跟骨之前陷者中,足少阴之所过为源。三焦之源,阳池穴也,在手表腕上陷者中,手少阳脉之所过也。膀胱之源,京骨穴也,在足外侧大骨下,赤白肉际陷者中,足太阳之所过。

②马莳《黄帝内经素问注证发微》凡刺各经之原者,皆所以补之也。六腑以原穴为原,五脏以俞穴为原。

③张介宾《类经》手少阴之源神门穴也。手太阴之源太渊穴也。足厥阴之源太冲穴也。足少阳之源丘墟穴也。心包络所流劳宫穴也。脾之源太白穴也。胃之源冲阳穴也。大肠之源合谷穴也。小肠之源腕骨穴也。肾之源太溪穴也。三焦之源阳池穴也。膀胱之源京骨穴也。

④高士宗《黄帝素问直解》盖出者入之基,入者出之本,合出入而总摄之,则曰源。

⑤孟景春等《黄帝内经素问译释》原穴。

⑥张灿玾等《黄帝内经素问校释》马莳注"凡刺各经之原者,皆所以补之也"。源,在此与"原"义同。

⑦王洪图等《黄帝内经素问白话解》原穴。

(7)谏议之官

①正统道藏《黄帝内经素问遗篇》此词未具体注释。

②马莳《黄帝内经素问注证发微》此词未具体注释。

③张介宾《类经》脾藏意,神志未定,意能通之,故为谏议之官。

④高士宗《黄帝素问直解》磨运输散,犹谏议也。

⑤孟景春等《黄帝内经素问译释》脾主思虑,有协助心君决定意志之功,相当于谏议之官。

⑥张灿玾等《黄帝内经素问校释》《类经》二十八卷第四十三注:"脾藏意,神志未定,意能通之,故为谏议之官,虑周万事,皆由乎意,故智周出焉。"知,作"智"解。

⑦王洪图等《黄帝内经素问白话解》谏议之官,辅助君主,一切周密的计划,都是从此产生出来的。

(三)语句阐述

(1)黄帝问曰:十二藏之相使,神失位,使神彩之不圆,恐邪干犯,治之可刺?愿闻其要。岐伯稽首再拜曰:悉乎哉问!至理道真宗,此非圣帝,焉究斯源!是谓气神合道,契符上天。

①正统道藏《黄帝内经素问遗篇》五神失守,以明刺法,又言十二神之妙用也。人气动合司天,神气相合,由乎盛衰也。

②马莳《黄帝内经素问注证发微》此句未具体注释,总体概括此段为:神彩者,凡五脏六腑,神全则有光彩员满,形现于外也。

③张介宾《类经》十二藏各有其神,相通运用,故曰相使。一有失位,则神光亏缺,是谓不圆。邪因得而犯之,刺治之法如后。天地之道,气与神耳,人生之道,亦惟此也,故曰契符上天。

④高士宗《黄帝素问直解》十二经脉,藏府主之,府能藏物,皆谓之藏。神游旋转则神彩周圆,否则恐邪干犯,刺治何如?帝屡问详悉,皆至理至道之真宗,人身气神合于天道,故曰契符上天。

⑤孟景春等《黄帝内经素问译释》圆:丰满的意思。

黄帝问道:人体十二个脏器是相互为用的,任何一个脏器不能保持神气的充足,就会使神彩不能丰满,容易受病邪的侵犯,可否用刺法调治呢?请告诉我它的大要。岐伯行了一个礼后回答说:问得真详尽啊!这些最紧要最宝贵的道理,如果不是圣明君主岂能深究这些根源!这是说精气神都要维持正常活动,并符合自然规律。

⑥张灿玾等《黄帝内经素问校释》神彩:表著于外的精神、神气。圆:丰满的意思。真宗,真正的宗旨。气神合道,指人之气与神,合于天地之道,原注:"人气动,合司天,神气相合,由乎盛衰也。"契符:符合的意思。契,合也。

黄帝问道:十二个脏器是相互为用的,若脏腑的神气,失守其位,就会使神彩不能丰满,恐怕为邪气侵犯,可以用刺法治疗,我想听听关于这些刺法的要点。岐伯再次跪拜回答说:你问得很详尽啊!问及这些至要的道理,真正的宗旨,若不是圣明的帝王,岂能深究这些根源。这就是所谓精、气、神,合乎一定的自然规律,符合司天之气。

⑦王洪图等《黄帝内经素问白话解》黄帝问道:人体内十二个脏腑的功能是密切关连、相互为用的,任一脏腑的功能失调,都会使全身的神气受到影响而不能充实盈满,这样就容易受到邪气的侵犯,可以用针刺的方法治疗吗?我希望知道这些刺法的要领。岐伯再次行礼后回答说:您问得真详尽啊!对于这些最高深、最精确理论中的宗旨,如果不是贤明的圣帝,谁能深究其中的根源呢!这就是所谓的"神与气相合"理论,它与五运六气的规律相吻合。

(2)心者,君主之官,神明出焉,可刺手少阴之源。

①正统道藏《黄帝内经素问遗篇》任治于物,故为君主之官。故心从形,有神托心斯存,是故心者神之舍也。即真心失守,虚而神不守位,即妄游诸室,五神不安,而乃令虚也。手少阴之源者,即是兑骨穴也。此是真心之源,在掌后兑骨之端陷者中,一名中都,用长针,口中温暖,刺入三分,留三呼;进一分,留一呼;徐徐出针,以手扪其穴,复苏也。

②马莳《黄帝内经素问注证发微》凡刺各经之原者,皆所以补之也。六腑以原穴为原,五脏以俞穴为原。自心者君主之官至末,见《素问·灵兰秘典论》,惟"脾为谏议之官,知周出焉","胃为仓廪之官,五味出焉",则《灵兰秘典论》止曰"脾胃者,仓廪之官,五味出焉与此异耳。刺手少阴之原穴者,神门也。掌后锐骨端陷中,用长针,以口衔温,刺三分,留三呼,进一分,留一呼,徐徐出针,以手扪其穴,可复苏。

③张介宾《类经》心为一身之主,万几之舍,故神明出焉。若情欲伤心,最为五劳之首,心伤则神不守舍,损抑元阳,夭人长命,莫此为甚,而实人所不知。澄心则养神,抱元守一之道,端从此始。此下十二藏相使及君主神明等义,手少阴之源,神门穴也。用长针,口中温之,刺三分,留三呼,次进一分,留一呼,徐徐出针,以手扪其穴。凡刺各经之源者,皆所以补之也。后准此。

④高士宗《黄帝素问直解》合下十二官,解见《灵兰秘典论》。心为君主,出神明,故刺手少阴之源。手少阴,心也。上文升降之刺,有刺其流者,合溜注行而总摄之,则曰流。此则刺其源,盖出者入之基,入者出之本,合出入而总摄之,则曰源,下源俱仿此。

⑤孟景春等《黄帝内经素问译释》心的职能犹如君主,精神活动由此而出,可刺手少阴经的原穴神门。

⑥张灿玾等《黄帝内经素问校释》可刺手少阴脉之源:马莳注:"凡刺各经之原者,皆所以补之也。"源,在此与"原"义同。

心之职能比如君主,神明由此而出,可以刺手少阴脉的原穴"神门"。

⑦王洪图等《黄帝内经素问白话解》心脏的地位就像最高的一国之君,人的一切精神活动、聪明智慧,都是心里产生的,心有病可以针刺手少阴经的原穴"神门"。

(3)肺者,相傅之官,治节出焉,可刺手太阴之源。

①正统道藏《黄帝内经素问遗篇》位高为君,故官为相傅。主行荣卫,故治节由之,喘息而自然。有多语失节,饮冷形寒悲怆,是以肺神不守位,即虚也。肺之源,出于大渊,在掌后大筋一寸五分间陷者中,手太阴之所过。用长针,以口中温针,以手按穴,刺入同身寸之三分,留三呼,动气至而徐徐出针,以手扪穴。

②马莳《黄帝内经素问注证发微》刺手太阴肺经之原穴者,太渊也。掌后大筋一寸半陷中,用长针,口内温之,以左手按穴,刺三分,留三呼,动气至,徐徐出针,以手扪穴。

③张介宾《类经》肺藏气,主行营卫,故治节由之。若形寒饮冷,悲忧过度,则肺气受伤,神失守位。手太阴之源,太渊穴也。用长针,口中温之,以手按穴,刺入三分,留三呼,动气至,徐徐出针,以手扪其穴。

④高士宗《黄帝素问直解》此句未具体注释。

⑤孟景春等《黄帝内经素问译释》肺的职能犹如宰相,治理调节一身,可刺手太阴经的原穴太渊。

⑥张灿玾等《黄帝内经素问校释》肺的职能,比如相傅,治理与调节的作用,由

此而出,可以刺手太阴脉的原穴"太渊"。

⑦王洪图等《黄帝内经素问白话解》肺脏就像辅佐君主的宰相,协助心脏治理全身,调节气血营卫,使它们运行正常、协调统一,肺有病可以针刺手太阴经的原穴"太渊"。

(4)肝者,将军之官,谋虑出焉,可刺足厥阴之源。

①正统道藏《黄帝内经素问遗篇》勇而能断,故曰将军。潜发未萌,故曰谋虑出焉。怒而气上,遇气交不前,因而神失守,神光不聚,可用前法刺之,全神守者也。足厥阴之源,太冲穴也,在足大趾本节后二寸陷者中,乃肝脉所过为源。用长针,便于口中先温针,以手按穴,刺可入三分,留三呼;进二分,留二呼,徐徐出针,以手扪之也。

②马莳《黄帝内经素问注证发微》刺足厥阴肝经原穴者,太冲也。足大指本节后二寸陷中,用长针,口中温之,以左手按穴,刺三分,留三呼,进二分,留二呼,徐徐出针,以手扪穴。

③张介宾《类经》气强而勇,故号将军。性多变动,故主谋虑。若恚怒气逆,上而不下,则肝神受伤也。足厥阴之源,太冲穴也。用长针,于口中先温,以手按穴,刺入三分,留三呼,次进二分,留二呼,徐徐出针,以手扪其穴。

④高士宗《黄帝素问直解》此句未具体注释。

⑤孟景春等《黄帝内经素问译释》肝的职能犹如将军,计谋远虑由此而出,可刺足厥阴经的原穴太冲。

⑥张灿玾等《黄帝内经素问校释》肝的职能,比如将军,深谋远虑,由此而出,可以刺足厥阴脉的原穴"太冲"。

⑦王洪图等《黄帝内经素问白话解》肝脏就像运筹帷幄、决胜千里的将军,人的谋虑就是从肝里产生的,肝有病可以针刺足厥阴经的原穴"太冲"。

(5)胆者,中正之官,决断出焉,可刺足少阳之源。

①正统道藏《黄帝内经素问遗篇》刚正果诀,故官为中正。直而不疑,故诀断出焉。交动而卒怒,怒而不息,气上而不守位,使人中正不利,欲成膈噎,神光不聚,未有邪干,先可以刺治之者也。足少阳之源,丘墟穴也,在足外踝下如前陷者中,去临泣穴五寸,足少阳之所过也。用长针,于口内温针,先以左手按穴,刺可同身寸之三分,留三呼;进至五分,留二呼;徐徐出针,以手扪之也。

②马莳《黄帝内经素问注证发微》刺足少阳胆经之原穴者,丘墟也。足外踝如前陷中,去临泣五寸,用长针,口内温暖,以左手按穴,刺三分,留三呼,进五分,留二呼,徐徐出针,以手扪之。

③张介宾《类经》胆气刚果,故官为中正而主决断。若大惊卒怒,其气必伤,神光散失,病为惶惧膈噎等证。足少阳之源,丘墟穴也。用长针,温于口内,先以左手按穴,刺三分,留三呼,进至五分,留二呼,徐徐出针,以手扪其穴。

④高士宗《黄帝素问直解》此句未具体注释。

⑤孟景春等《黄帝内经素问译释》胆的职能犹如中正之官,决定判断由此而出,可刺足少阳经的原穴丘墟。

⑥张灿玾等《黄帝内经素问校释》胆的职能,比如中正,临事决断,由此而出,可以刺足少阳脉的原穴"丘墟"。

⑦王洪图等《黄帝内经素问白话解》胆的性格刚毅果敢、正直不阿,好像"中正"之官,人对事物判断和行动的决心,都是靠胆形成的,胆有病可以针刺足少阳胆经的原穴"丘墟"。

（6）膻中者,臣使之官,喜乐出焉,可刺心包络所流。

①正统道藏《黄帝内经素问遗篇》膻中者,在胸两乳间,为气海,手厥阴包络之所居,此作相火位,故言臣使,主其喜乐,中及惊喜怒思恐,即神失守位,使人如失志,恍恍然神光不聚,邪来干之,可用刺法治之,正神和也。劳宫穴也,在手掌中央动脉,手心主之所流也。用长针,于口中温,先以左手按穴,刺可同身寸之三分,留二呼,徐徐出针,以手扪其穴也。

②马莳《黄帝内经素问注证发微》刺心包络之荥穴者,劳宫也。手掌中央,动脉应手,用长针,口中温暖,刺三分,留二呼,徐徐出针,以手扪穴。

③张介宾《类经》膻中者,心包络所居,相火之位,故为臣使。卫护君主,故喜乐出焉。若五情不节,皆能伤之,令人失志恍惚,神光不聚,则邪犯之。心包络所流,劳宫穴也。用长针,于口中温之,先以左手按穴,刺入三分,留二呼,徐徐出针,以手扪其穴。

④高士宗《黄帝素问直解》手少阴心,既刺其源,故心包络刺其所流。

⑤孟景春等《黄帝内经素问译释》膻中的职能犹如臣使之官,喜乐由此而出,可刺心包络经的荥穴劳宫。

⑥张灿玾等《黄帝内经素问校释》可刺心包络所流:高士宗注"手少阴心既刺其源,故心包络,刺其所流"。

膻中的职能,比如臣使,欢喜快乐,由此而出,可以刺心包络脉所流的荥穴"劳宫"。

⑦王洪图等《黄帝内经素问白话解》膻中,就是心包,它包裹护卫着心脏,就像君主的近臣,能够反映心脏发出的喜乐情绪,膻中有病可以针刺手厥阴心包络的荥穴"劳宫"。

（7）脾为谏议之官,知周出焉,可刺脾之源。

①正统道藏《黄帝内经素问遗篇》心有所忆谓之意,意中出焉谓之智,智周万事皆从意智也,故知周出焉,意有所着。欲念生他想,劳意不已,智有所存,神游失守,则神元不聚,可预治之者也。脾之源,在足内侧核骨下陷者中,是足太阴之所过为源。用长针,于口内温针,先以左手按穴,刺可入三分,留五呼;进至三分,留五呼;即可徐徐而退针,以手扪之。

②马莳《黄帝内经素问注证发微》脾为谏议之官,智周出焉。按《灵枢·本神

篇》云:心有所忆谓之意。故知周万物,皆从意生也。刺脾之原穴者,太白也。足大指内踝前,核骨下陷中,用长针,口内温和,以左手按穴,刺三分,留五呼,进三分,留五呼,气至徐徐出针,以手扪之。

③张介宾《类经》脾藏意,神志未定,意能通之,故为谏议之官。虑周万事,皆由乎意,故智周出焉。若意有所着,思有所伤,劳倦过度,则脾神散失矣。脾之源,太白穴也。用长针,口内温之,先以左手按穴,刺入二分,留五呼,进至三分,留五呼,徐徐出针,以手扪之。

④高士宗《黄帝素问直解》《灵兰秘典》合脾胃而总言之,故曰脾胃者仓廪之官五味出焉,此则分言之,故如此云云。磨运输散,犹谏议也,藏意藏智,智之周也,又土灌四旁也。

⑤孟景春等《黄帝内经素问译释》谏议之官:脾主思虑,有协助心君决定意志之功,相当于谏议之官。

脾的职能犹如谏议之官,智慧周密由此而出,可刺足太阴经的原穴太白。

⑥张灿玾等《黄帝内经素问校释》脾为谏议之官,知周出焉:《类经》二十八卷第四十三注"脾藏意,神志未定,意能通之,故为谏议之官,虑周万事,皆由乎意,故智周出焉"。知,作"智"解。

脾的职能,比如谏议,智慧周密,由此而出,可以刺脾足太阴脉的原穴"太白"。

⑦王洪图等《黄帝内经素问白话解》脾脏就像谏议之官,辅助君主,一切周密的计划,都是从此产生出来的,脾有病可以针刺足太阴脾经的原穴"太白"。

(8)胃为仓廪之官,五味出焉,可刺胃之源。

①正统道藏《黄帝内经素问遗篇》包容五谷,是谓仓廪之官。劳养四傍,故云五味出焉。饮食饱甚汗出,食饱房室,即气留滞注,神游失守,邪干未至,可以预治全真。胃之阳,冲阳穴也,在足跗上,如同身寸之五分,骨间动脉上,去陷谷穴五寸,是足阳明之所过。用长针,于口中温针,先以左手按穴,刺可入三分,留三呼,进至二分,徐徐出针,以手扪其穴。

②马莳《黄帝内经素问注证发微》刺胃之原穴者,冲阳也。在足跗上五寸,去陷谷三寸,骨间动脉应手,用长针,口中温暖,以左手按穴,刺三分,留三呼,进至二分,徐徐出针,以手扪之。

③张介宾《类经》饥饱失宜,饮食无度,偏于嗜好,其神乃伤。胃之源,冲阳穴也。用长针,于口中温之,先以左手按穴,刺入三分,留三呼,进二分,徐徐出针,以手扪其穴。

④高士宗《黄帝素问直解》此句未具体注释。

⑤孟景春等《黄帝内经素问译释》胃的职能犹如仓库,饮食五味由此而出,可刺胃经的原穴冲阳。

⑥张灿玾等《黄帝内经素问校释》胃的职能,比如仓廪,饮食五味,由此而出,可以刺足阳明脉的原穴"冲阳"。

⑦王洪图等《黄帝内经素问白话解》胃府就像管理粮库的官，饮食物都要经过它的消化，所以说五味精微物质都是从胃里产生的，胃有病可以针刺足阳明胃经的原穴"冲阳"

（9）大肠者，传道之官，变化出焉，可刺大肠之源。

①正统道藏《黄帝内经素问遗篇》传道焉，为传不洁之道；变化，谓变化物之形。故云传道之官，变化出焉。男子有反之过，故失守位，邪非干之，以刺法治之，即令反却苏也。大肠之源，合谷穴也，在手大指次指曲骨间，手阳明之所过也。用长针，口中温针，刺入二分，留三分，进至二分，留一呼，徐徐出之也。

②马莳《黄帝内经素问注证发微》刺大肠之原穴者，合谷也。在手大指次指曲骨间，用长针，口中温暖，刺入三分，留三呼，徐徐出针。

③张介宾《类经》食物至此，变化其形而出，闭结则肠胃壅滞，泄利则门户不要，传道失守，三焦元气之所关也。大肠之源，合谷穴也。用长针，口中温之，刺入三分，留三呼，进至二分，留一呼，徐徐出之。

④高士宗《黄帝素问直解》此句未具体注释。

⑤孟景春等《黄帝内经素问译释》大肠的职能犹如传导之官，变化糟粕由此而出，可刺大肠经的原穴合谷。

⑥张灿玾等《黄帝内经素问校释》大肠的职能，比如传导，变化糟粕，由此而出，可以刺大肠手阳明脉的原穴"合谷"。

⑦王洪图等《黄帝内经素问白话解》大肠就像传送糟粕的道路，饮食物的消化、吸收、糟粕排泄，是在此最后完成的，大肠有病可以针刺手阳明大肠经的原穴"合谷"。

（10）小肠者，受盛之官，化物出焉，可刺小肠之源。

①正统道藏《黄帝内经素问遗篇》承奉胃司，受盛糟粕，受元复化，传入大肠，故云受盛之官，化物出焉。受而有异非合，不合神失守，可刺全真者。小肠之源，腕骨穴也，在手外侧腕前起骨下陷者中，手太阳之所过也。用长针，于口中温针，先以左手按穴，刺可入三分，留三呼；进二分，留一呼；徐徐出针，次以手扪其穴也。

②马莳《黄帝内经素问注证发微》刺小肠之原穴者，腕骨也。手外侧腕前起骨下陷中，用长针，口中温暖，以左手按穴，刺三分，留三呼，进一分，留一呼，徐徐出针，以手扪其穴。

③张介宾《类经》受盛水谷而分清浊，故曰化物出焉。清浊不分，则小肠失其化矣。小肠之源，腕骨穴也。用长针，口中温针，先以左手按穴，刺三分，留三呼，进二分，留一呼，徐徐出针，以手扪其穴。

④高士宗《黄帝素问直解》此句未具体注释。

⑤孟景春等《黄帝内经素问译释》小肠的职能犹如受盛之官，化生精微由此而出，可刺小肠经的原穴腕骨。

⑥张灿玾等《黄帝内经素问校释》小肠的职能，比如受盛，化生精微，由此而

出,可以刺小肠手太阳脉的原穴"腕骨"。

⑦王洪图等《黄帝内经素问白话解》小肠接受盛贮从胃中移下来的饮食糜浆,故叫做受盛之官,它可以对饮食物做进一步消化、吸收,分别出清浊两部分,清的下移膀胱,浊的传给大肠,小肠有病可以针刺手太阳小肠经的原穴"腕骨"。

(11)肾者,作强之官,伎巧出焉,刺其肾之源。

①正统道藏《黄帝内经素问遗篇》强于作用,故曰作强。造化形容,故曰伎巧。在女则当伎巧,在男正曰作强。人强作过失,动合于三元八正之日,故神失守位也,故预刺而可全真者也。肾之源,出于大溪,在足内踝下,跟骨之前陷者中,足少阴之所过为源。用长针,于口中温针,先以左手按穴,刺入三分,留一呼;进一分,留一呼;徐徐出针,以手扪其穴也。

②马莳《黄帝内经素问注证发微》刺肾之原穴者,太溪也。足内踝下,跟骨前陷中,用长针,口中温暖,以左手按穴,刺一分,留一呼,进一分,留一呼,徐徐出针,以手按穴。

③张介宾《类经》色欲恐惧,强力入水,皆能伤肾。肾伤则作强伎巧,神失其职矣。肾之源,太溪穴也。用长针,于口中先温,以左手按穴,刺入三分,留一呼,进一分,留一呼,徐徐出针,以手扪其穴。

④高士宗《黄帝素问直解》此句未具体注释。

⑤孟景春等《黄帝内经素问译释》肾的职能犹如作用强力之官,技巧由此而出,可刺肾经的原穴太溪。

⑥张灿玾等《黄帝内经素问校释》肾的职能,比如作强,才能技巧,由此而出,可以刺肾足少阴脉的原穴"太溪"。

⑦王洪图等《黄帝内经素问白话解》肾脏能保持人体精力充沛、强壮矫健,所以叫做"作强"之官,人的智慧和技巧,都是从此产生的,肾有病可以针刺足少阴肾经的原穴"太溪"。

(12)三焦者,决渎之官,水道出焉,刺三焦之源。

①正统道藏《黄帝内经素问遗篇》引道阴阳,开通闭塞,故官司决渎,水道出焉。决渎者,如四渎入大海,不离其水,百川入海,只江河淮济入海,不变其道,故曰四渎也。三焦决渎,即精与水道不相合也,故曰三焦者,上中下。上焦者,主内而不出,或非内而即内,故不守。中焦者,主腐熟水谷,或情动于中,人或非动而动,是谓孤动者,神失守位。下焦者,主出而不内,或当出而不出者,故曰神失守位也。三焦之源,阳池穴也,在手表腕上陷者中,手少阳脉之所过也。用长针,于口中温针,先以左手按穴,刺可入三分,留三呼;进一分,留一呼;徐徐出针,以手扪之也。

②马莳《黄帝内经素问注证发微》三焦者,非《灵枢·营卫生会篇》之三焦,乃《灵枢·本脏篇》之三焦也。《本脏篇》云:肾合三焦膀胱。言右肾合三焦以为腑,左肾合膀胱以为腑。故三焦为决渎之官,水道所出;膀胱为州都之官,津液所藏。后人因《难经》以三焦误为有名无形,即将前三焦误认为后三焦,故不知其有决渎之功

如此,殊不知三焦与膀胱功用大抵同也。刺手少阳三焦之原穴者,阳池也。手表腕上陷中,用长针,口中温暖,以左手按穴,刺三分,留三呼,进一分,留一呼,徐徐出针,以手扪穴。

③张介宾《类经》决渎者,水道流通之义。如江河淮济,不变其道,百川归之,以入于海,故曰四渎。人之三焦,在上主纳,在中主运,在下主出。若出纳运行不得其正,则三焦失守,神气不聚,邪乘虚而犯之矣。三焦之源,阳池穴也。用长针,于口中温之,先以左手按穴,刺三分,留三呼,进一分,留一呼,徐徐出针,以手扪之。

④高士宗《黄帝素问直解》此句未具体注释。

⑤孟景春等《黄帝内经素问译释》三焦的职能犹如疏通隧道之官,水道从此而出,可刺三焦经的原穴阳池。

⑥张灿玾等《黄帝内经素问校释》三焦的职能,比如决渎,水液隧道,由此而出,可以刺三焦手少阳脉的原穴"阳池"。

⑦王洪图等《黄帝内经素问白话解》三焦能保持全身水道通畅,所以叫管理水道的官,人体中的水液所以能够正常代谢,就是因为三焦气化在不断地进行,三焦有病可以针刺手少阳三焦经的原穴"阳池"。

(13)膀胱者,州都之官,精液藏焉,气化则能出矣,刺膀胱之源。

①正统道藏《黄帝内经素问遗篇》位当孤府,故曰都官。居下内空,故藏精液。若得气海之气施化,则溲便注泄。气海之不足,则闭隐不通,故曰气化则能出矣。人若滞便,而合气注膀胱,故精泄气通。水道不宣通,故神失守位,即可以刺法。全真者,方知此法大妙也。膀胱之源,京骨穴也,在足外侧大骨下,赤白肉际陷者中,足太阳之所过。用长针,于口中温针,先以左手按穴,刺可入三分,留三呼;进二分,留三呼;徐徐而出针,以手扪其穴也。

②马蒔《黄帝内经素问注证发微》刺膀胱之原穴者,京骨也。在足外侧大骨下,赤白肉际陷中,用长针,口中温暖,以左手按穴,刺三分,留三呼,进二分,留三呼,徐徐出针,以手扪穴。

③张介宾《类经》膀胱为三焦之下泽,津液所聚,故曰州都。然赖下焦之气,施化而通,若其不约而遗,不利而癃,皆气海之失职也。膀胱之源,京骨穴也。用长针,先温于口中,以左手按穴,刺入三分,留三呼,进二分,留三呼,徐徐出针,以手扪其穴。

④高士宗《黄帝素问直解》此句未具体注释。

⑤孟景春等《黄帝内经素问译释》精:《灵兰秘典论》作"津",为妥。

膀胱的职能犹如洲渚之官,能够存储水液,气化则小便从此而出,可刺膀胱经的原穴京骨。

⑥张灿玾等《黄帝内经素问校释》膀胱的职能,比如州都,为精液储藏之处,通过气化,才能排出,可以刺膀胱足太阳脉的原穴"京骨"。

⑦王洪图等《黄帝内经素问白话解》精:灵兰秘典论篇作"津",为妥。

膀胱的位置最低,是水液汇聚的地方,所以叫做管理水库的官,尿液只有通过膀胱的气化作用才能正常地排泄出去,膀胱有病可以针刺足太阳膀胱经的原穴"京骨"。

(14)凡此十二官者,不得相失也。

①正统道藏《黄帝内经素问遗篇》失则灾害至,故不得相失。失之则神光不聚,故有邪干犯之,即害天命,宜先刺以全真也。

②马莳《黄帝内经素问注证发微》此句未具体注释。

③张介宾《类经》不相失者谓之相使,失则神气散乱,有邪干犯,灾害至矣,宜用刺法以全其真也。

④高士宗《黄帝素问直解》十二官各有所司,相为传使,故不得相失,解见《灵兰秘典》。

⑤孟景春等《黄帝内经素问译释》以上十二个脏器,相互之间必须密切协作而不能失调。

⑥张灿玾等《黄帝内经素问校释》以上这十二脏器的职能,不得相失。

⑦王洪图等《黄帝内经素问白话解》以上十二脏腑虽然各有不同的功能,但互相之间必须协调一致、不得相互背离。如果脏腑功能失调,可以用针刺法进行治疗。

## 第十六解

### (一)内经原文

是故刺法有全神养真之旨,亦法有修真之道,非治疾也,故要修养和神也。道贵常存,补神固根,精气不散,神守不分,然即神守而虽不去,亦能[注]全真,人神不守,非达至真。至真之要,在乎**天玄**,神守**天息**,复入本元,命曰归宗。

[注]能:郭霭春《黄帝内经素问校注》、张灿玾等《黄帝内经素问校释》、孟景春等《黄帝内经素问译释》、王洪图等《黄帝内经素问白话解》、1963人卫版《黄帝内经素问》、马莳《黄帝内经素问注证发微》均有"能"字,其中郭霭春注"金本、读本、元本、赵本、藏本、田本、抄配明刊本、四库本并无'能'字"。正统道藏《黄帝内经素问遗篇》此处无"能"字。

### (二)字词注释

(1)天玄

①正统道藏《黄帝内经素问遗篇》天玄之息,是谓玄牝,名曰谷神之门,一名神颢,一名上部之地户,一名人中之岳,一名胎息之门,一名通天之要。

②马莳《黄帝内经素问注证发微》天玄者,即老子之所谓玄牝也。老子曰:谷神不死,是谓玄牝,玄牝之门,是谓天地根,绵绵若存,用之不勤。释云:谷者,虚也。谷神者,谓五脏之神自虚令而出,尝存不死。玄,天也,于人为鼻。牝,地也,于人为口。夫五气从鼻归五脏,出入于口。

③张介宾《类经》玄者,水之色。天玄者,天一之义。

④高士宗《黄帝素问直解》天玄。

⑤孟景春等《黄帝内经素问译释》即人身之精。张介宾"玄者水之色,天一之

义,以至真之要,重在精也。"

⑥张灿玾等《黄帝内经素问校释》原注:"人在母腹,先通天玄之息,是谓玄牝,名曰谷神之门。"《老子》"谷神不死,是谓玄牝,玄牝之门,是谓天地根"。河上公注:"玄,天也,于人为鼻;牝,地也,于人为口。"《类经》二十八卷第四十三注:"玄者,水之色,天玄者,天一之义,以至真之要,重在精也。"据以上各说天玄,似指鼻息之精气而言。又《胎息经·幻真》注:"脐下三寸,为气海,亦为下丹田,亦为玄牝。"此导引家之另义也。

⑦王洪图等《黄帝内经素问白话解》像天空那样广阔和玄妙。

(2)天息

①正统道藏《黄帝内经素问遗篇》玄中之息。

②马莳《黄帝内经素问注证发微》天息。

③张介宾《类经》天息者,鼻息通乎天也。

④高士宗《黄帝素问直解》天息。

⑤孟景春等《黄帝内经素问译释》马莳:"儿在母腹,息通天元,人能绝想念,亦如此,命曰返天息。"

⑥张灿玾等《黄帝内经素问校释》原注:"人能忘嗜欲,定喜怒,又所动随天玄牝之息,绝其想念,如在母腹中之时,命曰返天息。"即胎息之义。如《胎息经·胎息铭》云:"三十六咽,一咽为先,吐唯细细,纳唯绵绵,坐卧亦尔,行亦坦然,戒于喧杂,忌以腥膻,假名胎息,实曰内丹,非只治病,决定延年,久久行之,名列上仙。"王文禄注:"调气咽津,以补中宫元气,每时三咽,子时咽之尤养生。"此即论述胎息对养生的重要意义。

⑦王洪图等《黄帝内经素问白话解》人的神气与大自然息息相通。

(3)归宗

①正统道藏《黄帝内经素问遗篇》归命之真、全神之道。

②马莳《黄帝内经素问注证发微》归宗。

③张介宾《类经》归宗。

④高士宗《黄帝素问直解》归宗。

⑤孟景春等《黄帝内经素问译释》谓返其本来之元气。

⑥张灿玾等《黄帝内经素问校释》归其本元之气。

⑦王洪图等《黄帝内经素问白话解》回归本源。

(三)语句阐述

(1)是故刺法有全神养真之旨,亦法有修真之道,非治疾也,故要修养和神也。

①正统道藏《黄帝内经素问遗篇》神为主养之宗,故作先也。

②马莳《黄帝内经素问注证发微》此言人贵守神,守神则为全真,末示人以守神全真之诀也。言此《刺法论》中有全神养真之旨,非俟有疾而始治之也,其要在修养和神而已。此节凡言神者五,言真者四。

③张介宾《类经》此言针法有如此之妙,其要在修养和神而已。

④高士宗《黄帝素问直解》刺法,所以全神养真也,是故刺法有全神养真之旨焉,亦其法有修真之道焉,非但治疾也。非治疾,故要修养和神也。

⑤孟景春等《黄帝内经素问译释》所以刺法有保全精神、调养真气的作用,也就是有修养真气的机理,并不是单纯用来治病的。

⑥张灿玾等《黄帝内经素问校释》因此刺法有保全神气调养真元的意义,也具有修养真气的道理,并不只能单纯治疗疾病,所以一定要修养与调和神气。

⑦王洪图等《黄帝内经素问白话解》针刺法具有保全精神、调养正气的作用,并不是单纯为治病而设。所以,可以用针刺法修养其气、调和精神。

(2)道贵常存,补神固根,精气不散,神守不分,然即神守而虽不去,亦能全真,人神不守,非达至真。至真之要,在乎天玄,神守天息,复入本元,命曰归宗。

①正统道藏《黄帝内经素问遗篇》内三宝,即神、气、精。一失其位,三者皆伤。三者同守,故曰元和也。神如去即死矣。然虽在其体身中而未去者,亦非守位而全真也。神不守即光明不足,故要守真而聚神光,而可以修真,真勿令泄,人为知道。人在母腹,先通天玄之息,是谓玄牝,名曰谷神之门,一名神颥,一名上部之地户,一名人中之岳,一名胎息之门,一名通天之要。人能忘嗜欲,定喜怒,又所动随天玄牝之息,绝其想念,如在母腹中之时,命曰返天息,而归命回,入寂灭,反太初,还元胎息之道者也。人有诸疾守位之神,可入玄中之息,而归命之真、全神之道可久觊也。

②马莳《黄帝内经素问注证发微》天玄者,即老子之所谓玄牝也。老子曰:谷神不死,是谓玄牝,玄牝之门,是谓天地根,绵绵若存,用之不勤。释云:谷者,虚也。谷神者,谓五脏之神自虚令而出,尝存不死。玄,天也,于人为鼻。牝,地也,于人为口。夫五气从鼻归五脏,出入于口。若存者,若有若无也。用于虚中,故不劳而尝存。盖儿在母腹,先通天玄之息,名曰胎息,人能绝其想念,如在母腹中之时,命曰返天息,则神自守,复入本元,命曰归宗也。

③张介宾《类经》道贵常存者,贵其不衰也。不衰之道,在补神以固根。欲全其神,在精气不散,则神守不分矣。言神守者,岂惟神不去,正所以全真也。至真之道,要在守神,不知守神,非达道也。玄者,水之色。天玄者,天一之义。以至真之要,重在精也。守息则气存,气存则神存,故曰神守天息。天息者,鼻息通乎天也。以上三节,首言神,次言精,此言气。夫人始生,先成精,精其本也。儿在母腹,先通胎息,气其元也。训宝其精,又养其气,复其本,返其元矣。精气充而神自全,谓之内三宝。三者合一,即全真之道也,故曰归宗。前有存三守一愚按,在四十一。

④高士宗《黄帝素问直解》道贵常存,常存则补神固根,能如是也,则精气不散,而神守不分。然即神守而疾虽不去,亦全真矣。所以然者,重内守之神,非治疾也。苟人神不守,非能达乎至真,以至真之要,在乎天玄,不在形身也。神守而天息依,复入本元,命曰归宗。刺法有修真之道,有全神养真之旨,其洵然乎!

⑤孟景春等《黄帝内经素问译释》虽:通"惟"。天玄即人身之精。张介宾"玄

者水之色,天一之义,以至真之要,重在精也"。天息:马莳"儿在母腹,息通天元,人能绝想念,亦如此,命曰返天息"。归宗:谓返其本来之元气。

所以说要修养真气、调和精神,贵在持之以恒,才能补神固本,使精气不致耗散,神气内守而不致分离,只有神守不离,也才能保全真气,若人的神气失守,就达不到至真之道了。至真之道的关键,在于保养人身之精,神气内守,天息常存,回复本元,就叫做归宗。

⑥张灿玾等《黄帝内经素问校释》虽:通"惟",如《淮南子·精神》"且惟无我而物不备者乎"。注:"'惟'与'虽'同。"天玄:原注"人在母腹,先通天玄之息,是谓玄牝,名曰谷神之门"。《老子》"谷神不死,是谓玄牝,玄牝之门,是谓天地根"。河上公注:"玄,天也,于人为鼻;牝,地也,于人为口。"《类经》二十八卷第四十三注:"玄者,水之色,天玄者,天一之义,以至真之要,重在精也。"据以上各说天玄,似指鼻息之精气而言。又《胎息经·幻真》注:"脐下三寸,为气海,亦为下丹田,亦为玄牝。"此导引家之另义也。天息:原注"人能忘嗜欲,定喜怒,又所动随天玄牝之息,绝其想念,如在母腹中之时,命曰返天息"。即胎息之义。如《胎息经·胎息铭》云:"三十六咽,一咽为先,吐唯细细,纳唯绵绵,坐卧亦尔,行亦坦然,戒于喧杂,忌以腥膻,假名胎息,实曰内丹,非只治病,决定延年,久久行之,名列上仙。"王文禄注:"调气咽津,以补中宫元气,每时三咽,子时咽之尤养生。"此即论述胎息对养生的重要意义。归宗:归其本元之气。

调养神气之道,贵在持之以恒,补养神气,巩固根本,使精气不能离散,神气内守而不得分离,只有神守不去,才能保全真气,若人神不守,就不能达到至真之道,至真的要领,在于天玄之气,神能守于天息,复入本元之气,叫做归宗。

⑦王洪图等《黄帝内经素问白话解》虽,通"惟"。

养生之道贵在持之以恒,其原则是补养神气,巩固根本,使精气不散失,形与神协调不分离。只有神气守于内,才能保全真气。如果神与形不能紧密联系而分离,就达不到养生的目的。保养真气的道理,就像天空那样广阔和玄妙,人的神气与大自然息息相通,所以,必须要适应自然界的一切变化。能做到这些,人体便与自然融为一体了,就可以叫做回归本源了。

# 下篇　本病论

## 第一节　本病论原文

黄帝问曰：天元九窒，余已知之，愿闻气交，何名失守？岐伯曰：谓其上下升降，迁正退位，各有经论，上下各有不前，故名失守也。是故气交失易位，气交乃变，变易非常，即四时失序，万化不安，变民病也。

帝曰：升降不前，愿闻其故，气交有变，何以明知？岐伯曰：昭乎哉问！明乎道矣。气交有变，是为天地机，但欲降而不得降者，地窒刑之。又有五运太过，而先天而至者，即交不前，但欲升而不得其升，中运抑之，但欲降而不得其降，中运抑之。于是有升之不前，降之不下者，有降之不下，升而至天者，有升降俱不前，作如此之分别，即气交之变。变之有异，常各各不同，灾有微甚者也。

帝曰：愿闻气交遇会胜抑之由，变成民病，轻重何如？岐伯曰：胜相会，抑伏使然。是故辰戌之岁，木气升之，主逢天柱，胜而不前；又遇庚戌，金运先天，中运胜之，忽然不前。木运升天，金乃抑之，升而不前，即清生风少，肃杀于春，露霜复降，草木乃萎。民病温疫早发，咽嗌乃干，四肢满，肢节皆痛。久而化郁，即大风摧拉，折陨鸣紊。民病卒中偏痹，手足不仁。

是故巳亥之岁，君火升天，主窒天蓬，胜之不前。又厥阴木迁正，则少阴未得升天，水运以至其中者，君火欲升，而中水运抑之，升之不前，即清寒复作，冷生旦暮。民病伏阳，而内生烦热，心神惊悸，寒热间作；日久成郁，即暴热乃至，赤风肿翳，化疫，温疠暖作，赤气彰而化火疫。皆烦而躁渴，渴甚，治之以泄之可止。

是故子午之岁，太阴升天，主窒天冲，胜之不前。又或遇壬子，木运先天而至者，中木遇抑之也。升天不前，即风埃四起，时举埃昏，雨湿不化。民病风厥涎潮，偏痹不随，胀满。久而伏郁，即黄埃化疫也，民病夭亡，脸肢府黄疸满闭，湿令弗布，雨化乃微。

是故丑未之年，少阳升天，主窒天蓬，胜之不前。又或遇太阴未迁正者，即少阳未升天也，水运以至者。升天不前，即寒雾反布，凛冽如冬，水复涸，冰再结，暄暖乍作，冷复布之，寒暄不时。民病伏阳在内，烦热生中，心神惊骇，寒热间争。以久成郁，即暴热乃生，赤风气瞳翳，化成郁疠，乃化作伏热内烦，痹而生厥，甚则血溢。

是故寅申之年，阳明升天，主室天英，胜之不前。又或遇戊申戊寅，火运先天而至。金欲升天，火运抑之，升之不前，即时雨不降，西风数举，咸卤燥生。民病上热，喘嗽血溢。久而化郁，即白埃翳雾，清生杀气，民病胁满悲伤，寒鼽嚏嗌干，手拆皮肤燥。

是故卯酉之年，太阳升天，主室天芮，胜之不前。又遇阳明未迁正者，即太阳未升天也，土运以至。水欲升天，土运抑之，升之不前，即湿而热蒸，寒生两间。民病注下，食不及化。久而成郁，冷来客热，冰雹卒至。民病厥逆而哕，热生于内，气痹于外，足胫痠疼，反生心悸懊热，暴烦而复厥。

黄帝曰：升之不前，余已尽知其旨。愿闻降之不下，可得明乎？岐伯曰：悉乎哉问！是之谓天地微旨，可以尽陈斯道，所谓升已必降也，至天三年，次岁必降，降而入地，始为左间也。如此升降往来，命之六纪者矣。

是故丑未之岁，厥阴降地，主室地晶，胜而不前。又或遇少阴未退位，即厥阴未降下，金运以至中。金运承之，降之未下，抑之变郁，木欲降下，金承之，降而不下，苍埃远见，白气承之，风举埃昏，清燥行杀，霜露复下，肃杀布令。久而不降，抑之化郁，即作风躁相伏，暄而反清，草木萌动，杀霜乃下，蛰虫未见，惧清伤藏。

是故寅申之岁，少阴降地，主室地玄，胜之不入。又或遇丙申丙寅，水运太过，先天而至。君火欲降，水运承之，降而不下，即形云才见，黑气反生，暄暖如舒，寒常布雪，凛冽复作，天云惨凄。久而不降，伏之化郁，寒胜复热，赤风化疫，民病面赤心烦，头痛目眩也，赤气彰而温病欲作也。

是故卯酉之岁，太阴降地，主室地苍，胜之不入。又或少阳未退位者，即太阴未得降也；或木运以至。木运承之，降而不下，即黄云见而青霞彰，郁蒸作而大风，雾翳埃胜，折损乃作。久而不降也，伏之化郁，天埃黄气，地布湿蒸，民病四肢不举，昏眩肢节痛，腹满填臆。

是故辰戌之岁，少阳降地，主室地玄，胜之不入。又或遇水运太过，先天而至也。水运承之，水降不下，即形云才见，黑气反生，暄暖欲生，冷气卒至，甚即冰雹也。久而不降，伏之化郁，冷气复热，赤风化疫。民病面赤心烦，头痛目眩也，赤气彰而热病欲作也。

是故巳亥之岁，阳明降地，主室地彤，胜而不入。又或遇太阴未退位，即少阳未得降，即火运以至之。火运承之不下，即天清而肃，赤气乃彰，暄热反作。民皆昏倦，夜卧不安，咽干引饮，懊热内烦，天清朝暮，暄还复作。久而不降，伏之化郁，天清薄寒，远生白气。民病掉眩，手足直而不仁，两胁作痛，满目晄晄。

是故子午之年，太阳降地，主室地阜胜之，降而不入。又或遇土运太过，先天而至。土运承之，降而不入，即天彰黑气，暝暗凄惨，才施黄埃而布湿，寒化令气，蒸湿复令。久而不降，伏之化郁，民病大厥，四肢重怠，阴痿少力。天布沉阴，蒸湿间作。

帝曰：升降不前，晰知其宗，愿闻迁正，可得明乎？岐伯曰：正司中位，是谓迁正位，司天不得其迁正者，即前司天以过交司之日。即遇司天太过有余日也，即仍旧治天数，新司天未得迁正也。

厥阴不迁正，即风暄不时，花卉萎瘁。民病淋溲，目系转，转筋喜怒，小便赤。风欲令而寒由不去，温暄不正，春正失时。

少阴不迁正，即冷气不退，春冷后寒，暄暖不时。民病寒热，四肢烦痛，腰脊强直。木气虽有余，位不过于君火也。

太阴不迁正，即云雨失令，万物枯焦，当生不发。民病手足肢节肿满，大腹水肿，填臆不食，飧泄胁满，四肢不举。雨化欲令，热犹治之，温煦于气，亢而不泽。

少阳不迁正，即炎灼弗令，苗莠不荣，酷暑于秋，肃杀晚至，霜露不时。民病瘅疟骨热，心悸惊骇，甚时血溢。

阳明不迁正，则暑化于前，肃杀于后，草木反荣。民病寒热鼽嚏，皮毛折，爪甲枯焦，甚则喘嗽息高，悲伤不乐。热化乃布，燥化未令，即清劲未行，肺金复病。

太阳不迁正，即冬清反寒，易令于春，杀霜在前，寒冰于后，阳光复治，凛冽不作，雾云待时。民病温疠至，喉闭嗌干，烦躁而渴，喘息而有音也。寒化待燥，犹治天气，过失序，与民作灾。

帝曰：迁正早晚，以命其旨，愿闻退位，可得明哉？岐伯曰：所谓不退者，即天数未终，即天数有余，名曰复布政，故名曰再治天也，即天令如故而不退位也。

厥阴不退位，即大风早举，时雨不降，湿令不化，民病温疫，疵废风生，民病皆肢节痛，头目痛，伏热内烦，咽喉干引饮。

少阴不退位，即温生春冬，蛰虫早至，草木发生。民病膈热咽干，血溢惊骇，小便赤涩，丹瘤疹疮疡留毒。

太阴不退位，而取寒暑不时，埃昏布作，湿令不去。民病四肢少力，食饮不下，泄注淋满，足胫寒，阴痿闭塞，失溺小便数。

少阳不退位，即热生于春，暑乃后化，冬温不冻，流水不冰，蛰虫出见。民病少气，寒热更作，便血上热，小腹坚满，小便赤沃，甚则血溢。

阳明不退位，即春生清冷，草木晚荣，寒热间作。民病呕吐暴注，食饮不下，大便干燥，四肢不举，目瞑掉眩。

太阳不退位，即春寒复作，冷雹乃降，沉阴昏翳，二之气寒犹不去。民病痹厥，阴痿，失溺，腰膝皆痛，温疠晚发。

帝曰：天岁早晚，余以知之，愿闻地数，可得闻乎？岐伯曰：地下迁正、升天及退位不前之法，即地土产化，万物失时之化也。

帝曰：余闻天地二甲子，十干十二支，上下经纬天地，数有迭移，失守其位，可得昭乎？岐伯曰：失之迭位者，谓虽得岁正，未得正位之司，即四时不节，即生大疫。注《玄珠密语》云：阳年三十年，除六年天刑，计有太过二十四年，除此六年，皆作太过之用，令不然之旨。今言迭支迭位，皆可作其不及也。

假令甲子阳年，土运太窒，如癸亥天数有余者，年虽交得甲子，厥阴犹尚治天，地已迁正，阳明在泉，去岁少阳以作右间，即厥阴之地阳明，故不相和奉者也。癸巳相会，土运太过，虚反受木胜，故非太过也，何以言土运太过，况黄钟不应太窒，木既胜而金还复，金既复而少阴如至，即木胜而火复微，如此则甲己失守，后三年化成土疫，晚至丁卯，早至丙寅，土疫至也，大小善恶，推其天地，详乎太一。又只如甲子年，如甲至子而合，应交司而治天，即下己卯未迁正，而戊寅少阳未退位者，亦甲己下有合也，即土运非太过，而木乃乘虚而胜土也，金次又行复胜之，即反邪化也。阴阳天地殊异尔，故其大小善恶，一如天地之法旨也。

假令丙寅阳年太过，如乙丑天数有余者，虽交得丙寅，太阴尚治天也，地已迁正，厥阴司地，去岁太阳以作右间，即天太阴而地厥阴，故地不奉天化也。乙辛相会，水运太虚，反受土胜，故非太过，即太簇之管，太羽不应，土胜而雨化，木复即风，此者丙辛失守其会，后三年化成水疫，晚至己巳，早至戊辰，甚即速，微即徐，水疫至也。大小善恶，推其天地数及太乙游宫。又只如丙寅年，丙至寅且合，应交司而治天，即辛巳未得迁正，而庚辰太阳未退位者，亦丙辛不合德也，即水运亦小虚而小胜，或有复，后三年化疠，名曰水疠，其状如水疫，治法如前。

假令庚辰阳年太过，如己卯天数有余者，虽交得庚辰年也，阳明犹尚治天，地已迁正，太阴司地，去岁少阴以作右间，即天阳明地太阴也，故地下奉天也。乙巳相会，金运太虚，反受火胜，故非太过也，即姑洗之管，太商不应，火胜热化，水复寒刑，此乙庚失守，其后三年化成金疫也，速至壬午，徐至癸未，金疫至也，大小善恶，推本年天数及太一也。又只如庚辰，如庚至辰，且应交司而治天，即下乙未未得迁正者，即地甲午少阴未退位者，且乙庚不合德也，即下乙未，干失刚，亦金运小虚也，有小胜或无复，后三年化疠，名曰金疠，其状如金疫也，治法如前。

假令壬午阳年太过，如辛巳天数有余者，虽交后壬午年也，厥阴犹尚治天，地已迁正，阳明在泉，去岁丙申少阳以作右间，即天厥阴而地阳明，故地不奉天者也。丁辛相合会，木运太虚，反受金胜，故非太过也，即蕤宾之管。太角不应，金行燥胜，火化热复，甚即速，微即徐，疫至大小善恶，推疫至之年天数及太一。又只如壬至午，且应交司而治之，即下丁酉未得迁正者，即地下丙申少阳未得退位者，见丁壬不合德也，即丁柔干失刚，亦木运小虚也，有小胜小复。后三年化疠，名曰木疠，其状如风疫，治法如前。

假令戊申阳年太过，如丁未天数太过者，虽交得戊申年也，太阴犹尚治天，地已迁正，厥阴在泉，去岁壬戌太阳以退位作右间，即天丁未，地癸亥，故地不奉天化也。丁癸相会，火运太虚，反受水胜，故非太过也，即夷则之管，上太微不应，此戊癸失守其会，后三年化疫也，速至庚戌，大小善恶，推疫至之年天数及太一。又只如戊申，如戊至申，且应交司而治天，即下癸亥未得迁正者，即地下壬戌太阳未退位者，见戊癸未合德也，即下癸柔干失刚，见火运小虚也，有小胜或无复也，后三年化疠，名曰火疠也，治法如前，治之法可寒之泄之。

黄帝曰：人气不足，天气如虚，人神失守，神光不聚，邪鬼干人，致有天亡，可得闻乎？岐伯曰：人之五藏，一藏不足，又会天虚，感邪之至也。人忧愁思虑即伤心，又或遇少阴司天，天数不及，太阴作接间至，即谓天虚也，此即人气天气同虚也。又遇惊而夺精，汗出于心，因而三虚，神明失守，心为君主之官，神明出焉，神失守位，即神游上丹田，在帝太一帝君泥丸宫下。神既失守，神光不聚，却遇火不及之岁，有黑尸鬼见之，令人暴亡。

人饮食劳倦即伤脾，又或遇太阴司天，天数不及，即少阳作接间至，即谓之虚也，此即人气虚而天气虚也。又遇饮食饱甚，汗出于胃，醉饱行房，汗出于脾，因而三虚，脾神失守。脾为谏议之官，智周出焉，神既失守，神光失位而不聚也，却遇土不及之年，或己年或甲年失守，或太阴天虚，青尸鬼见之，令人卒亡。

人久坐湿地，强力入水即伤肾，肾为作强之官，伎巧出焉，因而三虚，肾神失守，神志失位，神光不聚，却遇水不及之年，或辛不会符，或丙年失守，或太阳司天虚，有黄尸鬼至，见之令人暴亡。

人或恚怒，气逆上而不下，即伤肝也。又遇厥阴司天，天数不及，即少阴作接间至，是谓天虚也，此谓天虚人虚也。又遇疾走恐惧，汗出于肝。肝为将军之官，谋虑出焉。神位失守，神光不聚，又遇木不及年，或丁年不符，或壬年失守，或厥阴司天虚也，有白尸鬼见之，令人暴亡也。

已上五失守者，天虚而人虚也，神游失守其位，即有五尸鬼干人，令人暴亡也，谓之曰尸厥。人犯五神易位，即神光不圆也，非但尸鬼，即一切邪犯者，皆是神失守位故也。此谓得守者生，失守者死，得神者昌，失神者亡。

## 第二节　本病论篇分解

### 第一解

（一）内经原文

黄帝问曰：天元**九窒**，余已知之，愿闻气交，何名失守？岐伯曰：谓其上下升降，迁正退位，各有**经论**，上下各有不前，故名失守也。是故气交失易位，气交乃变，变易非常，即四时失序，万化不安，变民病也。

（二）字词注释

（1）九窒

①正统道藏《黄帝内经素问遗篇》此词未具体注释。

②马莳《黄帝内经素问注证发微》此词未具体注释。

③张介宾《类经》此词未具体注释。

④高士宗《黄帝素问直解》窒抑。

⑤孟景春等《黄帝内经素问译释》谓地之六气欲升天，天之六气欲降地，而适

遇相胜,则为其所窒抑,其数凡九。又《刺法论》"木火土金水之被窒抑者凡十"与此互异。

⑥张灿玾等《黄帝内经素问校释》窒,即上篇所指五星在天之五窒与在地之五窒合当谓十窒,而此云九窒,乃是指九宫九星之数。

⑦王洪图等《黄帝内经素问白话解》地之六气欲升天,或天之六气欲入地,而适遇相胜,则被窒抑,共有九种情况,故叫九窒。

（2）经

①正统道藏《黄帝内经素问遗篇》《天元玉册》。

②马莳《黄帝内经素问注证发微》此字未具体注释。

③张介宾《类经》《天元玉册》。

④高士宗《黄帝素问直解》经。

⑤孟景春等《黄帝内经素问译释》一定的规律。

⑥张灿玾等《黄帝内经素问校释》经文。

⑦王洪图等《黄帝内经素问白话解》一定的规律。

（三）语句阐述

（1）黄帝问曰:天元九窒,余已知之,愿闻气交,何名失守?

①正统道藏《黄帝内经素问遗篇》六气升降,上下交位,以五藏配天地之常。

②马莳《黄帝内经素问注证发微》此句未具体注释,总体概括此段为:此明气交有变之义,即升降不前之谓也。

③张介宾《类经》此篇承前篇而详言左右间气之升降不前也。

④高士宗《黄帝素问直解》上篇论升降不前,乃九星窒抑。帝承上篇之义,故曰天元九窒,余已知之,更欲详明气交失守之义。

⑤孟景春等《黄帝内经素问译释》九窒:谓地之六气欲升天,天之六气欲降地,而适遇相胜,则为其所窒抑,其数凡九。又《刺法论》"木火土金水之被窒抑者凡十"与此互异。

黄帝问道:天元之气窒抑的情况,我已经知道了,请问天地的气交变化,什么叫做失守?

⑥张灿玾等《黄帝内经素问校释》九窒:窒,即上篇所指五星在天之五窒与在地之五窒合当谓十窒,而此云九窒,乃是指九宫九星之数。

黄帝说:关于天元之气窒抑的情况,我已经知道了,还想听听气交变化,怎样叫失守呢?

⑦王洪图等《黄帝内经素问白话解》九窒:地之六气欲升天,或天之六气欲入地,而适遇相胜,则被窒抑,共有九种情况,故叫九窒。

黄帝问道:天地间六气被阻滞抑郁,当升不得升,当降不得降,不能迁居正位,不退位等九种情况,我已经知道了。我还想听听有关气交的变化,在什么情况下叫失守呢?

(2)岐伯曰:谓其上下升降,迁正退位,各有经论,上下各有不前,故名失守也。

①正统道藏《黄帝内经素问遗篇》《天元玉册》云:六气常有三气在天,三气在地也。即一气升天,作左间气;一气入地,作右间气;一气迁正,作司天;一气迁正,作在泉;一气退位,作天左间气;一气退位,作地右间气。气交有合,常得位所在至当时,即天地交乃变而方泰也,天地不交乃作病也。

②马莳《黄帝内经素问注证发微》此句未具体注释,总体概括此段为:此明气交有变之义,即升降不前之谓也。

③张介宾《类经》《天元玉册》云:六气常有三气在天,三气在地。每一气升天作左间气,一气入地作左间气,一气迁正作司天,一气迁正作在泉,一气退位作天右间气,一气退位作地右间气。气交有合,常得位所在,至当其时,即天地交,乃变而泰,天地不交,乃作病也。

④高士宗《黄帝素问直解》帝云天元九室,余已知之者,谓其上下升降迁正退位之理,各有经以论之也。问气交何名失守者,亦上下各有不前,故名失守也。

⑤孟景春等《黄帝内经素问译释》岐伯说:凡是上下升降,迁正退位,都有一定的规律,如果上下不得前进,升降失常,这就叫做失守。

⑥张灿玾等《黄帝内经素问校释》各有经论:高士宗注"各有经以论之也"。上下各有不前,故名失守也:一年中之六气,常有三气居天位,三气居地位,即一气升天作司天左间气,一气入地作在泉左间气,一气迁正作司天,一气迁正作在泉,一气退位作司天右间气,一气退位作在泉右间气,六气各守其位。若出现不迁正、不退位、升降不前时,就是失守其位。

岐伯说:说的是司天在泉迁正退位与左右间气升降的问题,司天在泉的迁正与退位,各有经文论述之,左右间气各有升降不前的反常现象,所以叫做失守。

⑦王洪图等《黄帝内经素问白话解》岐伯说:这是关于左右间气上下升降,司天与在泉之气迁正、退位的问题。司天、在泉的迁正与退位,都有一定的规律。如果左右间气当升而不得升、当降而不得降,不能进入正常的位置,就叫做失守。

(3)是故气交失易位,气交乃变,变易非常,即四时失序,万化不安,变民病也。

①正统道藏《黄帝内经素问遗篇》于是六气有升不得其升者,欲降而不得其降者,有当迁正而不得迁正者,自当其位而不得位,故有如此之分,则天地失其常政,故万民不安也。

②马莳《黄帝内经素问注证发微》此句未具体注释,总体概括此段为:此明气交有变之义,即升降不前之谓也。

③张介宾《类经》当正不正,当迁不迁,则气交有变。天地失其常政,则万民为病。

④高士宗《黄帝素问直解》气交则易位,是故气交失易位,则气交乃变,变易非常,即时序乃失,致万化不安,变民病也。

⑤孟景春等《黄帝内经素问译释》因此天地之气的交替,不能移易其位置,气

交就发生非常的变化,气交有非常的变化,那么四时的节令也就失去正常的秩序,万物就不能平安,人们也就要因此而生病了。

⑥张灿玾等《黄帝内经素问校释》由于气交失守,不能移易其时位,气交就要发生非常的变化,也就是四时节令失去正常的秩序,万物生化不得平安,人类就要发生疾病。

⑦王洪图等《黄帝内经素问白话解》司天、在泉之气不能正常交换更移位置,天地气交就会发生异常变化,六气位置更易失常,四时节令就失去正常的秩序,万物的生化不得正常进行,人们也因此而发生各种疾病。

## 第二解

(一)内经原文

帝曰:升降不前,愿闻其故,气交有变,何以明知?岐伯曰:昭乎哉问[注],明乎道矣!气交有变,是为**天地机**,但欲降而不得降者,地窒刑之。又有五运太过,而先天而至者,即交不前,但欲升而不得其升,中运抑之,但欲降而不得其降,中运抑之。于是有升之不前,降之不下者,有降之不下,升而至天者,有升降俱不前,作如此之分别,即气交之变。变之有异,常各各不同,**灾**有微甚者也。

[注]昭乎哉问:郭霭春《黄帝内经素问校注》、王洪图等《黄帝内经素问白话解》、1963人卫版《黄帝内经素问》、正统道藏《黄帝内经素问遗篇》、马莳《黄帝内经素问注证发微》此处为"昭乎问哉";张灿玾等《黄帝内经素问校释》、孟景春等《黄帝内经素问译释》此处为"昭乎哉问"。

(二)字词注释

(1)天地机

①正统道藏《黄帝内经素问遗篇》此词未具体注释。

②马莳《黄帝内经素问注证发微》此词未具体注释。

③张介宾《类经》气交之变,吉凶之征也,故谓天地机。

④高士宗《黄帝素问直解》气交有变,是谓天地之机。天地机,旋转者也。

⑤孟景春等《黄帝内经素问译释》天地运转的机理。

⑥张灿玾等《黄帝内经素问校释》天地运转固有的机制。高士宗注:"气交有变是谓天地之机。天地机,旋转者也。"

⑦王洪图等《黄帝内经素问白话解》天地运转固有的规律。

(2)灾

①正统道藏《黄帝内经素问遗篇》民病。

②马莳《黄帝内经素问注证发微》此字未具体注释。

③张介宾《类经》灾。

④高士宗《黄帝素问直解》灾。

⑤孟景春等《黄帝内经素问译释》灾害。

⑥张灿玾等《黄帝内经素问校释》灾害。

⑦王洪图等《黄帝内经素问白话解》灾害。

（三）语句阐述

(1)帝曰：升降不前，愿闻其故，气交有变，何以明知？

①正统道藏《黄帝内经素问遗篇》再问穷源用也。

②马莳《黄帝内经素问注证发微》此句未具体注释，总体概括此段为：此明气交有变之义，即升降不前之谓也。

③张介宾《类经》此句未具体注释。

④高士宗《黄帝素问直解》气交，即升降之义，故合升降以问气交。

⑤孟景春等《黄帝内经素问译释》黄帝道：升和降不能前进，愿了解它的缘故，天地之气的交替发生了变化，又怎样可以知道呢？

⑥张灿玾等《黄帝内经素问校释》黄帝说：关于升降不前的问题，我想听听它的原因，气交发生变化，怎样才能晓得呢？

⑦王洪图等《黄帝内经素问白话解》黄帝说：我想听听左右间气升降不能正常进行的原因。如何才能明确地知道气交会发生变化呢？

(2)岐伯曰：昭乎哉问，明乎道矣！气交有变，是为天地机，但欲降而不得降者，地窒刑之。

①正统道藏《黄帝内经素问遗篇》木欲升，上见天柱窒；二火欲升，上见天蓬窒；土欲升，上见天冲窒；金欲升，上见天英窒；水欲升，上见天内窒，是故天窒所胜，而不前者。木欲降，而地晶窒刑之；火欲降，而地玄窒刑之，土欲降，而地苍窒刑之；金欲降，而地彤窒刑之；水欲降，而地阜窒刑之；地九窒，法天之象，本胜之气，故不降也。

②马莳《黄帝内经素问注证发微》此句未具体注释，总体概括此段为：此明气交有变之义，即升降不前之谓也。

③张介宾《类经》气交之变，吉凶之征也，故谓天地机。地星胜之不降，义详下文。

④高士宗《黄帝素问直解》气交有变，是谓天地之机。天地机，旋转者也。今但欲降而不得降者，乃地司窒刑之，有如前篇所云也。

⑤孟景春等《黄帝内经素问译释》岐伯说：你问得很高明，能够明白道理了！天地之气的交替有变化，这是天地运转的机理，但是要降而不得降的，是地窒的相克。

⑥张灿玾等《黄帝内经素问校释》天地机：高士宗注"气交有变是谓天地之机。天地机，旋转者也"。地窒刑之：即上篇所谓木欲降而地晶窒抑之，火欲降而地玄窒抑之，土欲降而地苍窒抑之，金欲降而地彤窒抑之，水欲降而地阜窒抑之的意思。刑，指胜气不退，有如刑罚。

岐伯说：你提的问题很高明啊！必须明白其中的道理。气交所以发生一定的变化，乃是天地运转固有的机制，气欲降而不得降的，是由于地之五气窒抑相胜所致。

⑦王洪图等《黄帝内经素问白话解》岐伯说：您问得真高明啊！真不愧是深明事理的圣人！气交不断变化是由天地运转固有的规律所决定的。天气欲降而不能降是因为地气阻滞的缘故。

（3）又有五运太过，而先天而至者，即交不前，但欲升而不得其升，中运抑之，但欲降而不得其降，中运抑之。

①正统道藏《黄帝内经素问遗篇》运逢阳年于有司之至也，至后交胜而不过。木欲升而中见金运胜之，二火欲升而中见水运胜之，土欲升而中见木运胜之，金欲升而中见火运胜之，水欲升而中见土运胜之者，皆遇运太过，早至其中而先于气交，而抑之不前者也。然五运逢太过而先至其中，故降而不下，中运刑之，抑之不前也。

②马莳《黄帝内经素问注证发微》此句未具体注释，总体概括此段为：此明气交有变之义，即升降不前之谓也。

③张介宾《类经》五阳年中运太过，亦能抑升降之气。甲年土运太过，能抑水之升降。丙年水运太过，能抑二火之升降。戊年火运太过，能抑金之升降。庚年金运太过，能抑木之升降。壬年木运太过，能抑土之升降。

④高士宗《黄帝素问直解》又有五运之气太过，先天而至者，夫五运太过则上下受制，即气交亦不前矣。有但欲升而不得其升，乃中运制抑之，有但欲降而不得其降，亦中运制抑之。

⑤孟景春等《黄帝内经素问译释》又有五运太过，而其气先节气而至的，气交就不能前进，要升的不能升，是由于中运的阻抑，或者要降的不能降，亦是由于中运的阻抑。

⑥张灿玾等《黄帝内经素问校释》但欲升……中运抑之：《类经》二十八卷第三十八注"甲年土运太过，能抑水之升降；丙年水运太过，能抑二火之升降；戊年火运太过，能抑金之升降；庚年金运太过，能抑木之升降，壬年木运太过，能抑土之升降"。

又有五运之气太过，先天时而至，使气交升降不前。岁气但欲升而不能升，是受中运的阻抑，但欲降而不得降，也是受中运的阻抑。

⑦王洪图等《黄帝内经素问白话解》在五运太过的年份，主岁之气比正常的季节先到，则气交变化不能正常进行。地气欲升而不能升是因为主岁的中运之气阻滞的缘故；天气欲降而不得降也是由于中运之气阻滞引起的。

（4）于是有升之不前，降之不下者，有降之不下，升而至天者，有升降俱不前，作如此之分别，即气交之变。变之有异，常各各不同，灾有微甚者也。

①正统道藏《黄帝内经素问遗篇》是故上下，天地之升降，交气有天窒、地窒之胜克，中运抑伏浅深，是故民病微甚异尔也。

②马莳《黄帝内经素问注证发微》此句未具体注释，总体概括此段为：此明气交有变之义，即升降不前之谓也。

③张介宾《类经》有天星窒于上者，有地气窒于下者，有中运抑于中者。凡此

三者之分,则气交之变各各不同,而灾有微甚矣。

④高士宗《黄帝素问直解》于是有升之不前,降之不下者矣,有降之不下,升而至天者矣。由此推之,有升之不前,降而至地者矣。不言者省文也。又有升降俱不前者矣。作如此之分别,即气交之变,变之有异常,各各不同,而灾因有微甚者也。

⑤孟景春等《黄帝内经素问译释》于是有的升之不前,有的降之不下,有的降之不下升而至天的,有的升降俱不前的,能作出这样的区别,就可以了解气交的变化。异常的变化,常各不相同,给予万物和人们的灾害,也就有轻有重了。

⑥张灿玾等《黄帝内经素问校释》即气交之变……灾有微甚者也:《类经》二十八卷第三十八注"有天星窒于上者,有地气窒于下者,有中运窒于中者,凡此三者之分,则气交之变,各各不同,而灾有微甚矣"。指天气、地气、中运之气,均可阻抑,使气交发生变化,而其灾害则各有微甚的不同。

于是有升之不前的,有降之不下的,有降之不下而升者至天的,有升降俱不得前进的,做出这样的分别,乃是由于在气交的各种变化中,异常的变化,各不相同,因此,发生的灾害也就有轻有重了。

⑦王洪图等《黄帝内经素问白话解》于是出现了有欲升而不得升的,有欲降而不得降的,或有虽不得下降但却能上升至天的,也有升降都不能进行的等不同的情况。以上这些都是使气交发生变异的内在原因。由于气交变异的情况不同,所以它们所造成的灾害也就有轻重的差别。

## 第三解

### (一)内经原文

帝曰:愿闻气交遇会胜抑之由,变成民病,轻重何如? 岐伯曰:胜相会,抑伏使然。是故辰戌之岁,木气升之,主逢**天柱**,胜而不前;又遇庚戌,金运先天,中运胜之,忽然不前。木运[注1]升天,金乃抑之,升而不前,即清生风少,肃杀于春,露霜复降,草木乃萎。民病温疫早发,咽嗌乃干,四肢满[注2],肢节皆痛;久而化郁,即大风摧拉,折陨鸣紊。民病卒中偏痹,手足不仁。

[注1]运:郭霭春《黄帝内经素问校注》、孟景春等《黄帝内经素问译释》、王洪图等《黄帝内经素问白话解》、1963 人卫版《黄帝内经素问》、正统道藏《黄帝内经素问遗篇》、马莳《黄帝内经素问注证发微》此处为"木运升天";张灿玾等《黄帝内经素问校释》此处为"木欲升天",其注本文乃论述木气升之不前的问题,与木运无关,且"木运升天",亦无此说,故参考后文,改"运"为"欲"。

[注2]四肢满:郭霭春《黄帝内经素问校注》、孟景春等《黄帝内经素问译释》、王洪图等《黄帝内经素问白话解》、马莳《黄帝内经素问注证发微》、1963 人卫版《黄帝内经素问》、正统道藏《黄帝内经素问遗篇》此处为"四肢满";张灿玾等《黄帝内经素问校释》此处为"两胁满",其注据下文君火升之不前有"心神惊悸"证,太阳不升之前有"胀满"证等证之,此木气升之不前,当作"两胁满",故据改。

### (二)字词注释

(1)伏

①正统道藏《黄帝内经素问遗篇》胜伏抑之成郁者。

②马莳《黄帝内经素问注证发微》此字未具体注释。

③张介宾《类经》伏。

④高士宗《黄帝素问直解》伏。

⑤孟景春等《黄帝内经素问译释》折伏成郁。

⑥张灿玾等《黄帝内经素问校释》伏。

⑦王洪图等《黄帝内经素问白话解》阻滞抑郁。

（2）天柱

①正统道藏《黄帝内经素问遗篇》天柱金司天。

②马莳《黄帝内经素问注证发微》此词未具体注释。

③张介宾《类经》天柱。

④高士宗《黄帝素问直解》天柱。

⑤孟景春等《黄帝内经素问译释》金星的别名，此处代表在天的金气。

⑥张灿玾等《黄帝内经素问校释》天柱金气。

⑦王洪图等《黄帝内经素问白话解》金气过胜。

（三）语句阐述

（1）帝曰：愿闻气交遇会胜抑之由，变成民病，轻重何如？岐伯曰：胜相会，抑伏使然。

①正统道藏《黄帝内经素问遗篇》欲明其变病本源之证也。六气升降，乃经论之道也，气交之常也，遇会之不常，而相投之，胜伏抑之成郁者也。

②马莳《黄帝内经素问注证发微》此句未具体注释，总体概括此段为：此承上文而论升之所以不前则成五郁，当有天时民病之异也。

③张介宾《类经》六气有遇有会，有胜有抑，则抑伏者为变。

④高士宗《黄帝素问直解》承五运太过，中运抑之，及灾有微甚之言而复问也。始焉受制，既乃复也，故胜相会，乃抑伏使然。

⑤孟景春等《黄帝内经素问译释》黄帝道：望你讲一讲天地气交相遇相会相克相抑的原因，变化导致人们疾病，其病情轻重是怎样的？岐伯说：气交逢到胜气相会时，就要折伏成郁了。

⑥张灿玾等《黄帝内经素问校释》遇会胜抑：《类经》二十八卷第三十八注"六气有遇、有会、有胜、有抑，则抑伏者为变。"

黄帝说：我想听听关于气交相遇相会相胜相抑的原因，变而为疾，其病情轻重是怎样的呢？岐伯说：气交有胜气相会时，就可以抑伏而使气交有变。

⑦王洪图等《黄帝内经素问白话解》黄帝说：我想听听关于气交相遇、相会、相胜、相抑的原因，以及这些变化使人们生病的病情轻重是怎样的？岐伯说：胜气相会就能引起阻滞抑郁，而使气交发生变异。

（2）是故辰戌之岁，木气升之，主逢天柱，胜而不前；又遇庚戌，金运先天，中运胜之，忽然不前。木运升天，金乃抑之，升而不前，即清生风少，肃杀于春，露霜复降，草木乃萎。

①正统道藏《黄帝内经素问遗篇》辰戌之岁,太阳迁正作司天也。即厥阴作地而作右间,至此岁而升天作左间也。又遇司天,深计算位至天柱窒也。木欲升,天柱金司天,土胜之不前也。庚年金运先天,至次后十三日始交,司天欲升而金运抑之也。或上见天柱窒,或中见金运也。至天得左间日,乃发作也。

②马莳《黄帝内经素问注证发微》此句未具体注释,总体概括此段为:此承上文而论升之所以不前则成五郁,当有天时民病之异也。

③张介宾《类经》辰戌岁,太阳当迁正司天,而厥阴风木,以上年在泉之右间,当升为今岁司天之左间,故畏天柱,金星胜之也。庚以阳金有余,其气先天而至,岁运遇之,又能胜木也。庚戌庚辰皆同。清生风少等候,金胜木衰之化也。

④高士宗《黄帝素问直解》是故辰戌之岁,太阳司天,厥阴木气升为左间,主逢天柱,则金星胜,而木不前。又遇庚戌,庚为金运,故金运先天,化运在中,故中运升之。有所制胜,则忽然不前。夫木运欲升天。金气乃抑之,则升而不前。盖金为清肃之气,木为风动之气,故即清气生而风气少。肃杀之气行于春,则露霜复降,草木乃萎。

⑤孟景春等《黄帝内经素问译释》天柱:金星的别名,此处代表在天的金气。

因此辰戌之年,厥阴木气当从在泉之右间,上升为司天之左间,若遇到在天的金气过胜,木气不能前进;又若遇到庚戌之年,金运之气先天时而至,金胜克木,使木气不能前进。木气本来是要上升的,却碰到在天的金气和中见金运的抑制,木气就不能上升和前进,于是发生清凉之气,风气反而减少,春天见到秋令肃杀之气,天降霜露,草木枯萎。

⑥张灿玾等《黄帝内经素问校释》辰戌之岁……胜而不前:辰戌年为太阳寒水司天,厥阴风木之气,应从上年在泉的右间,升为本年司天的左间,若遇到天柱金气胜而克木,则木气升之不前。又遇庚戌……忽然不前:天干庚年为金运太过,地支戌年为太阳寒水司天,厥阴风木之气,应从上年在泉的右间,升为本年司天的左间,遇到金运太过,先天时而至,胜而克木,则木气亦必升之不前。

因此在辰戌之年,厥阴风木应从上年在泉的右间,升为本年司天的左间,若遇到天柱金气过胜,则木气升之不前。又若遇到庚戌年,金运之气先天时而至,中运之胜气,乃使木气忽然升之不前。木气欲升天,金气抑制之,升而不前,则发生清凉之气,风气反而减少,肃杀之气行于春季,露霜再次降下,草木因而枯萎。

⑦王洪图等《黄帝内经素问白话解》具体例如:辰年、戌年,太阳寒水司天,厥阴风木应从上一年在泉的右间,上升为本年司天的左间。但如果遇到金气过胜,则木气被阻抑而不得上升。又遇到庚戌年,庚年为金运太过,所以金气在节令之前到来,中运的金气过胜,则木气也会受到抑郁,使木气不能前进。欲上升的木气受到金气的抑制而不能上升,如此,即便是在春天,因为温暖的风木之气不足,也会出现清凉肃杀的景象,霜露再次下降,草木因而枯萎。

(3)民病温疫早发,咽嗌乃干,四肢满,肢节皆痛;久而化郁,即大风摧拉,折陨鸣紊。民病卒中偏痹,手足不仁。

①正统道藏《黄帝内经素问遗篇》至天得左间日,乃发作也。青埃见时,风疫乃作,民反张肢体直强,治之达三俞也。

②马蒔《黄帝内经素问注证发微》此句未具体注释,总体概括此段为:此承上文而论升之所以不前则成五郁,当有天时民病之异也。

③张介宾《类经》金气肃杀于春,阴盛抑扬,故民病为温疫节痛等证。木郁既久,其极必发,故为大风摧拉等变,而民病为中风等证也。

④高士宗《黄帝素问直解》支,肢同,卒,音促,下俱同,中,去声。

民病瘟疫早发,咽嗌乃干,燥金胜也。四肢满,肢节皆痛,风木病也。久而化郁,木先郁而后发也。木郁而发,即大风摧拉,折陨鸣紊,民病卒中偏痹,手足不仁,风病也。

⑤孟景春等《黄帝内经素问译释》人们易患温疫早发,咽喉发干,四肢胀满,肢节都痛,但木郁既久,必定化郁为通,大风怒吼,拔倒树木,声音紊乱。在人们的疾病,也要发现猝中,半身麻痹,手足不仁。

⑥张灿玾等《黄帝内经素问校释》人们易患温疫早发,咽喉干燥,两胁胀满,肢节皆痛等病。木气不升,久而化为郁气,郁极则发,就要出现大风摧拉折损,鸣声紊乱。人们易患卒中,半身麻痹,手足不仁等病。

⑦王洪图等《黄帝内经素问白话解》温疫病提前发生,表现为咽喉干燥、四肢肿胀、关节疼痛等症状。风木之气被郁太久就会发作,而出现狂风呼啸、摧毁折断损伤万物。人们易患卒然中风、半身不遂、手足不仁等病证。

## 第四解

（一）内经原文

是故巳亥之岁,君火升天,主室天蓬,胜之不前;又厥阴未迁正[注],则少阴未得升天,水运以至其中者,君火欲升,而中水运抑之,升之不前,即清寒复作,冷生旦暮。民病**伏阳**,而内生烦热,心神惊悸,寒热间作;日久成郁,即暴热乃至,**赤风肿翳**,化疫。温疠暖作,赤气彰而化火疫。皆烦而躁渴,渴甚,治之以泄之可止。

[注]厥阴未迁正:郭霭春《黄帝内经素问校注》、1963人卫版《黄帝内经素问》、正统道藏《黄帝内经素问遗篇》此处为"厥阴木迁正";孟景春等《黄帝内经素问译释》、张灿玾等《黄帝内经素问校释》、王洪图等《黄帝内经素问白话解》、马蒔《黄帝内经素问注证发微》此处为"厥阴未迁正"。

（二）字词注释

（1）伏阳

①正统道藏《黄帝内经素问遗篇》此词未具体注释。

②马蒔《黄帝内经素问注证发微》此词未具体注释。

③张介宾《类经》热郁不散。

④高士宗《黄帝素问直解》伏阳。

⑤孟景春等《黄帝内经素问译释》阳气遏伏。

⑥张灿玾等《黄帝内经素问校释》阳气伏郁于内。

⑦王洪图等《黄帝内经素问白话解》阳气内郁藏伏。

（2）赤风肿翳

①正统道藏《黄帝内经素问遗篇》此词未具体注释。

②马莳《黄帝内经素问注证发微》此词未具体注释。

③张介宾《类经》温瘴。

④高士宗《黄帝素问直解》赤风瞳翳，火风交炽，目不明也。

⑤孟景春等《黄帝内经素问译释》风火之气聚积覆盖于上。

⑥张灿玾等《黄帝内经素问校释》火热的风气聚积掩盖。肿，《释名》"肿，钟也。寒热气所钟聚也。"翳，《杨子方言》"翳，掩也。"注："谓掩覆也。"

⑦王洪图等《黄帝内经素问白话解》赤风瞳翳。

（三）语句阐述

（1）是故巳亥之岁，君火升天，主窒天蓬，胜之不前。又厥阴未迁正，则少阴未得升天，水运以至其中者，君火欲升，而中水运抑之，升之不前，即清寒复作，冷生旦暮。

①正统道藏《黄帝内经素问遗篇》君火以在地三年，至巳亥之岁，少阴升天作左间也，此可定之也。天蓬水司水，《天元册》用除算至坎官，除其数者，即天蓬窒作主司，故水窒胜也。即天蓬水司胜，即或水运抑之。二七日不降，以为日久也。

②马莳《黄帝内经素问注证发微》此句未具体注释，总体概括此段为：此承上文而论升之所以不前则成五郁，当有天时民病之异也。

③张介宾《类经》巳亥岁，厥阴当迁正司天，而少阴君火，以上年在泉之右间，当升为新岁司天之左间，故畏天蓬，水星胜之也。巳亥阴年，气多不及，故凡司天厥阴不得迁正，则左间少阴亦不得其位，而阳年则不然也。后仿此。辛巳辛亥，皆水运之不及者，而亦能制抑君火，以巳亥阴年，气本不及，则弱能制弱。然或以天蓬窒之，或以水运抑之，有一于此，皆能胜火不前也。后仿此。天蓬水胜，火升不前，故气候清寒。

④高士宗《黄帝素问直解》巳亥厥阴司天，则少阴君火升为左间，主窒天蓬，则水星胜而火不前。又厥阴司天未迁正，则少阴未得升天矣。若水运以至其中者，君火欲升，而中水运抑之也。升之不前，即清寒复作，冷生旦暮，水气胜也。

⑤孟景春等《黄帝内经素问译释》天蓬：水星的别名，此处代表在天的水气。

所以巳亥之年，少阴君火应从在泉之右间，上升为司天之左间，若遇到在天的水气过胜，火气不能前进；又若厥阴木气未得迁正中位，那么少阴更不能上升，再因水运在中，君火要升，受了水运的抑制，而升之不前，因此在气候方面仍是清冷，早上和晚间更甚。

⑥张灿玾等《黄帝内经素问校释》巳亥之岁……胜之不前：巳亥之年，为厥阴风木司天，少阴君火之气，应从上年在泉的右间，升为木年司天的左间，若遇到天蓬

水气太过,胜而克火,则火气升之不前。又厥阴未迁正……水运以至其中者:凡辛巳、辛亥年,天干辛为水运不及,巳亥年厥阴风木司天,少阴君火之气,应从上年在泉的右间,升为本年司天的左间,若遇水运之气先时已至,也可以使少阴君火升之不前。中水运抑之:《类经》二十八卷第三十八注"辛巳、辛亥,皆水运之不及者,而亦能制抑君火,以巳亥阴年,气本不及,则弱能制弱,然或以天蓬窒之,或以水运抑之,有一于此,皆能胜火不前也。后放此"。

因此在巳亥之年,少阴君火应从上年在泉的右间,升为本年司天的左间,若遇到天蓬水气过胜,则君火升之不前。又若遇到厥阴司天,未得迁居于正位,则少阴君火也就不能升于司天的左间,这是由于水运在中间阻抑所致。少阴君火欲升为司天的左间,受到水运的阻抑,而升之不前,则清凉寒冷的气候再度发作,早晚都有冷气发生。

⑦王洪图等《黄帝内经素问白话解》巳午、亥午,厥阴风木司大,少阴君火应从上一年在泉的右间,上升为本年司天的左间。但如果遇到水气过胜,则火之气被阻抑而不得上升。又遇到厥阴司天之气不能迁居正位,则少阴君火也不能上升到司天的左间,这是因为主岁的水运太过在中间阻抑造成的。少阴君火欲升为司天的左间,受到水寒之气的阻抑而不能上升,就出现清凉寒冷的气候再度到来,尤其是在早晚寒气更甚。

(2)民病伏阳,而内生烦热,心神惊悸,寒热间作;日久成郁,即暴热乃至,赤风肿翳,化疫。

①正统道藏《黄帝内经素问遗篇》二七日不降,以为日久也。至天作左间日乃作也,民病伏热内烦,痹而生厥,甚则血溢也。

②马莳《黄帝内经素问注证发微》此句未具体注释,总体概括此段为:此承上文而论升之所以不前则成五郁,当有天时民病之异也。

③张介宾《类经》民病则热郁不散。火郁之发,故暴热至而民为疫疠温瘴等病。

④高士宗《黄帝素问直解》民病伏阳,而内生烦热,火气郁也。心神惊悸,火气虚也。寒热间作,水火相争也。日久成郁,郁而乃发,即暴热乃至矣。赤风火风也,赤风瞳翳,火风交炽,目不明也。

⑤孟景春等《黄帝内经素问译释》肿:原作"瞳",据《素问注证发微》改。

人们多病阳气遏伏,内热烦闷,心神惊悸,寒热交作;日久成郁,一旦开通,气候陡然转为暴热,风火之气聚积覆盖于上,容易化成疫疠。

⑥张灿玾等《黄帝内经素问校释》赤风肿翳:火热的风气聚积掩盖。肿,《释名》"肿,钟也。寒热气所钟聚也。"翳,《杨子方言》"翳,掩也。"注:"谓掩覆也。"

人们易患阳气伏郁于内,而生烦热,心神惊悸,寒热交作等病。君火不升,久而化为郁气,郁极则发,就要出现暴热发作,火热之风气聚积覆盖于上,化为疫气。

⑦王洪图等《黄帝内经素问白话解》人们易患阳气内郁藏伏,烦热内生、心神

惊悸、寒热交作等病证。君火之气抑郁太久就会发作，而出现暴热、赤风瞳翳，甚至发生疫病流行，温病与疫病都是因为气候暴热引起的。

（3）温疠暖作，赤气彰而化火疫。皆烦而躁渴，渴甚，治之以泄之可止。

①正统道藏《黄帝内经素问遗篇》至天作左间日乃作也，民病伏热内烦，痹而生厥，甚则血溢也。

②马莳《黄帝内经素问注证发微》此句未具体注释，总体概括此段为：此承上文而论升之所以不前则成五郁，当有天时民病之异也。

③张介宾《类经》火郁之发，故暴热至而民为疫疠温瘴等病。泄去其火热，病可止矣。

④高士宗《黄帝素问直解》化疫温疠，先病疫，后病疠也，疠为温疠，则疫为火疫，故又曰暖作赤气瘴，而化火疫。温疠火疫，均为热病，故皆烦而燥渴，渴甚治之以泄之可止，谓泄其火也。

⑤孟景春等《黄帝内经素问译释》大凡温病疫疠，都是因暖而作，赤色之气显著，就化成火疫。病者都见心烦躁动口渴，口渴很厉害的，用清泄的方法治疗，则诸症可止。

⑥张灿玾等《黄帝内经素问校释》温疠暖作：指温疠病在气候温暖时发作。原注："至天作左间日乃作。"

温疠逢温暖之时乃作，由于火气暴露化为火疫，则可发生心烦而躁动口渴等症，渴甚的，可以泻其火热，则诸证可止。

⑦王洪图等《黄帝内经素问白话解》因为火热之气亢胜，所以火疫流行，出现烦躁、口渴等症状。口渴严重者，用清热泻火的方法治疗，疾病就可以得到控制。

## 第五解

（一）内经原文

是故子午之岁，太阴升天，主窒天冲，胜之不前；又或遇壬子，木运先天而至者，中木运[注]抑之也，升天不前，即风埃四起，时举埃昏，雨湿不化。民病风厥**涎潮**，**偏痹**不随，胀满；久而伏郁，即黄埃化疫也。民病夭亡，脸肢府黄疸满闭。湿令弗布，雨化乃微。

[注]运：郭霭春《黄帝内经素问校注》、孟景春等《黄帝内经素问译释》、张灿玾等《黄帝内经素问校释》、马莳《黄帝内经素问注证发微》此处为"运"，其中马莳注原作"遇"，《素问遗篇》及张马合注本同，考上节原文云"但欲升而不得其升，中运抑之，但欲降而不得其降，中运抑之"。则"遇"乃"运"字形近致误，故据《素问》金刻本及《医部全录》原文改；王洪图等《黄帝内经素问白话解》、1963人卫版《黄帝内经素问》、正统道藏《黄帝内经素问遗篇》此处为"遇"。

（二）字词注释

（1）涎潮

①正统道藏《黄帝内经素问遗篇》此词未具体注释。

②马莳《黄帝内经素问注证发微》此词未具体注释。

③张介宾《类经》肝强脾病。

④高士宗《黄帝素问直解》风厥延潮,风湿病也。

⑤孟景春等《黄帝内经素问译释》口涎上涌如潮。

⑥张灿玾等《黄帝内经素问校释》涎液上涌如潮。

⑦王洪图等《黄帝内经素问白话解》痰涎上涌。

（2）偏痹

①正统道藏《黄帝内经素问遗篇》此词未具体注释。

②马莳《黄帝内经素问注证发微》此词未具体注释。

③张介宾《类经》肝强脾病。

④高士宗《黄帝素问直解》偏痹。

⑤孟景春等《黄帝内经素问译释》半身不遂。

⑥张灿玾等《黄帝内经素问校释》半身麻痹。

⑦王洪图等《黄帝内经素问白话解》半身麻痹不遂。

（三）语句阐述

（1）是故子午之岁,太阴升天,主窒天冲,胜之不前。又或遇壬子,木运先天而至者,中木运抑之也,升天不前,即风埃四起,时举埃昏,雨湿不化。

①正统道藏《黄帝内经素问遗篇》太阴在地二年毕,一年乃升天,作少阴之左间也,此即定矣。其天冲窒,至有法,即不可前定之也。如会天冲窒,即土不可便升之也,故曰升之不前也。木升于大寒之日也,木早至十三日上,故升或遇此二木抑之者,土迁抑甚,而病深之也。即十日不升者,至以为日久也。

②马莳《黄帝内经素问注证发微》此句未具体注释,总体概括此段为:此承上文而论升之所以不前则成五郁,当有天时民病之异也。

③张介宾《类经》子午年,少阴当迁正司天,而太阴湿土,以上年在泉之右间,当升为新岁少阴之左间,故畏天冲,木星胜之也。壬以阳木有余,其气先天而至,岁运遇之,乃能胜土,壬子壬午皆同。土郁不前,木之胜也,故在天则风起、雨湿不化。

④高士宗《黄帝素问直解》子午之岁,少阴司天,则太阴土气升为左间。主窒天冲,则木星胜而土不前。又或遇壬子,壬为木运,木运先天而至者,则中木运抑之也。太阴升天不前,即风埃四起,时举埃昏,风气胜也。雨湿不化,土气虚也。

⑤孟景春等《黄帝内经素问译释》天冲:木星的别名,此处代表在天之木气。

所以子午之年,太阴湿土当从在泉之右间,上升为司天之左间,若遇到在天木气过胜,土气不能前进;又若遇到壬子木运太过,其气先天时而至,则土被木克,窒而不前,就要风尘四起,天昏地暗,没有雨水下降。

⑥张灿玾等《黄帝内经素问校释》子午之岁……胜之不前:子午年为少阴君火司天,太阴湿土之气,应从上年在泉的右间,升为本年司天的左间,若遇到天冲木气太过,胜而克土,则土气升之不前。又或遇壬子……中木运抑之也:天干壬为木运太过,地支子年为少阴君火司天,太阴湿土之气,应从上年在泉的右间,升为本年司

天的左间,木运太过,先天时而至,胜而克土,则土气亦必升之不前。

因此在子午年,太阴湿土应从上年在泉的右间,升为本年司天的左间,若遇到天冲木气过胜,则土气升之不前。又若遇到壬子年,木运之气先天时而至,中运木气阻抑土气。土气升天不前,则风土埃尘四起,时常有埃尘昏暗,雨湿之气不得布化。

⑦王洪图等《黄帝内经素问白话解》子年、午年,少阴君火司天,太阴湿土应从上一年在泉的右间,上升为本年司天的左间。如果遇到木气过胜,则太阴湿土之气被阻抑而不得上升。又遇到壬子年,木运太过,因而风木之气在节令之前到来,中运木气过胜,也会阻抑湿土之气使它不能上升为司天的左间。木气过胜而土气受制,会出现风起尘扬,天昏地暗,湿气不能布散,雨水难以下降。

(2)民病风厥涎潮,偏痹不随,胀满。

①正统道藏《黄帝内经素问遗篇》即十日不升者,至以为日久也。

②马莳《黄帝内经素问注证发微》此句未具体注释,总体概括此段为:此承上文而论升之所以不前则成五郁,当有天时民病之异也。

③张介宾《类经》土郁不前,木之胜也,在民则肝强脾病。

④高士宗《黄帝素问直解》民病风厥延潮,风湿病也。偏痹不随,胀满,亦风湿病也。

⑤孟景春等《黄帝内经素问译释》风厥:厥之由于风者,叫"风厥"。涎潮:口涎上涌如潮。

人们要生风厥、涎潮、半身不遂、胀满等病;土气久郁,郁极则发就要化成疫疠。

⑥张灿玾等《黄帝内经素问校释》涎潮:涎液上涌如潮。

人们易患风厥,涎液上涌,半身麻痹不随,腹部胀满等病。

⑦王洪图等《黄帝内经素问白话解》人们易患风厥、痰涎上涌、半身麻痹不遂、胸腹胀满等病证。

(3)久而伏郁,即黄埃化疫也。民病夭亡,脸肢府黄疸满闭。湿令弗布,雨化乃微。

①正统道藏《黄帝内经素问遗篇》即十日不升者,至以为日久也。间气上郁之大疫也。黄埃起而黄风化疫,皆肢体痛而口苦者也。

②马莳《黄帝内经素问注证发微》此句未具体注释,总体概括此段为:此承上文而论升之所以不前则成五郁,当有天时民病之异也。

③张介宾《类经》土主脾胃,胃气受抑,故至夭亡。脸为阳明之经,四肢皆主于脾,府言大肠小肠,皆属于胃,故为黄疸满闭等证。湿令弗布,皆土郁之化。

④高士宗《黄帝素问直解》久而伏郁,郁乃发,即黄埃化疫也。民病夭亡,脸肢府黄疸,满闭,湿令弗布,雨化乃微,土疫病也。

⑤孟景春等《黄帝内经素问译释》人们多病夭折,脸部和四肢发黄,成为黄疸,六腑亦胀满闭塞。在气候上,湿令未能布化,雨水就很少下降。

⑥张灿玾等《黄帝内经素问校释》脸肢府黄疸满闭：《类经》二十八卷第三十八注"脸为阳明之经，四肢皆主于脾，府言大肠小肠皆属于胃，故为黄疸满闭等症"。

土气不升，久而化为郁气，郁极则发，就要发生土气尘埃化为疫病，人们患病容易猝然死亡，易患面部四肢六腑胀满闭塞黄疸等病，湿气不能布化，雨水就要减少。

⑦王洪图等《黄帝内经素问白话解》湿土之气被郁太久就会发作，因而天空中出现黄色尘埃，变成土疫，使人们患病，短命而亡，病人脸及四肢的皮肤发生黄疸，肠胃胀满闭塞不通。湿土之气不能发挥作用，就会雨水减少。

## 第六解

### （一）内经原文

是故丑未之年，少阳升天，主窒天蓬，胜之不前；又或遇太阴未迁正者，即少阴[注1]未升天也，水运以至者，升天不前，即**寒雾**反布，凛冽如冬，水复涸，冰再结，**暄暖**乍作，冷复布之，寒暄不时。民病伏阳在内，烦热生中，心神惊骇，寒热间争；以久**成郁**[注2]，即暴热乃生，赤风气瞳翳[注3]，化成疫疠[注4]，乃化作伏热内烦，痹而生厥，甚则血溢[注5]。

[注1]少阴：郭霭春《黄帝内经素问校注》、张灿玾等《黄帝内经素问校释》、王洪图等《黄帝内经素问白话解》、1963人卫版《黄帝内经素问》、马莳《黄帝内经素问注证发微》此处为"少阳"；孟景春等《黄帝内经素问译释》、正统道藏《黄帝内经素问遗篇》此处为"少阴"。

[注2]以久成郁：郭霭春《黄帝内经素问校注》、王洪图等《黄帝内经素问白话解》、1963人卫版《黄帝内经素问》此处为"以成久郁"；孟景春等《黄帝内经素问译释》、张灿玾等《黄帝内经素问校释》、正统道藏《黄帝内经素问遗篇》、马莳《黄帝内经素问注证发微》此处为"以久成郁"。

[注3]赤风气瞳翳：郭霭春《黄帝内经素问校注》、王洪图等《黄帝内经素问白话解》、1963人卫版《黄帝内经素问》、正统道藏《黄帝内经素问遗篇》、马莳《黄帝内经素问注证发微》此处为"赤风气瞳翳"；孟景春等《黄帝内经素问译释》此处为"赤风肿翳"；张灿玾等《黄帝内经素问校释》此处为"赤风气肿翳"。

[注4]化成疫疠：郭霭春《黄帝内经素问校注》、张灿玾等《黄帝内经素问校释》、王洪图等《黄帝内经素问白话解》、1963人卫版《黄帝内经素问》、正统道藏《黄帝内经素问遗篇》、马莳《黄帝内经素问注证发微》此处为"化成郁疠"；孟景春等《黄帝内经素问译释》此处为"化成疫疠"。

[注5]甚则血溢：郭霭春《黄帝内经素问校注》、张灿玾等《黄帝内经素问校释》、王洪图等《黄帝内经素问白话解》、1963人卫版《黄帝内经素问》、正统道藏《黄帝内经素问遗篇》、马莳《黄帝内经素问注证发微》此处为"甚则血溢"；孟景春等《黄帝内经素问译释》此处为"其则血溢"。

### （二）字词注释

（1）寒雾

①正统道藏《黄帝内经素问遗篇》此词未具体注释。

②马莳《黄帝内经素问注证发微》此词未具体注释。

③张介宾《类经》此词未具体注释。

④高士宗《黄帝素问直解》"雾"，寒零。

⑤孟景春等《黄帝内经素问译释》寒冷的雾露。

⑥张灿玾等《黄帝内经素问校释》寒冷的雾露。

⑦王洪图等《黄帝内经素问白话解》寒冷的雾气。

（2）暄暖

①正统道藏《黄帝内经素问遗篇》此词未具体注释。

②马莳《黄帝内经素问注证发微》此词未具体注释。

③张介宾《类经》此词未具体注释。

④高士宗《黄帝素问直解》暄暖。

⑤孟景春等《黄帝内经素问译释》天暑地热。

⑥张灿玾等《黄帝内经素问校释》温暖。

⑦王洪图等《黄帝内经素问白话解》温热。

（三）语句阐述

（1）是故丑未之年，少阳升天，主窒天蓬，胜之不前；又或遇太阴未迁正者，即少阴未升天也，水运以至者，升天不前，即寒雾反布，凛冽如冬，水复涸，冰再结，暄暖乍作，冷复布之，寒暄不时。

①正统道藏《黄帝内经素问遗篇》少阴在地三年毕，至此岁升天，作太阴左间也，此可前定之也。天蓬失算位，取之法不定也。或遇之者，即水运之可升之于火，故不可便升也。即升天不前者，有此二抑之者也。二七不降，以为日久也。

②马莳《黄帝内经素问注证发微》此句未具体注释，总体概括此段为：此承上文而论升之所以不前则成五郁，当有天时民病之异也。

③张介宾《类经》丑未年，太阴当迁正司天，而少阳相火，以上年在泉之右间，当升为新岁太阴之左间，故畏天蓬，水胜也。丑未阴年不及，故太阴司天或未迁正，则少阳左间亦不得其位。辛丑辛未，皆水运之年，又遇天蓬，则相火被抑，升天不前，其气令民病，较前已亥年君火不升者尤甚。

④高士宗《黄帝素问直解》丑未之年，太阴司天，少阳相火升为左间，主窒天蓬，水星胜之，火气不前。又或遇太阴未迁正者，即少阴未升天也。辛为水运，水运以至者，则火气升天不前，即寒雾反布，凛冽如冬，水涸而冰再结，水气胜也。暄暖乍作，冷复布之，寒胜热也。乍暄乍寒，故寒暄不时。

⑤孟景春等《黄帝内经素问译释》寒雾：寒冷的雾露。

所以丑未之年，少阳相火当由在泉之右间，上升为司天之左间，若遇到在天水气过胜，火气不能前进；又若遇到由去年未能退位的少阴，以致太阴不能就位，少阳亦无从升天；若逢水运抑制，亦不能升天而前进，这时反见霜雪雨露，寒冷如冬，河水干涸，或冻结成冰，有时忽然天暑地热，可是马上又转为寒冷逼人，气候寒暖不时。

⑥张灿玾等《黄帝内经素问校释》丑未之年……胜之不前：丑未年为太阴湿土司天，少阳相火之气，应从上年在泉的右间，升为本年司天的左间，若遇到天蓬水气太过，胜而克火，则火气升之不前。又或遇太阴未迁正者……水运以至者：凡辛丑、辛未年，天干辛为水运不及，丑未年太阴湿土司天，少阳相火之气，应从上年在泉的右间，升为本年司天的左间，若太阴湿土尚未迁正，水运已至而克火，则火气亦必升

之不前。

因此在丑未年，少阳相火应从上年在泉的右间，升为本年司天的左间，若遇到天蓬水气过胜，则少阳相火升之不前。又或遇到太阴司天，未得迁居于正位，则少阳相火也就不能升于司天的左间，这是由于水运已至而阻抑所致。少阳之气欲升为司天的左间，受到水运的阻抑升之不前，则寒冷的雾露反而布化，气候凛冽如似冬季，河水又干涸，冰冻再次凝结，突然出现温暖的气候，接着就有寒气的布化，忽冷忽热，发作不时。

⑦王洪图等《黄帝内经素问白话解》丑年、未年，太阴湿土司天，少阳相火应从上一年在泉的右间，上升为本年司天的左间。如果遇到水气过胜，则少阳相火之气被阻抑而不得上升。又遇到太阴湿土之气司天不能迁居正位，也会使少阳相火不能上升到司天的左间，这是因为主岁的水运已经到来，火受水制而被阻抑，不能进入正常的位置。相火受到寒水之气的抑制，因而出现寒冷的雾气布满天空，气候凛冽好像冬天，河水干涸，再次冰冻，偶然出现温热的气候，很快又变为寒气袭人，忽冷忽热，发作不时。

（2）民病伏阳在内，烦热生中，心神惊骇，寒热间争。

①正统道藏《黄帝内经素问遗篇》二七不降，以为日久也。

②马莳《黄帝内经素问注证发微》此句未具体注释，总体概括此段为：此承上文而论升之所以不前则成五郁，当有天时民病之异也。

③张介宾《类经》其气令民病，较前己亥年君火不升者尤甚。

④高士宗《黄帝素问直解》民病伏阳在内，至伏热内烦，与己亥之岁同。

⑤孟景春等《黄帝内经素问译释》人们生病大都是伏火在内，心中烦热，惊骇不安，寒热交作。

⑥张灿玾等《黄帝内经素问校释》人们易患阳气伏郁在内，烦热生于心中，心神惊骇，寒热交作等病。

⑦王洪图等《黄帝内经素问白话解》人们易患阳气内伏，烦热生于心中，心悸惊骇不安，寒热交作等病证。

（3）以久成郁，即暴热乃生，赤风气瞳翳，化成疫疠。乃化作伏热内烦，痹而生厥，甚则血溢。

①正统道藏《黄帝内经素问遗篇》二七不降，以为日久也。至天得位之日乃作。赤气生而化大疫，皆烦而大热，凉药不可制于火之郁，甚于君火，故厥乃血溢也。

②马莳《黄帝内经素问注证发微》此句未具体注释，总体概括此段为：此承上文而论升之所以不前则成五郁，当有天时民病之异也。

③张介宾《类经》此相火郁发为病，亦与前君火之郁者大同。

④高士宗《黄帝素问直解》民病伏阳在内，至伏热内烦，与己亥之岁同。寒制其热，水胜火虚，故痹而生厥，甚则血溢，火郁发也。

⑤孟景春等《黄帝内经素问译释》肿:原作"瞳",据《素问注证发微》改。疫疠:原作"郁疠",据《素问直解》改。

郁久必复,到了一定的时候,气候转为暴热,风火之气聚积覆盖于上,变生疫疠,于是有伏热内烦,四肢麻痹而厥冷,更严重的有出血的症状。

⑥张灿玾等《黄帝内经素问校释》相火不升,久而化为郁气,郁极则发,就要出现暴热之气,风火之气聚积覆盖于上,化为疫疠,变为伏热内烦,肢体麻痹而厥逆,甚则发生血液外溢的病变。

⑦王洪图等《黄帝内经素问白话解》少阳相火被抑阻日久,成为郁气,郁极而发作,出现暴热的气候,人们易患赤风、气肿、瞳翳,变成疫病。热气藏伏于体内而致心烦、肢体麻痹而厥冷,甚至发生出血等病证。

## 第七解

### (一)内经原文

是故寅申之年,阳明升天,主窒天英,胜之不前;又或遇戊申戊寅,火运先天而至;金欲升天,火运抑之,升之不前,即时雨不降,西风数举,**咸卤**燥生。民病上热,喘嗽,血溢;久而化郁,即白埃翳雾,清生杀气。民病胁满,悲伤,寒鼽嚏,嗌干,**手拆**皮肤燥。

### (二)字词注释

(1)咸卤

①正统道藏《黄帝内经素问遗篇》地咸卤生白,见硝而燥生也。

②马莳《黄帝内经素问注证发微》此词未具体注释。

③张介宾《类经》硝咸白见。

④高士宗《黄帝素问直解》咸卤。

⑤孟景春等《黄帝内经素问译释》此词未具体注释。

⑥张灿玾等《黄帝内经素问校释》气候干燥,使卤气生于地面,原注:"地咸卤生白见硝而燥生也。"

⑦王洪图等《黄帝内经素问白话解》西风数起,土地干燥而产生咸卤。

(2)手拆

①正统道藏《黄帝内经素问遗篇》此词未具体注释。

②马莳《黄帝内经素问注证发微》此词未具体注释。

③张介宾《类经》此词未具体注释。

④高士宗《黄帝素问直解》手折。

⑤孟景春等《黄帝内经素问译释》两手拆裂。

⑥张灿玾等《黄帝内经素问校释》手部拆裂。

⑦王洪图等《黄帝内经素问白话解》手皲裂。

（三）语句阐述

（1）是故寅申之年，阳明升天，主窒天英，胜之不前；又或遇戊申戊寅，火运先天而至；金欲升天，火运抑之，升之不前，即时雨不降，西风数举，咸卤燥生。

①正统道藏《黄帝内经素问遗篇》阳明在地三年毕，至此年升天，作少阳左间也，即经论中乃定矣。九窒随天数不足，金遇火窒之，可胜之，不可升天。太过岁未交司，运先至一十三日。此者遇一即不可升也，或二者同会，其抑大也。地咸卤生白，见硝而燥生也。

②马莳《黄帝内经素问注证发微》此句未具体注释，总体概括此段为：此承上文而论升之所以不前则成五郁，当有天时民病之异也。

③张介宾《类经》寅申年，少阳当迁正司天，而阳明燥金，以上年在泉之右间，当升为新岁司天之左间，故畏天英，火胜制之也。戊为阳火有余，其气先天而至，岁运遇之，亦抑阳明。燥金气郁于地，故时雨不降，硝咸白见而燥生。

④高士宗《黄帝素问直解》数音朔。

寅申之年，少阳司天，阳明金气升为左间，主窒天英，火星胜之，金气不前。又或遇戊申戊寅，火运先天而至，金欲升天，火运抑之，则升之不前矣。即时雨不降，火气胜也。西风数举，咸卤燥生，金气郁也。

⑤孟景春等《黄帝内经素问译释》天英：火星的别名，此处代表在天的火气。

所以寅申之年，阳明燥金应从在泉之右间，上升为司天之左间，若遇到在天火气过胜，金气不能前进；又若遇到戊申戊寅年，火运太过，其气先天时而止，金被火克，虽欲上升，仍然是不能前进，时雨就不能下降，西风时时怒吼，燥气也产生了。

⑥张灿玾等《黄帝内经素问校释》寅申之年……胜之不前：寅申年为少阳相火司天，阳明燥金之气，应从上年在泉的右间，升为本年司天的左间，若遇到天英火气太过，胜而克金，则金气升之不前。又或遇戊申戊寅，火运先天而至：天干戊年为火运太过，地支寅申为少阳相火司天，阳明燥金之气，应从上年在泉的右间，升为本年司天的左间，若火运太过，先天时而至，胜而克金，则金气欲升天，亦必受到火运的阻抑。咸卤燥生：气候干燥，使卤气生于地面，原注："地咸卤生白见硝而燥生也。"

因此在寅申年，阳明燥金应从上年在泉的右间，升为本年司天的左间，若遇到天英火气过胜，则金气升之不前。又或遇到戊申戊寅年，火运之气则先天时而至。金气欲升为司天之左间，中运之火阻抑之，金气升之不前，则应时之雨不得降下，西风频作，土地干燥，咸卤发生。

⑦王洪图等《黄帝内经素问白话解》寅年、申年，少阳相火司天，阳明燥金之气应从上一年在泉的右间，上升为本年司天的左间。如果遇火气过胜，则阳明燥金被阻抑而不得上升。又遇到戊申、戊寅年，戊为阳干，火运太过，所以火气在节令之前到来，中运的火气抑制金气使它不能上升为司天的左间。火胜而金气被抑制，就会出现雨水不能按时下降，西风数起，土地干燥而产生咸卤。

（2）即民病上热，喘嗽，血溢；久而化郁，即白埃翳雾，清生杀气。

①正统道藏《黄帝内经素问遗篇》四九不升，火为日久也。白埃起时，杀疫火生。

②马莳《黄帝内经素问注证发微》此句未具体注释，总体概括此段为：此承上文而论升之所以不前则成五郁，当有天时民病之异也。

③张介宾《类经》火胜于上，故肺金受伤而喘嗽血溢。金郁之发，肃杀气行。

④高士宗《黄帝素问直解》民病上热喘嗽血溢，火病也。久而化郁，郁久而发病也，即白埃翳雾，清生杀气，秋金之气也。

⑤孟景春等《黄帝内经素问译释》人们多病热在上焦，气喘咳嗽，甚至出血；当久郁忽然开通的时候，白埃之气飞扬，如烟如雾，产生清凉肃杀之气。

⑥张灿玾等《黄帝内经素问校释》人们易患上部热病，气喘咳嗽，血液外溢等病。燥气不升，久而化为郁气，郁极则发，就要发生白色埃雾，笼罩天空，清冷而生肃杀之气。

⑦王洪图等《黄帝内经素问白话解》人们易患上部发热，喘息、咳嗽、出血等病证。金气被抑日久成为郁气，郁极而发作，就会发生白色雾气弥漫，笼罩天空，清冷肃杀之气流行。

（3）民病胁满，悲伤，寒鼽嚏，嗌干，手折皮肤燥。

①正统道藏《黄帝内经素问遗篇》民病皆燥而咽干，治可刺之也。

②马莳《黄帝内经素问注证发微》此句未具体注释，总体概括此段为：此承上文而论升之所以不前则成五郁，当有天时民病之异也。

③张介宾《类经》民病为胁满悲伤，金邪伐肝也。金气寒敛而燥，故为寒鼽嚏嗌干等证。

④高士宗《黄帝素问直解》民病胁满悲伤，寒鼽嚏嗌干，手折皮肤燥，金刑之病也。

⑤孟景春等《黄帝内经素问译释》人们多病胸胁苦满，易于悲伤，鼻塞流涕，喷嚏，咽喉发干，两手坼裂，皮肤干燥。

⑥张灿玾等《黄帝内经素问校释》人们易患胁下胀满，喜悲伤，伤寒鼻塞喷嚏，咽喉干燥，手部拆裂，皮肤干燥等病。

⑦王洪图等《黄帝内经素问白话解》人们易患两胁胀满、无故悲伤、鼻流清涕、喷嚏、咽喉干燥、手皲裂、皮肤干燥等病证。

## 第八解

（一）内经原文

是故卯酉之年，太阳升天，主窒天芮[注1]，胜之不前；又遇阳明未迁正者，即太阳未升天也，土运以至，水欲升天，土运抑之，升之不前，即湿而热蒸，寒生两间[注2]。民病注下，食不及化；久而成郁，冷来客热，冰雹卒至。民病厥逆而哕，热生于内，气痹于外,足胫疫[注3]疼,反生心悸,懊热,暴烦而复厥。

[注1]芮:郭霭春《黄帝内经素问校注》、张灿玾等《黄帝内经素问校释》、孟景春等《黄帝内经素问译释》、王洪图等《黄帝内经素问白话解》、1963人卫版《黄帝内经素问》、马莳《黄帝内经素问注证发微》此处为"芮",其中郭霭春注"金本、读本、元本、赵本、藏本、田本、抄配明刊本、四库本并作'内'",马莳注"天芮原作天内,据《素问遗篇》及《医部全录》原文改"。正统道藏《黄帝内经素问遗篇》此处为"内"。

[注2]两间:郭霭春《黄帝内经素问校注》、张灿玾等《黄帝内经素问校释》、孟景春等《黄帝内经素问译释》、王洪图等《黄帝内经素问白话解》、1963人卫版《黄帝内经素问》此处为"两间"。马莳《黄帝内经素问注证发微》此处为"雨间",注"诸本同,《黄帝内经素问遗篇》作'两'"。

[注3]疫:郭霭春《黄帝内经素问校注》、孟景春等《黄帝内经素问译释》、1963人卫版《黄帝内经素问》、正统道藏《黄帝内经素问遗篇》、马莳《黄帝内经素问注证发微》此处为"疫",张灿玾等《黄帝内经素问校释》、王洪图等《黄帝内经素问白话解》此处为"酸"。"疫"古同"酸"。

(二)字词注释

(1)天芮

①正统道藏《黄帝内经素问遗篇》水遇土窒之司。

②马莳《黄帝内经素问注证发微》此词未具体注释。

③张介宾《类经》天芮。

④高士宗《黄帝素问直解》天芮,土星。

⑤孟景春等《黄帝内经素问译释》土星的别名,此处代表在天的土气。

⑥张灿玾等《黄帝内经素问校释》天芮土气。

⑦王洪图等《黄帝内经素问白话解》太阴湿土之气。

(2)注下

①正统道藏《黄帝内经素问遗篇》此词未具体注释。

②马莳《黄帝内经素问注证发微》此词未具体注释。

③张介宾《类经》湿胜于上,寒郁于下,故气令民病如此。

④高士宗《黄帝素问直解》注下。

⑤孟景春等《黄帝内经素问译释》急剧的泄泻。

⑥张灿玾等《黄帝内经素问校释》泄泻如注。

⑦王洪图等《黄帝内经素问白话解》泄泻如注。

(3)疫疼

①正统道藏《黄帝内经素问遗篇》此词未具体注释。

②马莳《黄帝内经素问注证发微》此词未具体注释。

③张介宾《类经》水郁之发,寒气乃行,故民病寒束于外,热生于中,为气痹厥逆等证。

④高士宗《黄帝素问直解》气痹于外故足胫疫疼。

⑤孟景春等《黄帝内经素问译释》酸疼。

⑥张灿玾等《黄帝内经素问校释》酸疼。

⑦王洪图等《黄帝内经素问白话解》酸疼。

（三）语句阐述

（1）是故卯酉之年，太阳升天，主窒天芮，胜之不前；又遇阳明未迁正者，即太阳未升天也，土运以至，水欲升天，土运抑之，升之不前，即湿而热蒸，寒生两间。

①正统道藏《黄帝内经素问遗篇》太阳在地三年毕，此年升天，作阳明之左间也，即经论定矣。升天即天内从之，数法推之也。水遇土窒之司，胜之不可升之，抑而复鲜。己酉、己卯。或见天内窒，土刑胜之，或见土运抑之，有一不胜也。十二日不降，为日久也。

②马莳《黄帝内经素问注证发微》此句未具体注释，总体概括此段为：此承上文而论升之所以不前则成五郁，当有天时民病之异也。

③张介宾《类经》卯酉年，阳明当迁正司天，而太阳寒水，以上年在泉之右间，当升为新岁司天之左间，故畏天芮土胜也。卯酉阴年，气有不及，凡司天阳明未得迁正，则左间太阳亦不得其位。己卯己酉，皆土运之年，亦能制抑太阳。湿胜于上，寒郁于下，故气令民病如此。

④高士宗《黄帝素问直解》间，如字。

卯酉之年，阳明司天，太阳水气升为左间，主窒天芮，土星胜之，水气不前。又遇阳明司天未迁正者，即太阳左间未升天也。土运以至，太阳水气欲升天，而土运抑之，则升之不前矣。即湿雨热蒸，湿兼热也。寒生雨间，湿兼寒也。

⑤孟景春等《黄帝内经素问译释》天芮：土星的别名，此处代表在天的土气。

所以卯酉之年，太阳寒水应从在泉之右间，上升为司天之左间，若遇到在天土气过胜，水气不能前进；又若遇到阳明未得正司中位，就使太阳无从上升，若土运已到，寒水要升，受了土运的抑制，也就不能前进，于是湿气与热气互相蒸郁，寒气生于左右间气之位。

⑥张灿玾等《黄帝内经素问校释》卯酉之年……胜之不前：卯酉年为阳明燥金司天，太阳寒水之气，应从上年在泉的右间，升为本年司天的左间，若遇到天芮土气太过，胜而克水，则水气升之不前。又遇阳明未迁正者……土运以至：凡己卯己酉年，天干己为土运不及，地支卯酉为阳明燥金司天，太阳寒水之气，应从上年在泉的右间，升为本年司天的左间，若在太阳未升天之时，土运已至，土能制水，则水气亦必升之不前。两间：指天地之间。如《宋史·胡安国传》"至刚可以塞两间，一怒可以安天下矣。"

因此在卯酉年，太阳寒水应从上年在泉的右间，升为本年司天的左间，若遇到天芮土气过胜，则太阳寒水升之不前。又或遇到阳明司天，未得迁居于正位，则太阳寒水也就不能升于司天的左间，土运应时而至。寒水之气欲升于司天的左间，受到土运的阻抑，升之不前，则湿热相蒸，寒气发生于天地之间。

⑦王洪图等《黄帝内经素问白话解》卯年、酉年，阳明燥金司天，太阳寒水之气应从上一年在泉的右间，上升为本年司天的左间。如果遇到太阴湿土之气过胜，则太阳寒水被阻抑而不得上升。又遇到司天的阳明燥金之气不能迁居正位，也使太

阳寒水之气不得上升为司天的左间。又遇土运之年,土运按时到来,水受土制,太阳寒水之气欲升而受到土运的抑制,也不能上升。土气过胜而水气被阻抑,就会出现湿气郁蒸,寒气在间气的位置上出现。

(2)民病注下,食不及化;久而成郁,冷来客热,冰雹卒至。

①正统道藏《黄帝内经素问遗篇》十二日不降,为日久也。黑埃起至寒疫至。

②马莳《黄帝内经素问注证发微》此句未具体注释,总体概括此段为:此承上文而论升之所以不前则成五郁,当有天时民病之异也。

③张介宾《类经》湿胜于上,寒郁于下,故气令民病如此。

④高士宗《黄帝素问直解》民病注下,食不化,土湿病也。久而成郁,郁久而水病发也。冷来客热,冰雹卒至,水气之寒也。

⑤孟景春等《黄帝内经素问译释》人们多病急剧的泄泻,饮食来不及消化;但久郁忽然开通的时候,冷气胜过热气,陡然下降冰雹。

⑥张灿玾等《黄帝内经素问校释》人们易患泄泻如注,食谷不化等病。寒水不升,久而化为郁气,郁极则发,冷气又胜过客热之气,冰雹突然降下。

⑦王洪图等《黄帝内经素问白话解》人们易患泄泻如注、完谷不化等病证。寒水之气被抑日久成为郁气,郁极而发作,于是寒气又胜过热气,会突然发生冰雹。

(3)民病厥逆而哕,热生于内,气痹于外,足胫痠疼,反生心悸,懊热,暴烦而复厥。

①正统道藏《黄帝内经素问遗篇》黑埃起至寒疫至,皆烦而悸厥,治之,可溢也。

②马莳《黄帝内经素问注证发微》此句未具体注释,总体概括此段为:此承上文而论升之所以不前则成五郁,当有天时民病之异也。

③张介宾《类经》水郁之发,寒气乃行,故民病寒束于外,热生于中,为气痹厥逆等证。

④高士宗《黄帝素问直解》民病厥逆而哕,水寒病也。热生于内,气痹于外,气痹于外故足胫痠疼,热生于内故反生心悸。热生于内,气痹于外,故郁热暴烦而复厥。

⑤孟景春等《黄帝内经素问译释》人们多生厥气上逆而打呃,热气生于内,阳气痹于外,足胫痠疼,反见心悸懊热,暴烦而又厥逆。

⑥张灿玾等《黄帝内经素问校释》人们易患厥逆呃逆,热病生于内,阳气痹于外,足胫痠疼,反而发生心悸懊憹烦热,暴烦而又厥逆等病。

⑦王洪图等《黄帝内经素问白话解》人们易患厥气上逆而哕,热气生于内、寒气痹阻于外,足胫痠疼,出现心悸、懊恼、烦热、突然烦躁难忍而又发生厥逆等病证。

### 第九解

(一)内经原文

黄帝曰:升之不前,余已尽知其旨,愿闻降之不下,可得明乎?岐伯曰:悉乎哉问！是之谓天地微旨，可以尽陈斯道。所谓升已必降也，至天三年，次岁必降，降而入地，始为**左间**也。如此升降往来，命之**六纪**者矣[注]。

[注]者矣：郭霭春《黄帝内经素问校注》、张灿玾等《黄帝内经素问校释》、王洪图等《黄帝内经素问白话解》、1963人卫版《黄帝内经素问》、正统道藏《黄帝内经素问遗篇》、马莳《黄帝内经素问注证发微》此处为"者矣"；孟景春等《黄帝内经素问译释》此处为"者也"。

**（二）字词注释**

**（1）左间**

①正统道藏《黄帝内经素问遗篇》此词未具体注释。

②马莳《黄帝内经素问注证发微》此词未具体注释。

③张介宾《类经》为在泉之左间。

④高士宗《黄帝素问直解》至天三年，如少阴为司天左间。

⑤孟景春等《黄帝内经素问译释》地之左间，又在地三年。

⑥张灿玾等《黄帝内经素问校释》成为地之左间，又在地居时三年。

⑦王洪图等《黄帝内经素问白话解》在泉的左间。

**（2）六纪**

①正统道藏《黄帝内经素问遗篇》此词未具体注释。

②马莳《黄帝内经素问注证发微》此词未具体注释。

③张介宾《类经》此六气之纪也。

④高士宗《黄帝素问直解》六十年之六纪者。

⑤孟景春等《黄帝内经素问译释》六气在天三年而下降，在地三年而上升。这样，升降往来共六年，叫做"六纪"。

⑥张灿玾等《黄帝内经素问校释》每气在天三年（司天左间一年，司天一年，司天右间一年），在地三年（在泉左间一年，在泉一年，在泉右间一年），谓之六纪。

⑦王洪图等《黄帝内经素问白话解》六气上升之后必定要下降，六气中的每一气都是从在泉的右间，到第二年上升为司天的左间，第三年上升到司天的位置；司天之后第四年就必然要下降，降到司天的右间，第五年降到在泉的左间，第六年降到在泉的位置上。如此一升一降，循环一周共需六年，就叫做"六纪"。

**（三）语句阐述**

**（1）黄帝曰**：升之不前，余已尽知其旨，愿闻降之不下，可得明乎？岐伯曰：悉乎哉问！是之谓天地微旨，可以尽陈斯道。

①正统道藏《黄帝内经素问遗篇》再欲细明其道也。一升至天作左间一年，二年迁正作司天，三年退位作右间，四年后降也。

②马莳《黄帝内经素问注证发微》此句未具体注释，总体概括此段为：此承上文而详降之所以不入则成五郁，当有天时民病之异也。

③张介宾《类经》六气之运，右者升而左者降也。

④高士宗《黄帝素问直解》问意与前篇同。

⑤孟景春等《黄帝内经素问译释》黄帝道：升之不前的问题，我已经完全知道

它的道理了,希望听听降之不下的问题,能明白地告诉我吗?岐伯说:你问得真详细! 这是天地间极精细的道理,可以把我知道的全部告诉你。

⑥张灿玾等《黄帝内经素问校释》黄帝说:六气升之不前的问题,我已经完全明白了它的意义。还想听听关于六气降之不下的问题,可以使我晓得吗?岐伯说:你问得很全面啊!这其中讲的是天气与地气变化的精妙意义,我可以全面来讲述其道理。

⑦王洪图等《黄帝内经素问白话解》黄帝说:我已经明白了六气被抑而不能上升的道理,希望再听听关于六气不能下降的问题,你能帮我弄明白吗?岐伯说:问得真详细呀。这是天地间极精微的道理,我会把它详尽地讲清楚的。

(2)所谓升已必降也,至天三年,次岁必降,降而入地,始为左间也。如此升降往来,命之六纪者矣。

①正统道藏《黄帝内经素问遗篇》入地作左间一年,次岁作迁正司地,又次岁乃退作右间也。三而在天,三而在地,一岁弗从,命乎灾害,先明其升,次穷其降也。

②马莳《黄帝内经素问注证发微》此句未具体注释,总体概括此段为:此承上文而详降之所以不入则成五郁,当有天时民病之异也。

③张介宾《类经》每气在天各三年,凡左间一年,司天一年,右间一年。三年周尽,至次岁乃降而入地,为在泉之左间,亦周三年而复升于天也。

④高士宗《黄帝素问直解》至天三年,如少阴为司天左间,则次年少阴司天三年则为右间。三年之后,降而入地,始为地之左间。如此升降往来,无有已时,命之六十年之六纪者矣。

⑤孟景春等《黄帝内经素问译释》六纪:六气在天三年而下降,在地三年而上升。这样,升降往来共六年,叫做"六纪"。

上升以后,必定要下降的,例如升天三年以后,随即转为下降,下降入地,就成为地之左间,又在地三年。这样的升降往来,共为六年,所以就有六气之纪的命名。

⑥张灿玾等《黄帝内经素问校释》至天三年……始为左间也:《类经》二十八卷第三十八注:"每气在天各三年,凡左间一年,司天一年,右间一年,三年周尽,至次岁乃降而入地,为在泉之左间,亦周三年而复升于天也。"六纪:每气在天三年(司天左间一年,司天一年,司天右间一年),在地三年(在泉左间一年,在泉一年,在泉右间一年),谓之六纪。

简言之,就是说六气上升之后,必然还要下降。六气中的每一气,上升至天,居时三年,至次年即第四年,必然下降入地,成为地之左间,又在地居时三年。这样一升一降,一往一来,共为六年,叫做六纪。

⑦王洪图等《黄帝内经素问白话解》六气上升之后必定要下降,六气中的每一气都是从在泉的右间,到第二年上升为司天的左间,第三年上升到司天的位置;司天之后第四年就必然要下降,降到司天的右间,第五年降到在泉的左间,第六年降到在泉的位置上。如此一升一降,循环一周共需六年,就叫做"六纪"。

### 第十解

**（一）内经原文**

是故丑未之岁，厥阴降地，主窒**地晶**，胜而不前；又或遇少阴未退位，即厥阴未降下，金运以至中，金运承之，降之未下，抑之变郁，木欲降下，金承之，降而不下，**苍埃**远见，白气承之，风举埃昏，清燥[注1]行杀，霜露复下，肃杀布令。久而不降，抑之化郁，即作风燥[注1]相伏，暄而反清，草木萌动，杀霜乃下，蛰虫未见[注2]，惧清伤藏[注3]。

[注1]燥：郭霭春《黄帝内经素问校注》、王洪图等《黄帝内经素问白话解》、1963人卫版《黄帝内经素问》、正统道藏《黄帝内经素问遗篇》、马莳《黄帝内经素问注证发微》此处为"躁"，其中郭霭春注"马注本作'燥'"；张灿玾等《黄帝内经素问校释》、孟景春等《黄帝内经素问译释》此处为"燥"，两者均注"燥"原作"躁"，据本处文义，疑为"燥"之误；《素问注证发微》《素问直解》均作"燥"，故从改。

[注2]杀霜乃下，蛰虫未见：郭霭春《黄帝内经素问校注》、张灿玾等《黄帝内经素问校释》、孟景春等《黄帝内经素问译释》、王洪图等《黄帝内经素问白话解》、1963人卫版《黄帝内经素问》、马莳《黄帝内经素问注证发微》此处为"杀霜乃下，蛰虫未见"。其中马莳注此句原作"杀霜乃蛰未见"，诸本同，据《素问遗篇》补"下""虫"二字；正统道藏《黄帝内经素问遗篇》此处为"杀霜乃蛰未见"。

[注3]藏：郭霭春《黄帝内经素问校注》、孟景春等《黄帝内经素问译释》、王洪图等《黄帝内经素问白话解》、1963人卫版《黄帝内经素问》、正统道藏《黄帝内经素问遗篇》、马莳《黄帝内经素问注证发微》此处为"藏"；张灿玾等《黄帝内经素问校释》此处为"脏"。

**（二）字词注释**

**（1）地晶**

①正统道藏《黄帝内经素问遗篇》地晶西方兑塞。

②马莳《黄帝内经素问注证发微》此词未具体注释。

③张介宾《类经》地晶，金气窒之也。

④高士宗《黄帝素问直解》地晶。

⑤孟景春等《黄帝内经素问译释》在地的金气。

⑥张灿玾等《黄帝内经素问校释》地晶金气。

⑦王洪图等《黄帝内经素问白话解》金气过胜。

**（2）苍埃**

①正统道藏《黄帝内经素问遗篇》此词未具体注释。

②马莳《黄帝内经素问注证发微》此词未具体注释。

③张介宾《类经》苍埃。

④高士宗《黄帝素问直解》巷埃。

⑤孟景春等《黄帝内经素问译释》青色的尘埃。

⑥张灿玾等《黄帝内经素问校释》青色的尘埃。

⑦王洪图等《黄帝内经素问白话解》青色的尘埃。

（三）语句阐述

（1）是故丑未之岁，厥阴降地，主窒地晶，胜而不前；又或遇少阴未退位，即厥阴未降下，金运以至中，金运承之，降之未下，抑之变郁，木欲降下，金承之，降而不下。

①正统道藏《黄帝内经素问遗篇》又厥阴在天三年，次年必降，又遇地九窒中，地晶西方兑塞，金司胜之，不可使人其地也。抑之不入，乃化成民病也。少阴天数有余，作布政，故未退一位也。或遇乙丑、乙未，中见金抑之也。郁伏之气降而不下，成其民病。

②马莳《黄帝内经素问注证发微》此句未具体注释，总体概括此段为：此承上文而详降之所以不入则成五郁，当有天时民病之异也。

③张介宾《类经》丑未岁，太阳当迁正在泉，而厥阴风木，以上年司天之右间，当降为今岁在泉之左间，故畏地晶，金气窒之也。如上年子午岁气有余，司天少阴不退位，则右间厥阴亦不能降下也。即乙丑乙未岁也，亦能制抑厥阴，郁而为病。

④高士宗《黄帝素问直解》见，音现，余同。

丑未太阴司天，则辰戌太阳在泉。厥阴降地为地之左间，主窒地晶，金胜木也，胜之而厥阴不前。又或遇上年司天少阴未退位，即厥阴未降下矣。厥阴，木也，金运以至其中，则金运承之，承乃制也，承制之，则降之未下，抑之则变郁矣。夫木欲降下，金承之，降而不下。

⑤孟景春等《黄帝内经素问译释》所以丑未之年，厥阴风木当从司天右间，下降为在泉左间，若遇到在地的金气，木气受制而不能前进；又或遇到少阴未退位，厥阴就无从下降，而在中的金运已至，因金运下承，以致降而不下，阻抑于中，久之变而成郁，由于木欲下降，金运相承，使它不能下降。

⑥张灿玾等《黄帝内经素问校释》丑未之岁……胜而不前：丑未之年，厥阴风木之气，应从上年司天的右间，降为本年在泉的左间，若遇到地金气太过，胜而克木，则木气降之不前。又或遇少阴未退位……金运以至中：凡乙丑乙未年，天干乙为金运不及，丑未年，厥阴风木之气，应从上年司天的右间，降为本年在泉的左间，若上年少阴司天之气不退，厥阴之气不下降于在泉之左间，而金运之气已至气交之中，则厥阴木气降之不前。

因此，丑未之年，厥阴风木应从上年司天的右间，降为本年在泉的左间，若遇到地晶金气过胜，则厥阴风木降之不前。又或遇到少阴司天，不得退位，则厥阴风木也就不能降于在泉的左间，居中的金运则应时而至。金运居于司天之下而承其气，则厥阴风木，降之不下，其气被抑而变为郁气，木被金承，降之不下。

⑦王洪图等《黄帝内经素问白话解》具体情况如下：丑年、未年，太阳寒水在泉，厥阴风木之气应从上一年司天的右间下降为本年在泉的左间。如果遇到金气过胜，金能克木，则厥阴风木之气被阻抑而不得降下。又遇到上一年司天的少阴君火之气有余而不按时退位，也会使厥阴之气不能下降。又遇到乙庚年，主岁的金运之气到来，抑制风木之气，也会使厥阴之气不能下降到在泉的左间。风木之气被抑

日久就成为郁气。厥阴风木之气欲降,而受到金气的抑制不能降。

(2)苍埃远见,白气承之,风举埃昏,清燥行杀,霜露复下,肃杀布令。

①正统道藏《黄帝内经素问遗篇》三日不降八日降,不降化风疫也。

②马莳《黄帝内经素问注证发微》此句未具体注释,总体概括此段为:此承上文而详降之所以不入则成五郁,当有天时民病之异也。

③张介宾《类经》木郁金胜,故苍埃见而杀令布。

④高士宗《黄帝素问直解》则苍埃远见,而金之白气承之。风举埃昏,风气盛也。清燥行杀,霜露复下,肃杀布令,金气胜也。

⑤孟景春等《黄帝内经素问译释》燥:原作"躁",据《素问注证发微》《素问直解》改。

青色的尘埃远见,白色之气相承接,风吹尘埃而天昏地暗,清凉秋燥行肃杀之令,霜和露复又下降,出现肃杀气候。

⑥张灿玾等《黄帝内经素问校释》承之:承接的意思。以司天之间气在上,则在中,司天间气自上而下降时,中运可于气交之中承接之。在此实指中运之阻抑作用。

则青色的尘埃远见于上,白气承之于下,大风时起,尘埃昏暗,清燥之气行杀令,霜露再次降下,肃杀之气施布其令。

⑦王洪图等《黄帝内经素问白话解》就造成青色的尘埃飘腾于天空,清凉的燥气布散于地面,风吹灰尘天地昏暗。清燥肃杀之气主持时令。

(3)久而不降,抑之化郁,即作风燥相伏,暄而反清,草木萌动,杀霜乃下,蛰虫未见,惧清伤藏。

①正统道藏《黄帝内经素问遗篇》暄和令节,大清杀之,复布杀霜,苍埃见时风疫至,治之吐而得,复不可下。

②马莳《黄帝内经素问注证发微》此句未具体注释,总体概括此段为:此承上文而详降之所以不入则成五郁,当有天时民病之异也。

③张介宾《类经》清寒胜木,故草木萌动,霜乃杀之而蛰虫不见。其在民病亦惧清气之伤肝藏也。旧本无下虫二字,必脱简也,今增补之。

④高士宗《黄帝素问直解》郁久而木不降,则抑之化郁,即风燥相伏,暄而反清,时惟春也,草木萌动而杀以霜,蛰虫乃蛰而时未见,惧清气之伤藏也。

⑤孟景春等《黄帝内经素问译释》木气久而不降,郁抑日久,就要化成燥气伏于风内,气候应该温暖而反见清冷,草木应该发芽生长,可是严霜又至,蛰虫也未见出现,人们亦惧怕清冷之气要伤害内脏。

⑥张灿玾等《黄帝内经素问校释》若木气日久不降,其气被抑则化为郁气,就会发生风气与燥气伏郁,气才温暖而反见清冷,草木虽已萌芽生长,严寒霜冻又至,蛰虫不能出现,人们也惧怕这种清凉之气要伤害脏气。

⑦王洪图等《黄帝内经素问白话解》则霜露再次下降。因为风木之气被金气

抑制,所以本应该温暖的季节,反而呈现清冷的气候,草木刚开始萌芽,又受到严霜的杀伤,蛰虫已到外出活动的季节却仍然藏伏不出。此时,人们要防止清凉之气伤害肝脏。

### 第十一解

#### (一)内经原文

是故寅申之岁,少阴降地,主窒地玄,胜之不入;又或遇丙申丙寅,水运太过,先天而至,君火欲降,水运承之,降而不下,即**彤云**才见,**黑气**反生,暄暖如舒,寒常布雪,凛冽复作,天云惨凄。久而不降,伏之化郁,寒[注]胜复热,**赤风**化疫。民病面赤、心烦、头痛、目眩也,赤气彰而温病欲作也。

[注]寒:郭霭春《黄帝内经素问校注》、张灿玾等《黄帝内经素问校释》、孟景春等《黄帝内经素问译释》、1063人卫版《黄帝内经素问》、正统道藏《黄帝内经素问遗篇》、马莳《黄帝内经素问注证发微》此处为"寒";工洪图等《黄帝内经素问白话解》此处为"塞",笔者疑误。

#### (二)字词注释

(1)彤云
①正统道藏《黄帝内经素问遗篇》此词未具体注释。
②马莳《黄帝内经素问注证发微》此词未具体注释。
③张介宾《类经》彤音同,赤也。
④高士宗《黄帝素问直解》彤云。
⑤孟景春等《黄帝内经素问译释》火气。
⑥张灿玾等《黄帝内经素问校释》朱红色的云。
⑦王洪图等《黄帝内经素问白话解》赤色的云气。

(2)黑气
①正统道藏《黄帝内经素问遗篇》此词未具体注释。
②马莳《黄帝内经素问注证发微》此词未具体注释。
③张介宾《类经》皆寒水胜火之化。
④高士宗《黄帝素问直解》黑气。
⑤孟景春等《黄帝内经素问译释》即水气。
⑥张灿玾等《黄帝内经素问校释》黑色云气。
⑦王洪图等《黄帝内经素问白话解》黑色之气。

(3)赤风
①正统道藏《黄帝内经素问遗篇》此词未具体注释。
②马莳《黄帝内经素问注证发微》此词未具体注释。
③张介宾《类经》此词未具体注释。
④高士宗《黄帝素问直解》赤风。
⑤孟景春等《黄帝内经素问译释》风火。
⑥张灿玾等《黄帝内经素问校释》火风。

⑦王洪图等《黄帝内经素问白话解》火热。

（三）语句阐述

（1）是故寅申之岁，少阴降地，主窒地玄，胜之不入。

①正统道藏《黄帝内经素问遗篇》少阴在天三年，四年即降，又遇地窒，主司地玄，窒水司降而不入，抑伏化为民病也。

②马莳《黄帝内经素问注证发微》此句未具体注释，总体概括此段为：此承上文而详降之所以不入则成五郁，当有天时民病之异也。

③张介宾《类经》寅申岁，厥阴当迁正在泉，而少阴君火，以上年司天之右间，当降为今岁厥阴之左间，故畏地玄，木胜窒之也。

④高士宗《黄帝素问直解》寅申少阳司天，则巳亥厥阴在泉，少阴降地，为地之左间。主窒地玄，水胜火也，胜之而火不前。

⑤孟景春等《黄帝内经素问译释》所以寅申之年，少阴君火当从司天右间，下降为在泉左间，若遇到在地的水气，使火受水制而不能前进。

⑥张灿玾等《黄帝内经素问校释》寅申之岁……胜之不入：寅申之年，少阴君火之气，应从上年司天的右间，降为本年在泉的左间，若遇到地玄水气太过，胜而克火，则火气降之不前。

因此寅申之年，少阴君火应从上年司天的右间，降为本年在泉的左间，若遇到地玄水气过胜，则少阴君火不得降入地下。

⑦王洪图等《黄帝内经素问白话解》寅年、申年，厥阴风木在泉，少阴君火之气应从上一年司天的右间下降为本年在泉的左间。如果遇到水气过胜，火受水制，则少阴君火之气被阻抑而不能下降。

（2）又或遇丙申丙寅，水运太过，先天而至，君火欲降，水运承之，降而不下。

①正统道藏《黄帝内经素问遗篇》水运太过，至其中即少阴降而不下，乃成其郁，与民为其灾也。二日不降七日降，不降即郁发。

②马莳《黄帝内经素问注证发微》此句未具体注释，总体概括此段为：此承上文而详降之所以不入则成五郁，当有天时民病之异也。

③张介宾《类经》丙以阳水，其气先天而至，亦能制抑君火，使之不降。

④高士宗《黄帝素问直解》又或遇丙申丙寅，丙为水运太过，先天而至，君火欲降，水运承制之。降而不下。

⑤孟景春等《黄帝内经素问译释》又或遇到丙申丙寅，水运之气太过，先期而至，少阴君火要下降，逢到水运的相克，不能下降。

⑥张灿玾等《黄帝内经素问校释》又或遇丙申丙寅……先天而至：天干丙年为水运太过，地支寅申年，少阴君火之气，应从上年司天的右间，降为本年在泉的左间，若水运太过，先天时而至，胜而克火，则火气亦必降之不前。

又或遇到丙申丙寅年，则水运太过，先天时而至。少阴君火欲降，水运居中承之，使君火不得降下。

⑦王洪图等《黄帝内经素问白话解》又遇到丙寅、丙申年,两年均为水运太过,中运寒水之气在节令之前到来,水运阻抑火气,少阴君火欲降而被寒水之气阻抑,所以不能下降到在泉的左间。水气胜而火气被抑制。

(3)即彤云才见,黑气反生,暄暖如舒,寒常布雪,凛冽复作,天云惨凄。

①正统道藏《黄帝内经素问遗篇》二日不降七日降,不降即郁发。

②马莳《黄帝内经素问注证发微》此句未具体注释,总体概括此段为:此承上文而详降之所以不入则成五郁,当有天时民病之异也。

③张介宾《类经》皆寒水胜火之化。彤音同,赤也。

④高士宗《黄帝素问直解》即火气之彤云才见,而黑气反坐。喧暖之阳气如舒,而寒常布雪,水气本寒,故凛冽复作,天云惨凄。

⑤孟景春等《黄帝内经素问译释》黑气:即水气。

火气方始出现,水气反而到来,本来气候温暖,可是却很寒冷,时常下雪,寒风凛冽,天云阴惨凄凉。

⑥张灿玾等《黄帝内经素问校释》彤云:朱红色的云。才:始也。

则赤色之云气始现,黑色云气反生,温暖的气候使万物舒适,又有寒雪降下,严寒发作,天云凄凉。

⑦王洪图等《黄帝内经素问白话解》于是赤色的云气刚出现,黑色之气又发生,温暖的气候刚开始舒布,却又时常有寒气袭来而降雪,再次出现严寒,天空中乌云笼罩,呈现出一派阴凝凄惨的景象。

(4)久而不降,伏之化郁,寒胜复热,赤风化疫。

①正统道藏《黄帝内经素问遗篇》此句未具体注释。

②马莳《黄帝内经素问注证发微》此句未具体注释,总体概括此段为:此承上文而详降之所以不入则成五郁,当有天时民病之异也。

③张介宾《类经》热郁于上,久而不降。

④高士宗《黄帝素问直解》久而不降,则抑伏之而化郁矣。郁极而复,则始焉寒胜者,今乃复热矣。复热故赤风化为温疫。

⑤孟景春等《黄帝内经素问译释》少阴君火久伏而不降,则化为郁气,郁伏已久,一旦开通,寒到了极点,就复而生热,风火化成疫疠。

⑥张灿玾等《黄帝内经素问校释》少阴君火久伏而不降,则化为郁气,郁久必发,所以寒气过胜之后,又有热气发生,火风化为疫气。

⑦王洪图等《黄帝内经素问白话解》少阴君火被抑过久而成郁气,郁极而发作,于是在寒过胜之后又有热气发生,火热变为疫病之气。

(5)民病面赤、心烦、头痛、目眩也。赤气彰而温病欲作也。

①正统道藏《黄帝内经素问遗篇》民皆夜卧不安,黄风化疫,解可泄也。

②马莳《黄帝内经素问注证发微》此句未具体注释,总体概括此段为:此承上文而详降之所以不入则成五郁,当有天时民病之异也。

③张介宾《类经》热郁于上,久而不降,故民多温热之病。

④高士宗《黄帝素问直解》民病面赤心烦,头痛目眩,皆火郁乃发之病。是以火气彰而温病欲作也。

⑤孟景春等《黄帝内经素问译释》人们多病面赤、心烦、头痛、目眩等病。火气过分显露,是温热病将要发生的征兆。

⑥张灿玾等《黄帝内经素问校释》则人们易患面赤心烦、头痛目眩等病,火气暴露之后,温病就要发作。

⑦王洪图等《黄帝内经素问白话解》人们易患面赤、心烦、头痛、目眩等病证。火气暴发后,温病就要发生了。

## 第十二解

(一)内经原文

是故卯酉之岁,太阴降地,主窒地苍,胜之不入;又或少阳未退位者,即太阴未得降也;或木运以至,木运承之,降而不下,即黄云见而**青霞**彰,郁蒸作而大风,雾翳埃胜,折损乃作。久而不降也,伏之化郁,天埃黄气,地布湿蒸。民病四肢不举,昏眩,肢节痛,腹满**填臆**。

(二)字词注释

(1)青霞

①正统道藏《黄帝内经素问遗篇》此词未具体注释。

②马莳《黄帝内经素问注证发微》此词未具体注释。

③张介宾《类经》此词未具体注释。

④高士宗《黄帝素问直解》青霞。

⑤孟景春等《黄帝内经素问译释》青霞。

⑥张灿玾等《黄帝内经素问校释》青色云霞。

⑦王洪图等《黄帝内经素问白话解》青色的霞光。

(2)填臆

①正统道藏《黄帝内经素问遗篇》痞满。

②马莳《黄帝内经素问注证发微》此词未具体注释。

③张介宾《类经》满填胸臆。

④高士宗《黄帝素问直解》臆。

⑤孟景春等《黄帝内经素问译释》胸腹胀满。

⑥张灿玾等《黄帝内经素问校释》胸满。

⑦王洪图等《黄帝内经素问白话解》满胀、噫气。

(三)语句阐述

(1)是故卯酉之岁,太阴降地,主窒地苍,胜之不入。

①正统道藏《黄帝内经素问遗篇》太阴在天三年,至此年降入地,作少阴左间

也。又遇主窒地苍窒,木司胜之不入也。

②马莳《黄帝内经素问注证发微》此句未具体注释,总体概括此段为:此承上文而详降之所以不入则成五郁,当有天时民病之异也。

③张介宾《类经》卯酉年,少阴当迁正在泉,而太阴湿土,以上年司天之右间,当降为今岁少阴之左间,故畏地苍,木胜窒之也。

④高士宗《黄帝素问直解》卯酉之岁,阳明司天,则子午少阴在泉,太阴降地为地之左间。主窒地苍,木胜土也,木胜之而土不入。

⑤孟景春等《黄帝内经素问译释》所以卯酉之年,太阴湿土当从司天右间,下降为在泉左间,若遇到在地的木气,使土受木制而不能前进。

⑥张灿玾等《黄帝内经素问校释》卯酉之岁……胜之不入:卯酉之年,太阴湿土之气,应从上年司天的右间,降为本年在泉的左间,若遇到地苍木气太过,胜而克土,则土气降之不前。

因此卯酉之年,太阴湿土应从上年司天的右间,降为本年在泉的左间,若遇到地苍木气过胜,则太阴湿土不得降入地下。

⑦王洪图等《黄帝内经素问白话解》卯年、酉年,少阴君火在泉,太阴湿土之气应从上一年司天的右间下降为本年在泉的左间。如果遇到木气过胜,土受木制,则太阴湿土之气被阻抑而不得下降。

(2)又或少阳未退位者,即太阴未得降也;或木运以至,木运承之,降而不下。

①正统道藏《黄帝内经素问遗篇》丁酉、丁卯。十日不降,为日久也。

②马莳《黄帝内经素问注证发微》此句未具体注释,总体概括此段为:此承上文而详降之所以不入则成五郁,当有天时民病之异也。

③张介宾《类经》如上年寅申,岁气有余,司天少阳不退位,则右间太阴亦不能降下。丁卯丁酉年也。皆风木胜土之化。

④高士宗《黄帝素问直解》又或上年少阳司天未退位者,即太阴未得降也。或丁酉丁卯木运以至,木运承制之,则太阴降而不下矣。

⑤孟景春等《黄帝内经素问译释》又或少阳相火未能退位,太阴不能下降;或者木运相袭,欲降不下。

⑥张灿玾等《黄帝内经素问校释》又或少阳未退位者……或木运以至:凡丁卯年与丁酉年,天干丁为木运不及,卯酉年,太阴湿土之气,应从上年司天的右间,降为本年在泉的左间。若上年少阳未退位,中运木气已至,胜而克土,则太阴湿土降之不前。

又或遇到少阳司天不得退位,则太阴湿土也就不能降入在泉的左间,或木运应时已至。木运居于司天之下而承其气,太阴湿土降之不下。

⑦王洪图等《黄帝内经素问白话解》又遇到上一年司天的少阳相火之气有余,而不退让,则太阴之气就无法下降。又遇到丁壬年,中运木气到来,阻止太阴湿土之气,也使它不能下降到在泉的左间。木气胜而湿土之气被抑制。

(3)即黄云见而青霞彰,郁蒸作而大风,雾翳埃胜,折损乃作。久而不降也,伏之化郁,天埃黄气,地布湿蒸。

①正统道藏《黄帝内经素问遗篇》十日不降,为日久也。

②马莳《黄帝内经素问注证发微》此句未具体注释,总体概括此段为:此承上文而详降之所以不入则成五郁,当有天时民病之异也。

③张介宾《类经》皆风木胜土之化。土气久郁不降,故天为黄气,地为湿蒸。

④高士宗《黄帝素问直解》如是即土色之黄云见,而木之青霞彰,土之郁蒸作,而木起大风。土湿之雾翳埃胜,而风木之折陨乃作,且久而不降也。久伏之而化郁,郁乃发,故天埃黄气,地布湿蒸。

⑤孟景春等《黄帝内经素问译释》于是黄云出现,青霞显露,郁滞成风,尘埃飞扬如雾,甚至折损树木。如果久久不得入地,郁伏既久,则天上有黄色之气,地下的湿气熏蒸。

⑥张灿玾等《黄帝内经素问校释》则出现黄云而又有青色云霞显露,云气郁蒸而大风发作,雾气遮蔽,尘埃过胜,草木为之折损。若太阴湿土日久不降,伏而不布则化为郁气,天空出现尘埃黄气,地上湿气郁蒸。

⑦王洪图等《黄帝内经素问白话解》于是黄色的云气刚出现,而青色的霞光却又明显,湿气郁蒸刚开始,大风却又发生,尘土飞扬,天昏地暗,折断摧毁万物。湿土之气不能下降,郁伏日久就成为郁气,郁极而发作,天上出现黄色的尘埃,地上有湿气熏蒸。

(4)民病四肢不举,昏眩,肢节痛,腹满填臆。

①正统道藏《黄帝内经素问遗篇》黄风三举,民病温湿,皆痞满,治可大下愈。

②马莳《黄帝内经素问注证发微》此句未具体注释,总体概括此段为:此承上文而详降之所以不入则成五郁,当有天时民病之异也。

③张介宾《类经》入病在脾胃,故为四肢不举、满填胸臆等病。

④高士宗《黄帝素问直解》民病四肢不举,昏眩,肢节痛,腹满填臆,皆土郁乃发之病也。

⑤孟景春等《黄帝内经素问译释》人们就患四肢不能举动,头目昏眩,肢节疼痛,胸腹胀满。

⑥张灿玾等《黄帝内经素问校释》人们易患四肢不能举动、头晕眩、肢节疼痛、腹胀胸满等病。

⑦王洪图等《黄帝内经素问白话解》人们易患四肢不能举动、头昏、目眩、肢节疼痛、胸腹满胀、噫气等病证。

## 第十三解

### (一)内经原文

是故辰戌之岁,少阳降地,主窒地玄,胜之不入;又或遇水运太过,先天而至也。

水运承之，降而[注]不下，即彤云才见，黑气反生，暄暖欲生，冷气卒至，甚即冰雹也。久而不降，伏之化郁，**冷气**复热，赤风化疫。民病面赤、心烦、头痛、目眩也，赤气彰而热病欲作也。

[注]降而：郭霭春《黄帝内经素问校注》、王洪图等《黄帝内经素问白话解》、1963人卫版《黄帝内经素问》此处为"水降"。其中郭霭春注：水降，金本作"降而"；张灿玾等《黄帝内经素问校释》、孟景春等《黄帝内经素问译释》、正统道藏《黄帝内经素问遗篇》、马莳《黄帝内经素问注证发微》此处为"降而"。其中张灿玾、孟景春注：降而不下原作"水降不下"，据金刻本、《黄帝内经素问注证发微》、《类经》二十八卷第三十八改，马莳注诸本同，《黄帝内经素问遗篇》作"水降"，疑误。

（二）字词注释

（1）地玄

①正统道藏《黄帝内经素问遗篇》地玄。

②马莳《黄帝内经素问注证发微》此词未具体注释。

③张介宾《类经》地玄，水胜窒之也。

④高士宗《黄帝素问直解》此词未具体注释。

⑤孟景春等《黄帝内经素问译释》在地的水气。

⑥张灿玾等《黄帝内经素问校释》地玄水气。

⑦王洪图等《黄帝内经素问白话解》水气过胜。

（2）冷气

①正统道藏《黄帝内经素问遗篇》此词未具体注释。

②马莳《黄帝内经素问注证发微》此词未具体注释。

③张介宾《类经》此词未具体注释。

④高士宗《黄帝素问直解》此词未具体注释。

⑤孟景春等《黄帝内经素问译释》冷气。

⑥张灿玾等《黄帝内经素问校释》冷气。

⑦王洪图等《黄帝内经素问白话解》冷气。

（三）语句阐述

（1）是故辰戌之岁，少阳降地，主窒地玄，胜之不入。

①正统道藏《黄帝内经素问遗篇》少阳在天三年毕，次年下降入地，作太阴左间，主地玄窒，水司胜不入，而化民病也。

②马莳《黄帝内经素问注证发微》此句未具体注释，总体概括此段为：此承上文而详降之所以不入则成五郁，当有天时民病之异也。

③张介宾《类经》辰戌年，太阴当迁正在泉，而少阳相火，以上年司天之右间，当降为今岁在泉之左间，故畏地玄，水胜窒之也。

④高士宗《黄帝素问直解》辰戌太阳司天，则丑未太阴在泉，少阳降地为地之左间。主窒地玄，水胜火也，水胜之而火不前。

⑤孟景春等《黄帝内经素问译释》所以辰戌之年，少阳相火当从司天右间，下降为在泉左间，若遇到在地的水气，使火受水制而不能前进。

⑥张灿玾等《黄帝内经素问校释》辰戌之岁……胜之不入：辰戌之年，少阳相火之气，应从上年司天的右间，降为本年在泉的左间，若遇到地玄水气太过，胜而克火，则火气降之不前。

因此在辰戌年，少阳相火应从上年司天的右间，降为本年在泉的左间，若遇到地玄水气过胜，则少阳相火不得降入地下。

⑦王洪图等《黄帝内经素问白话解》辰年、戌年，太阴湿土在泉，少阳相火之气应从上一年司天的右间，下降为本年在泉的左间。如果遇到水气过胜，火受水制，则少阳相火之气被阻抑而不能下降。

（2）又或遇水运太过，先天而至也，水运承之，降而不下。即彤云才见，黑气反生，暄暖欲生，冷气卒至，甚即冰雹也。

①正统道藏《黄帝内经素问遗篇》丙辰、丙戌，水运者也。二日不降七日降，不降即郁发也。

②马莳《黄帝内经素问注证发微》此句未具体注释，总体概括此段为：此承上文而详降之所以不入则成五郁，当有天时民病之异也。

③张介宾《类经》丙辰丙戌年也。皆寒水胜火之化。此与上文寅申岁少阴不降者同义。

④高士宗《黄帝素问直解》又或遇丙戌丙辰，水运太过，先天而至也。水运承之，火气降而不下矣，彤云才见。以下，大意与少阴同。

⑤孟景春等《黄帝内经素问译释》又或遇到水运太过，先交其气，水运相承，相火便不能入地，因此，彤云出现未久，水气反而到来，本来是要温暖的，可是冷气相加，甚至结成冰雹。

⑥张灿玾等《黄帝内经素问校释》又或遇水运太过，先天而至也：凡丙辰丙戌年，天干丙为水运太过，地支辰戌年，少阳相火之气，应从上年司天的右间，降为本年在泉的左间，若遇到水运太过，先天时而至，胜而克火，则火气降之不前。

又或遇到水运太过，则先天时而至。水运居中承之，相火欲降而不得降下，则赤云始见，黑气反而发生，温暖之气才欲发生，冷气又突然而至，甚则降下冰雹。

⑦王洪图等《黄帝内经素问白话解》又遇到丙年，水运太过，寒水之气在节令之前到来，中运寒水抑制相火，也使其不能下降到在泉的左间。水气过胜而火气被阻抑，红色的云气刚出现，黑气却又发生，温暖之气将要到来，寒冷之气却猝然而至，甚至发生冰雹。

（3）久而不降，伏之化郁，冷气复热，赤风化疫。民病面赤、心烦、头痛、目眩也。赤气彰而热病欲作也。

①正统道藏《黄帝内经素问遗篇》民病夜卧不安，黄风化疫，解可泄之而愈也。

②马莳《黄帝内经素问注证发微》此句未具体注释，总体概括此段为：此承上文而详降之所以不入则成五郁，当有天时民病之异也。

③张介宾《类经》少阳火郁为病，亦与上文少阴不降同。

④高士宗《黄帝素问直解》以下，大意与少阴同。

⑤孟景春等《黄帝内经素问译释》但久而不能下降，伏久必定化郁为通，冷气转为热气，火气化成疫疠。人们易患面赤、心烦、头痛、目眩等病。假如火气过分的显著，热病就要发生了。

⑥张灿玾等《黄帝内经素问校释》若少阳相火日久不得降下，伏而不布则化为郁气，冷气之后随又生热，火风之气化为疫气，人们易患面赤心烦、头痛目眩等病，火气显露则热病即将发作。

⑦王洪图等《黄帝内经素问白话解》相火之气不能下降，久伏不能布散成为郁气，郁极而发作，所以冷气过后，出现暴热，火热之气变为疫病之气。人们易患面赤、心烦、头痛、目眩等病证。火气过盛，热病就要发生了。

## 第十四解

### (一)内经原文

是故巳亥之岁，阳明降地，主窒地玄，胜而不入；又或遇太阳[注1]未退位，即阳明[注2]未得降，即火运以至之，火运承之不下[注3]，即**天清**而肃，赤气乃彰，暄热反作。民皆昏倦，夜卧不安，咽干引饮，懊热内烦。天[注4]清朝暮，暄还复作；久而不降，伏之化郁，天清薄寒，远生白气。民病掉眩，手足直而不仁，两胁作痛，满目**肮肮**。

[注1]太阳：郭霭春《黄帝内经素问校注》、王洪图等《黄帝内经素问白话解》、1963人卫版《黄帝内经素问》、正统道藏《黄帝内经素问遗篇》此处为"太阴"。其中郭霭春注：《类经》卷二十八第三十八引作"太阳"；张灿玾等《黄帝内经素问校释》、孟景春等《黄帝内经素问译释》、马莳《黄帝内经素问注证发微》此处为"太阳"。其中张灿玾、孟景春注：原作"太阴"误，据《类经》改。马莳注：原作"太阴"，诸本及《素问遗篇》同，均误，考上篇《刺法论》引本文作"太阳"，《类经》同，为是，据改。

[注2]阳明：郭霭春《黄帝内经素问校注》、王洪图等《黄帝内经素问白话解》、1963人卫版《黄帝内经素问》、正统道藏《黄帝内经素问遗篇》此处为"少阳"。其中郭霭春注：马注本、《类经》卷二十八第三十八引并作"阳明"；张灿玾等《黄帝内经素问校释》、孟景春等《黄帝内经素问译释》、马莳《黄帝内经素问注证发微》此处为"阳明"。其中张灿玾、孟景春注：原作"少阳"，据《黄帝内经素问注证发微》《类经》《黄帝内经素问直解》改。马莳注：诸本同，《黄帝内经素问遗篇》作"少阳"，疑误。

[注3]火运承之不下：郭霭春《黄帝内经素问校注》、孟景春等《黄帝内经素问译释》、王洪图等《黄帝内经素问白话解》、1963人卫版《黄帝内经素问》、正统道藏《黄帝内经素问遗篇》、马莳《黄帝内经素问注证发微》此处为"火运承之不下"。其中郭霭春、孟景春注：律以上下文例，"不下"上疑脱"降而"二字；张灿玾等《黄帝内经素问校释》此处为"火运承之，降而不下"，其注"降而"原无，据前后文例补。

[注4]天：郭霭春《黄帝内经素问校注》、王洪图等《黄帝内经素问白话解》、1963人卫版《黄帝内经素问》、正统道藏《黄帝内经素问遗篇》此处为"天"。其中郭霭春注：金本、读本、赵本、藏本、田本、马注本、抄配明刊本、四库本并作"大"；张灿玾等《黄帝内经素问校释》、孟景春等《黄帝内经素问译释》、马莳《黄帝内经素问注证发微》此处为"大"。其中张灿玾、孟景春注："大"原作"天"，涉上下文天清而误，据金刻本、道藏本、《黄帝内经素问注证发微》、《类经》、《黄帝内经素问直解》改。马莳注：诸本同，《黄帝内经素问遗篇》作"天"，考下文有"天清薄寒"句，似是。

（二）字词注释

（1）天清

①正统道藏《黄帝内经素问遗篇》此词未具体注释。

②马莳《黄帝内经素问注证发微》此词未具体注释。

③张介宾《类经》清。

④高士宗《黄帝素问直解》天清。

⑤孟景春等《黄帝内经素问译释》天清气爽。

⑥张灿玾等《黄帝内经素问校释》天气清冷。

⑦王洪图等《黄帝内经素问白话解》天气清冷。

（2）眈（máng）眈

①正统道藏《黄帝内经素问遗篇》此词未具体注释。

②马莳《黄帝内经素问注证发微》原作"忙忙"，据《素问遗篇》及《医部全录》原文改。

③张介宾《类经》此词未具体注释。

④高士宗《黄帝素问直解》忙忙。

⑤孟景春等《黄帝内经素问译释》双目视物不清。

⑥张灿玾等《黄帝内经素问校释》视物不清。

⑦王洪图等《黄帝内经素问白话解》视物不清

（三）语句阐述

（1）是故巳亥之岁，阳明降地，主窒地肜，胜而不入。

①正统道藏《黄帝内经素问遗篇》阳明在天三年，次年下降，入地作少阳左间也。又遇主窒地肜，窒火司胜之不入，即化成病也。

②马莳《黄帝内经素问注证发微》此句未具体注释，总体概括此段为：此承上文而详降之所以不入则成五郁，当有天时民病之异也。

③张介宾《类经》巳亥年，少阳当迁正在泉，而阳明燥金，以上年司天之右间，当降为今岁在泉之左间，故畏地肜，火气胜之也。

④高士宗《黄帝素问直解》巳亥厥阴司天，则寅申少阳在泉，阳明降为地之左间。主窒地肜，火气胜之，火胜之而金不入。

⑤孟景春等《黄帝内经素问译释》所以巳亥之年，阳明燥金当从司天右间，下降为在泉左间，若遇到在地的火气，金受火制而不能前进。

⑥张灿玾等《黄帝内经素问校释》巳亥之岁……胜而不入：巳亥之年，阳明燥金之气，应从上年司天的右间，降为本年在泉的左间，若遇到地肜火气太过，胜而克金，则金气降之不前。

因此在巳亥年，阳明燥金应从上年司天的右间，降为本年在泉的左间，若遇到地肜火气过胜，则阳明燥金不得降入地下。

⑦王洪图等《黄帝内经素问白话解》巳年、亥年，少阳相火在泉，阳明燥金之气

应从上一年司天的右间,下降为本年在泉的左间。如果遇到火气过胜,金受火制,则阳明燥金之气被阻抑而不能下降。

（2）又或遇太阳未退位,即阳明未得降;即火运以至之,火运承之不下。天清而肃,赤气乃彰,暄热反作。

①正统道藏《黄帝内经素问遗篇》四日不降九日降,不降即郁发也。

②马莳《黄帝内经素问注证发微》此句未具体注释,总体概括此段为:此承上文而详降之所以不入则成五郁,当有天时民病之异也。

③张介宾《类经》如上年辰戌,岁气有余,司天太阳不退位,则右间阳明亦不能降下。癸巳癸亥年也。金欲降而火承之,故清肃行而热反作也。

④高士宗《黄帝素问直解》又或遇上年太阴未退位,即阳明未得降也。岁当戊申戊寅,即火运以至之,火运承制之,而金不下,即天清而肃,则赤气乃彰,暄热反作,火胜金也。

⑤孟景春等《黄帝内经素问译释》又或遇到太阳未曾退位,就是阳明无从下降;或遇火运已至,因火运的相乘,使金气不能下降入地,这时本应天清气爽,可是反而火气昭彰,炎热非常。

⑥张灿玾等《黄帝内经素问校释》又或遇太阳未退位……即火运以至之:凡癸巳癸亥年,天干癸为火运不及,巳亥年,阳明燥金之气,应从上年司天的右间,降为本年在泉的左间,若上年太阳寒水未退位,中运火气已至,胜而克金,则金气降之不前。

又或遇到太阳司天不得退位,则阳明燥金也就不能降入在泉的左间,或火运应时而至。火运居于司天之下而承其气,阳明燥金降之不下,则天气清冷而肃降,火气显露则温热反作。

⑦王洪图等《黄帝内经素问白话解》又遇到上一年司天的太阳寒水之气有余而不退位,也使阳明燥金之气不能下降。又逢戊癸年,火运之气到来,中运火气阻止阳明之气使它不能下降到在泉的左间。火气胜而金气受到阻抑,于是在天气应当清冷的季节反而有火气显露,使气候变得温热反常。

（3）民皆昏倦,夜卧不安,咽干引饮,懊热内烦。

①正统道藏《黄帝内经素问遗篇》四日不降九日降,不降即郁发也。

②马莳《黄帝内经素问注证发微》此句未具体注释,总体概括此段为:此承上文而详降之所以不入则成五郁,当有天时民病之异也。

③张介宾《类经》热伤肺气,故民为昏倦咽干等病。

④高士宗《黄帝素问直解》民病昏倦,夜卧不安,不清宁也。咽干引饮,懊热内烦,热气胜也。

⑤孟景春等《黄帝内经素问译释》人们皆感昏倦,夜卧不能安宁,咽喉发干,口渴引饮,闷热内心烦躁。

⑥张灿玾等《黄帝内经素问校释》人们感到昏沉困倦,夜卧不安,易患咽喉干

燥,口渴引饮,懊憹烦热等病。

⑦王洪图等《黄帝内经素问白话解》人们会感到昏沉困倦,夜卧不安,咽干口燥,懊恼烦热。

(4)大清朝暮,暄还复作;久而不降,伏之化郁,天清薄寒,远生白气。

①正统道藏《黄帝内经素问遗篇》白气丰而杀疫至。

②马莳《黄帝内经素问注证发微》此句未具体注释,总体概括此段为:此承上文而详降之所以不入则成五郁,当有天时民病之异也。

③张介宾《类经》金气久郁于上,故清寒生而白气起。

④高士宗《黄帝素问直解》故虽大清朝暮,而火气之暄还复作也。若抑久而终不降,则伏之而化郁。金郁而发,则天清薄寒,远生白气。

⑤孟景春等《黄帝内经素问译释》本来应朝暮清凉,现在却是暄暖;如果久不得降,则伏久将要化郁为通,那时天高气凉,金风飒飒,产生一种白气。

⑥张灿玾等《黄帝内经素问校释》早晚有大凉之气,而温热之气却又发作。若阳明燥金日久不降,伏而不布则化为郁气,天气清凉而寒冷,远处有白气发生。

⑦王洪图等《黄帝内经素问白话解》早晚天气虽然清爽,但热气还会发作。阳明燥金之气不得能下降,久伏不散而成郁气,郁极而发作,于是天气清冷而微寒,远处有白气发生。

(5)民病掉眩,手足直而不仁,两胁作痛,满目𥈤𥈤。

①正统道藏《黄帝内经素问遗篇》民皆燥而咽乾鼽衄,治可刺之。

②马莳《黄帝内经素问注证发微》此句未具体注释,总体概括此段为:此承上文而详降之所以不入则成五郁,当有天时民病之异也。

③张介宾《类经》其于民病,则肝木受邪,故为掉眩胁目等证。

④高士宗《黄帝素问直解》金胜木虚,故民病掉眩,手足直而不仁,且两胁作痛,满目忙忙,是皆肝虚之病也。

⑤孟景春等《黄帝内经素问译释》人们易患掉眩,手足强直,麻木无知,两胁作痛,双目视物不清等病。

⑥张灿玾等《黄帝内经素问校释》人们易患眩晕,手足强直,麻木不仁,两胁作痛,双目视物不清等病。

⑦王洪图等《黄帝内经素问白话解》人们易患振颤动摇、头晕目眩、手足强直而麻木不仁、两胁疼痛、双目视物不清等病证。

## 第十五解

(一)内经原文

是故子午之年,太阳降地,主窒地阜胜之,降而不入[注1];又或遇土运太过,先天而至,土运承之,降而不入[注2],即天彰黑气,瞑暗凄惨,才施黄埃而布湿,寒化令气,蒸湿复令。久而不降,伏之化郁,民病**大厥**,四肢重怠,阴痿[注3]少力。天布沉阴,蒸湿间作。

[注1]主窒地阜胜之,降而不入:郭霭春《黄帝内经素问校注》、孟景春等《黄帝内经素问译释》、王洪图等《黄帝内经素问白话解》、1963人卫版《黄帝内经素问》、正统道藏《黄帝内经素问遗篇》、马莳《黄帝内经素问注证发微》此处为"入"。其中郭霭春注:"入"金本作"下"。孟景春注:据文例当作"下"。张灿玾等《黄帝内经素问校释》此处为"下",其注:原作"入",据金刻本及前后文例改。

[注2]入:郭霭春《黄帝内经素问校注》、张灿玾等《黄帝内经素问校释》、孟景春等《黄帝内经素问译释》、王洪图等《黄帝内经素问白话解》、1963人卫版《黄帝内经素问》此处为"主窒地阜胜之,降而不入";马莳《黄帝内经素问注证发微》此处为"主窒地阜,胜之降而不入";正统道藏《黄帝内经素问遗篇》无标点断句。

[注3]痿:郭霭春《黄帝内经素问校注》、张灿玾等《黄帝内经素问校释》、王洪图等《黄帝内经素问白话解》、1963人卫版《黄帝内经素问》、马莳《黄帝内经素问注证发微》此处为"萎";孟景春等《黄帝内经素问译释》、正统道藏《黄帝内经素问遗篇》此处为"痿"。此处"萎"同"痿"。

（二）字词注释

（1）瞑暗

①正统道藏《黄帝内经素问遗篇》此词未具体注释。

②马莳《黄帝内经素问注证发微》此词未具体注释。

③张介宾《类经》此词未具体注释。

④高士宗《黄帝素问直解》瞑暗。

⑤孟景春等《黄帝内经素问译释》阴暗。

⑥张灿玾等《黄帝内经素问校释》昏暗。

⑦王洪图等《黄帝内经素问白话解》昏暗。

（2）大厥

①正统道藏《黄帝内经素问遗篇》黑气彰而寒疫至,民病皆厥。

②马莳《黄帝内经素问注证发微》此词未具体注释。

③张介宾《类经》寒厥。

④高士宗《黄帝素问直解》大厥。

⑤孟景春等《黄帝内经素问译释》大厥。

⑥张灿玾等《黄帝内经素问校释》大厥。

⑦王洪图等《黄帝内经素问白话解》大厥。

（三）语句阐述

（1）是故子午之年,太阳降地,主窒地阜胜之,降而不入。

①正统道藏《黄帝内经素问遗篇》太阳在天三年,次年复降入地,作阳明左间,又遇地阜,土司胜之不入者也。

②马莳《黄帝内经素问注证发微》此句未具体注释,总体概括此段为:此承上文而详降之所以不入则成五郁,当有天时民病之异也。

③张介宾《类经》子午年,阳明当迁正在泉,而太阳寒水,以上年司天之右间,当降为今岁在泉之左间,故畏地阜,土胜也。

④高士宗《黄帝素问直解》子午少阴司天,则卯酉阳明在泉,太阳降为地之左间。主窒地阜,土胜水也,胜之则水降而不入。

⑤孟景春等《黄帝内经素问译释》所以子午之年,太阳寒水应从司天右间,降为在泉左间,若逢到在地的土气,水受土制,以致太阳不能降而入地。

⑥张灿玾等《黄帝内经素问校释》子午之年……降而不入:子午之年,太阳寒水之气,应从上年司天的右间,降为本年在泉的左间,若遇到地阜土气太过,胜而克水,则水气升之不前。

因此在子午年,太阳寒水应从上年司天的右间,降为本年在泉的左间,若遇到地阜土气过胜,则太阳寒水不得降入地下。

⑦王洪图等《黄帝内经素问白话解》子年、午年,阳明燥金在泉,太阳寒水之气应从上一年司天的右间下降为本年在泉的左间。如果遇土气过胜,水受土制,则太阳寒水之气被阻抑而不能下降。

(2)又或遇土运太过,先天而至,土运承之,降而不入,即天彰黑气,瞑暗凄惨,才施黄埃而布湿,寒化令气,蒸湿复令。

①正统道藏《黄帝内经素问遗篇》甲子、甲午。十二日不降者,即郁其发也。

②马莳《黄帝内经素问注证发微》此句未具体注释,总体概括此段为:此承上文而详降之所以不入则成五郁,当有天时民病之异也。

③张介宾《类经》甲子甲午,阳土有余之岁也。水为土胜,故黑气才施,黄埃即布,寒化欲行而蒸湿复令也。

④高士宗《黄帝素问直解》又或遇甲午甲子土运太过,先天而至,土运承制之,水气降而不入,即天彰黑色而水欲舒,即瞑暗悽惨,才施黄埃,而土布湿矣。水欲动,而寒化令,其气随蒸湿,而土复令矣。

⑤孟景春等《黄帝内经素问译释》又或遇到土运太过,先交其气,因土运的相承,使太阳不能入地,那么寒水的气候布满天地之间,阴暗惨淡,忽然黄埃飞扬,湿气弥漫,本来要寒化的气候,现在却是蒸湿当令。

⑥张灿玾等《黄帝内经素问校释》又或遇土运太过,先天而至:凡甲子甲午年,天干甲为土运太过,地支子午年,太阳寒水之气,应从上年司天的右间,降为本年在泉的左间,若遇到土运太过,先天时而至,胜而克水,则水气亦必降之不前。

又或遇到土运太过,则先天时而至。土运居中承之,太阳寒水欲降而不得降下,则天空暴露黑气,昏暗凄惨,才出现黄色尘埃,而又湿气弥漫,寒气布化之后,又出现热化与湿化之令。

⑦王洪图等《黄帝内经素问白话解》又遇到甲年,土运太过,土湿之气在时令之前到来,中运土气抑制水气,使寒水之气不能下降到在泉的左间。土气胜水气被阻抑,于是天空布散着黑气,昏暗凄惨。黄色的尘埃弥漫,湿气布散,寒水之气刚发生,湿热之气却又蒸腾。

(3)久而不降,伏之化郁,民病大厥,四肢重怠,阴痿少力。天布沉阴,蒸湿间作。

①正统道藏《黄帝内经素问遗篇》黑气彰而寒疫至,民病皆厥而体重,治可益

之也。

②马莳《黄帝内经素问注证发微》此句未具体注释,总体概括此段为:此承上文而详降之所以不入则成五郁,当有天时民病之异也。

③张介宾《类经》寒郁于上而湿制之,则脾肾受邪,故民为寒厥四肢重怠阴痿等病,而沉阴蒸湿间作也。

④高士宗《黄帝素问直解》久而不降,则伏抑之而化郁,谓郁而复发也。民病大厥,四肢重怠,阴痿少力,水发之病也。天布沉阴,蒸湿间作,水郁之气也。

⑤孟景春等《黄帝内经素问译释》久而不降,伏久郁化为通,人们患大厥,四肢重而倦怠,阴痿少力。天气阴沉,时常且有湿气蒸发。

⑥张灿玾等《黄帝内经素问校释》若太阳寒水日久不得降下,伏而不布则化为郁气,人们易患大厥,四肢沉重倦怠,阴萎少力等病,天气阴沉,热气与湿气交替发作。

⑦王洪图等《黄帝内经素问白话解》太阳寒水之气日久不得下降,伏而不得散布就成为郁气。人们易患大厥、四肢沉重倦怠、阴痿乏力。天空阴沉,反复出现湿气蒸腾。

## 第十六解

(一)内经原文

帝曰:升降不前,晰知其宗,愿闻迁正,可得明乎? 岐伯曰:正司中位,是谓迁正位,司天不得其迁正者,即前司天以过**交司之日**[注],即遇司天太过有余日也,即仍旧**治**天数,新司天未得迁正也。

[注]日:郭霭春《黄帝内经素问校注》、张灿玾等《黄帝内经素问校释》、孟景春等《黄帝内经素问译释》、王洪图等《黄帝内经素问白话解》、1963人卫版《黄帝内经素问》、马莳《黄帝内经素问注证发微》此处有"日"字。其中郭霭春注:金本、读本、元本、田本、抄配明刊本、四库本并是小字注文;正统道藏《黄帝内经素问遗篇》此处无"日"字。

(二)字词注释

(1)交司之日

①正统道藏《黄帝内经素问遗篇》大寒日。

②马莳《黄帝内经素问注证发微》此词未具体注释。

③张介宾《类经》新旧之交,大寒日也。

④高士宗《黄帝素问直解》交司之日。

⑤孟景春等《黄帝内经素问译释》新旧之交的大寒日。

⑥张灿玾等《黄帝内经素问校释》每年大寒日,为新旧年司岁运气相交之日。《类经》二十八卷第四十注:"新旧之交,大寒日也。"

⑦王洪图等《黄帝内经素问白话解》新旧司天交移的日期。

(2)治

①正统道藏《黄帝内经素问遗篇》此词未具体注释。

②马莳《黄帝内经素问注证发微》此词未具体注释。

③张介宾《类经》治。

④高士宗《黄帝素问直解》以致。

⑤孟景春等《黄帝内经素问译释》治理。

⑥张灿玾等《黄帝内经素问校释》治理。

⑦王洪图等《黄帝内经素问白话解》主持。

(三)语句阐述

(1)帝曰:升降不前,晰知其宗,愿闻迁正,可得明乎?

①正统道藏《黄帝内经素问遗篇》晰,明也。

②马莳《黄帝内经素问注证发微》此句未具体注释,总体概括此段为:此详言新司天未得迁正,以旧司天未得退位,而有天时民病之异也。

③张介宾《类经》晰音昔,明也。

④高士宗《黄帝素问直解》升降,论左右之间位,迁正,论上下之中位,故复问之。

⑤孟景春等《黄帝内经素问译释》黄帝道:上升与下降不能前进,已经明白它的意义了,希望听听迁正的道理,可以明白告诉我吗?

⑥张灿玾等《黄帝内经素问校释》晰:明白、清楚。

黄帝说:关于间气升降不前的问题,我已经明白了它的意义,还想听听有关六气迁正的问题,可以使我明白吗?

⑦王洪图等《黄帝内经素问白话解》黄帝说:我已经明白了间气升降不能正常进行的问题,希望再听听什么叫做迁正? 你能帮我弄明白吗?

(2)岐伯曰:正司中位,是谓迁正位,司天不得其迁正者,即前司天,以过交司之日,即遇司天太过有余日也,即仍旧治天数,新司天未得迁正也。

①正统道藏《黄帝内经素问遗篇》以过大寒日,别岁正之,初气未至也。年即以交,即司天之气未交司故也。

②马莳《黄帝内经素问注证发微》此句未具体注释,总体概括此段为:此详言新司天未得迁正,以旧司天未得退位,而有天时民病之异也。

③张介宾《类经》新旧之交,大寒日也。新旧相遇,而旧者有余未退,仍治天数,则新者未得迁正。

④高士宗《黄帝素问直解》迁正者,正司中位,是全迁正位以司天也。不得其迁正者,即前司天已遇交司之日,即遇上年司天太过而有余日,即仍旧以致天数,以致新司天未得迁正也。

⑤孟景春等《黄帝内经素问译释》岐伯说:正司天地的中位,叫做迁正位,司天不得迁于正位的,是因为前一年的司天已过了新旧之交的大寒日,就是司天太过的余日,仍旧治理着天气,于是形成新司天不能迁正了。

⑥张灿玾等《黄帝内经素问校释》交司之日:每年大寒日,为新旧年司岁运气

相交之日。《类经》二十八卷第四十注："新旧之交,大寒日也。"

岐伯说:值年的岁气,迁居于一年的中位,叫做迁正位。司天之气不得迁居于正位,就是上年司天之气超过了交司之日。也就是上年司天之气太过,其值时有余日,仍旧治理着本年的司天之数,所以使新司天不得迁正。

⑦王洪图等《黄帝内经素问白话解》岐伯说:六气进到主持天地之气的正中位置,也就是司天的位置,就叫做迁正位。司天而不能迁居到正位,是由于上一年的司天之气有余超过了新旧司天交移的日期。也就是说,上一年的司天之气不按时退位,依旧发挥着主持气化的作用,就导致新的司天之气不能迁正。

## 第十七解

### (一)内经原文

厥阴不迁正,即风暄不时,花卉萎瘁。民病淋溲,目系转,转筋,喜怒,小便赤。风欲令而寒由不去,温暄不正,春正失时。

少阴不迁正,即冷气不退,春冷后[注1]寒,暄暖不时。民病寒热,四肢烦痛,腰脊强直。木气虽有余,位不过于君火也。

太阴不迁正,即云雨失令,万物枯焦,当生不发。民病手足肢节肿满,大腹水肿,填臆不食,飧泄胁满,四肢不举。雨化欲令,热犹治之,温煦于气,**亢而不泽**。

少阳不迁正,即炎灼弗令,苗莠不荣,酷暑于秋,肃杀晚至,霜露不时。**民病瘖[注2]疟**,骨热,心悸,惊骇,甚时血溢。

阳明不迁正,则暑化于前,肃杀于后,草木反荣。民病寒热,鼽嚏,皮毛折,爪甲枯焦,甚则喘嗽息高,悲伤不乐。热化乃布,燥化未令,即清劲未行,肺金复病。

太阳不迁正,即冬清反寒,易令于春,杀霜在前,寒冰于后,阳光复治,凛冽不作,雾云待时。民病温疠至,喉闭嗌干,烦躁而渴,喘息而有音也。寒化待燥,犹治天气,过失序,与民作灾。

[注1]后:郭霭春《黄帝内经素问校注》、张灿玾等《黄帝内经素问校释》、孟景春等《黄帝内经素问译释》、王洪图等《黄帝内经素问白话解》、1963人卫版《黄帝内经素问》、马莳《黄帝内经素问注证发微》此处为"后(後)"。其中郭霭春注:金本、藏本、田本、抄配明刊本并作"復"。张灿玾注:金刻本作"復";正统道藏《黄帝内经素问遗篇》此处为"復"。

[注2]瘖:郭霭春《黄帝内经素问校注》、张灿玾等《黄帝内经素问校释》、孟景春等《黄帝内经素问译释》、王洪图等《黄帝内经素问白话解》、1963人卫版《黄帝内经素问》、正统道藏《黄帝内经素问遗篇》此处为"瘖";马莳《黄帝内经素问注证发微》此处为"痎"。"瘖"与"痎"互为异体字。

### (二)字词注释

(1)亢而不泽

①正统道藏《黄帝内经素问遗篇》此词未具体注释。

②马莳《黄帝内经素问注证发微》此词未具体注释。

③张介宾《类经》君火有余,湿化不行也。

④高士宗《黄帝素问直解》亢而不泽。

⑤孟景春等《黄帝内经素问译释》气候温暖,干旱无雨。

⑥张灿玾等《黄帝内经素问校释》温暖之气化亢盛而缺少雨泽。

⑦王洪图等《黄帝内经素问白话解》气候炎热,干旱无雨。

(2)瘤疟

①正统道藏《黄帝内经素问遗篇》此词未具体注释。

②马莳《黄帝内经素问注证发微》此词未具体注释。

③张介宾《类经》皆相火郁热之病。

④高士宗《黄帝素问直解》此词未具体注释。

⑤孟景春等《黄帝内经素问译释》疟疾。

⑥张灿玾等《黄帝内经素问校释》痎疟。

⑦王洪图等《黄帝内经素问白话解》痎疟。

(三)语句阐述

(1)厥阴不迁正,即风暄不时,花卉萎瘁。民病淋溲,目系转,转筋,喜怒,小便赤。风欲令而寒由不去,温暄不正,春正失时。

①正统道藏《黄帝内经素问遗篇》太阳司天,天数有余,如退位之日,厥阴得治迁正也。虽得初气,天令不传,木气不伸,民乃病肝。

②马莳《黄帝内经素问注证发微》此句未具体注释,总体概括此段为:此详言新司天未得迁正,以旧司天未得退位,而有天时民病之异也。

③张介宾《类经》巳亥年,太阳未退位,则厥阴不迁正,风木失时,故有此变。卉音毁。木失其正,肝经病也。木王于春,其气不伸,故失时也。

④高士宗《黄帝素问直解》巳亥之岁,厥阴不迁正,则风木失时,故即风暄不时,而花卉萎瘁也。民病诸证,皆属肝虚。不迁正而失时序,故风欲令而寒犹不去,温暄不正,春正失时也。

⑤孟景春等《黄帝内经素问译释》厥阴不得迁居正位,就是风木温暖之气不能及时行令,花草枯槁。人们易患小便淋痛不利,目系转,转筋,善于发怒,小便赤等病。风木要行令而寒气不去,因此气候温暖不正常,失去春天正常的时令。

⑥张灿玾等《黄帝内经素问校释》风欲令而寒由不去……春正失时:由于太阳寒水之气不退位,厥阴风木之气则不能迁正,寒气不去,风令不行,温暖之气不能按时而至,春季之正令则失去正常的时序。

巳亥年,若上年太阳不退位,则本年厥阴不得迁正,风木温暖之气不能应时施化,则花卉枯萎,人们易患淋病,目系转,转筋,善怒,小便赤等病。风气欲施其令而寒气不退,温暖的气候不得正时,则失去正常的春令。

⑦王洪图等《黄帝内经素问白话解》巳年、亥年,如果上一年司天的太阳寒水之气不退位,则本年的厥阴风木之气不能迁正,风木的温暖之气不能按时到来,花卉枯萎。人们易患小便淋沥、目系转、转筋、易发怒、小便赤等病证。风木的温暖之气应主持主令,但因寒气不去,寒暖变化失常,失去了春天正常的气候特点。

（2）少阴不迁正，即冷气不退，春冷后寒，暄暖不时。民病寒热，四肢烦痛，腰脊强直。木气虽有余，位不过于君火也。

①正统道藏《黄帝内经素问遗篇》厥阴司天，天数有余。厥阴虽有余日，别位司天，皆天数终日始迁正，如少阴至二月春分得位正之时，乃造化变，便可迁正，乃合司天也。木气有余数，不尽有余日，复治天，治数未终，遇君火得时化，春分日便可迁正，木犹未退，即可同治于天也。其余气皆无此也。

②马莳《黄帝内经素问注证发微》此句未具体注释，总体概括此段为：此详言新司天未得迁正，以旧司天未得退位，而有天时民病之异也。

③张介宾《类经》子午年，若厥阴不退位，则少阴不迁正，君火不正，故春多寒冷，暄暖不能及时。阳气不正，时多寒冷，故民为寒热烦痛等病。上年厥阴阴气，至本年初气之末，交于春分，则主客君火已皆得位，木虽有余，故不能过此。

④高士宗《黄帝素问直解》强去声，过平声，下过同。

子午之岁，少阴不迁正，则热火失时，故即冷气不退。春时光冷后寒，以致温暖不时也。民病诸证，皆少阴心肾内虚。少阴之不迁正，必厥阴之不退位，然厥阴木气虽有余，而位不过于二气之君火也。

⑤孟景春等《黄帝内经素问译释》少阴君火不得迁居正位，就是冷气不退，春天先冷后寒，和暖气候不能及时而至。人们易患寒热，四肢烦痛，腰脊强直。但厥阴风木之气虽然太过，留恋在位不退，但终究不会超过君火当令之时的。

⑥张灿玾等《黄帝内经素问校释》少阴不迁正，即冷气不退：少阴不迁正是由于厥阴不退位，君火不能居于正位，所以冷气不退。木气虽有余，位不过于君火也：《类经》二十八卷第四十注："上年厥阴阴气，至本年初气之末，交于春分，则主客君火，已皆得位，木虽有余，故不能过此。"春分后，客气司天之少阴迁正，主气二之气亦为少阴君火，故主客君火，皆得位，则木气虽有余，不能过此。

子午年，若上年厥阴不退位，则本年少阴不得迁正，冷气不退，春天先冷而后又寒，温暖之气不能应时施化。人们易患寒热，四肢烦痛，腰脊强直等病。上年厥阴木之气虽有余，但其不退位的情况，不能超过主气二之气君火当令之时。

⑦王洪图等《黄帝内经素问白话解》子年、午年，如果上一年司天的厥阴风木之气不退位，则本年的少阴君火之气不能迁正，就会出现寒冷之气不退，春天先冷而后寒，温暖之气不能按时到来。人们易患寒热、四肢烦痛、腰背强直等病证。厥阴风木之气虽然有余，但其在位的时间不能超过主气二之气君火当令的时候。

（3）太阴不迁正，即云雨失令，万物枯焦，当生不发。民病手足肢节肿满，大腹水肿，填臆不食，飧泄胁满，四肢不举。雨化欲令，热犹治之，温煦于气，亢而不泽。

①正统道藏《黄帝内经素问遗篇》少阴司天，天数未终，故日太阴不得迁正。少阴数终，可得迁正也。少阴有余，未尽天数，故不退位，即太阴未得迁正，即土气不申，而民病于脾也。

②马莳《黄帝内经素问注证发微》此句未具体注释，总体概括此段为：此详言

新司天未得迁正,以旧司天未得退位,而有天时民病之异也。

③张介宾《类经》丑未年,若少阴不退位,则太阴不迁正,万物赖土以生,土气失正,故当生不发。土气失和,脾经为病也。君火有余,湿化不行也。

④高士宗《黄帝素问直解》丑未之岁,太阴不迁正,则土湿不濡。故即云雨失令,而万物枯焦,当生不发矣。民病诸证,皆属脾虚。太阴之不迁正,必少阴之不退位也,故雨化欲令,而热犹治之,温煦于气,致亢而不泽也。

⑤孟景春等《黄帝内经素问译释》太阴不得迁入正位,云雨就不能及时,万物因而枯焦,当生长而不能发育。人们易患手足肢节肿满,大腹水肿,心胸填胀,不欲饮食,泄泻完谷不化,胁满,四肢不能举动。本当太阴湿土行令,而少阴君火不退,仍行热令,所以气候温暖,干旱无雨。

⑥张灿玾等《黄帝内经素问校释》太阴不迁正……当生不发:太阴不迁正,是由于少阴不退位,所以湿土之气不行,云雨失去正令,君火之气过盛反而使万物焦枯,得不到雨水滋养,则不能生发。

丑未年,若上年少阴不退位,则本年太阴不得迁正,雨水不能及时,万物枯焦,应当生长发育的不能生发。人们易患手足肢节肿满,大腹水肿,胸满不食,飧泄胁满,四肢不能举动等病。雨气欲布其令,但由于少阴君火仍居天位而治之,所以温暖之气化亢盛而缺少雨泽。

⑦王洪图等《黄帝内经素问白话解》丑年、未年,如果上一年司天的少阴君火之气不退位,则本年的太阴湿土之气不能迁正,就会出现雨水不能按时下降,与时令不相协调,万物焦枯,应当生长发育的也不生长发育。人们易患手足肢节肿满,胸腹胀满、嗳气、饮食减少、飧泄、胁肋胀满、四肢不能举动等病证。湿土之气本应主持时令的气化,但君火不退位而继续发挥作用,因而气候炎热,干旱无雨。

(4)少阳不迁正,即炎灼弗令,苗莠不荣,酷暑于秋,肃杀晚至,霜露不时。民病瘅疟,骨热,心择,惊骇,甚时血溢。

①正统道藏《黄帝内经素问遗篇》虽有寅申之年,土尚治之,退位之日,火行酷暑于后,故涉暑于秋也。

②马莳《黄帝内经素问注证发微》此句未具体注释,总体概括此段为:此详言新司天未得迁正,以旧司天未得退位,而有天时民病之异也。

③张介宾《类经》寅申年,若太阴不退位,则少阳不迁正,相火失正,故炎灼弗令,苗莠不荣,暑热肃杀,其至皆晚也。莠音有,似稷之草。皆相火郁热之病。

④高士宗《黄帝素问直解》寅申之岁,少阳不迁正,则火热愆期,故即炎灼弗令,苗秀不荣,物不长也。酷暑于秋,热气后也。当秋而暑,以致肃杀晚至,而霜露不时。民病诸证,皆少阳火郁之所致也。

⑤孟景春等《黄帝内经素问译释》少阳不得迁入正位,则炎热的气候不能行令,苗莠不能繁荣,酷暑见于秋天,肃杀之气晚至,霜露不能及时下降。人们易患疟疾,骨中发热,心悸,惊骇,甚则时见出血。

⑥张灿玾等《黄帝内经素问校释》酷暑于秋,肃杀晚至:由于太阴不退位,少阴不迁正,则少阳相火之气得令较迟,所以酷暑后延于秋季,肃杀之气得令亦晚。

寅申年,若上年太阴不退位,则本年少阳不得迁正,炎热的气候不得施布其令,植物的苗莠不能繁荣,少阳之气晚治,则酷暑见之于秋季,肃杀之气亦必晚至,霜露不得应时而降。人们易患疟疾、骨蒸、心悸惊骇,甚则血液外溢等病。

⑦王洪图等《黄帝内经素问白话解》寅年、申年,如果上一年司天的太阴湿土之气不退位,则本年的少阳相火之气不能迁正,就会出现炎热之气不足,火气不能主持时令的气化作用,植物的苗莠不能繁荣。酷暑延迟到秋天才发生,致使秋凉的肃杀之气也向后错,霜露也不能与时令相应地下降。人们易患疟疾、骨热、心悸、惊骇,甚至出血等病证。

(5)阳明不迁正,则暑化于前,肃杀于后,草木反荣。民病寒热,鼽嚏,皮毛折,爪甲枯焦,甚则喘嗽息高,悲伤不乐。热化乃布,燥化未令,即清劲未行,肺金复病。

①正统道藏《黄帝内经素问遗篇》少阳司天,天数有余,如退位日,阳明不迁正也。虽得卯酉之年,犹火化热之令也,故肺重复受病。

②马莳《黄帝内经素问注证发微》此句未具体注释,总体概括此段为:此详言新司天未得迁正,以旧司天未得退位,而有天时民病之异也。

③张介宾《类经》卯酉年,若少阳不退位,则阳明不迁正,金为火制,故暑热在前,肃杀在后。金令衰迟,故草木反荣。相火灼金,肺经受病也。清劲未行,金之衰也。

④高士宗《黄帝素问直解》卯酉之岁,阳明不迁正者,乃少阳不退位也。不退位则暑化于前,金肃于后,热多清少,故草木反荣。民病诸证,皆金虚肺病。热化乃布,火气余也。燥化未令,金气虚也。金气虚即清劲未行,若清劲行而肺金复病。

⑤孟景春等《黄帝内经素问译释》阳明不得迁入正位,炎暑的气候先行,肃杀的气候后至,草木反见繁荣。人们易患寒热,鼻流清涕,喷嚏,皮毛不华,爪甲枯焦,甚则气喘咳嗽,呼吸气粗,悲伤不乐。由于炎热气候仍旧布散,燥气未能行令,就是清肃的气候未来,肺金因而受病。

⑥张灿玾等《黄帝内经素问校释》暑化于前,肃杀于后:卯酉年若上年少阳不退位,则本年阳明不迁正。少阳为相火,不退位则暑气化于前;阳明为燥金,其后得迁正,则肃杀之气布于后。

卯酉年,若上年少阳不退位,则本年阳明不得迁正。因而少阳暑热之气施化于前,阳明燥金肃杀之气则见于后,草木反而繁荣,人们易患寒热,鼻塞喷嚏,皮毛脆折,爪甲枯焦,甚则喘嗽上气,悲伤不乐等病。由于热化之令继续施布,燥令不行,也就是清冷急切之气不行,肺金又要患病。

⑦王洪图等《黄帝内经素问白话解》卯年、酉年,如果上一年司天的少阳相火不退位,则本年的阳明燥金之气不能迁正,就会出现暑热之气先于时令到来,阳明燥金的肃杀之气晚至,出现虽然到了秋季,草木反而繁荣。人们易患寒热、鼻塞流

涕、喷嚏、皮毛不润泽、爪甲枯焦,甚至出现喘息、咳嗽、呼吸急促而粗、悲伤不乐等病证。相火继续主持气化而不退,燥金清凉之气不能发挥作用,清凉肃降之气不能布散,因而使肺脏再次发病。

(6)太阳不迁正,即冬清反寒,易令于春,杀霜在前,寒冰于后,阳光复治,凛冽不作,雾云待时。民病温疠至,喉闭嗌干,烦躁而渴,喘息而有音也。寒化待燥,犹治天气,过失序,与民作灾。

①正统道藏《黄帝内经素问遗篇》阳明司天,天数有余,退位日太阳迁正,故多烦燥渴喘者也。虽得辰戌之年,犹尚清化治天,故失序也。

②马莳《黄帝内经素问注证发微》此句未具体注释,总体概括此段为:此详言新司天未得迁正,以旧司天未得退位,而有天时民病之异也。

③张介宾《类经》辰戌年,若阳明不退位,则太阳不迁正,水正衰迟,故冬清反寒,易令于春。阴气不布,故阳光复治,凛冽不作。水亏金燥,故民为温疠烦燥、喘息有音之病。寒化须待燥去,犹得治天,但过期失序,则与民为灾也。他气皆然。

④高士宗《黄帝素问直解》辰戌之岁,太阳不迁正,太阳主寒水之气,太阳不迁正,乃阳明不退位。阳明不退,即冬时清肃反寒之气,易令于太阳主岁之春。杀霜在前,金气胜也。寒冰于后,水愆期也。水气虚,故阳光复治而凛冽不作,雾云待时也。民病诸证,皆水虚火病。太阳未迁正,故寒化时阳明不退位,故燥犹治天,其气过时失序,则与民为灾。

⑤孟景春等《黄帝内经素问译释》雾(fēn 分)云:白色如雾的云。

太阳不得迁入正位,以致冬时清肃寒冷的气候反见于春天,肃杀的霜露下降于前,寒冷坚冰凝结于后,如果阳光重新行令,则凛冽的寒气不会发生,雾云待时而出现。人们发生温病疫疠,喉闭嗌干,烦躁而渴,喘息有音。太阳寒水的气候,要待到燥金之气去,才能司其气化之令,若燥气过期不去,时序失常,人们就要发生灾害。

⑥张灿玾等《黄帝内经素问校释》杀霜在前,寒冰于后:辰戌年若上年阳明不退位,则本年太阳不迁正。阳明为燥金,不退位则肃杀霜冻在前,太阳为寒水,其后得迁正,则严寒冰雪在后。

辰戌年,若上年阳明不退位,则本年太阳不得迁正,致使冬季寒冷之令,反而改行于春季,肃杀霜冻之气在前,严寒冰雪之气在后,若阳光之气复得而治,则凛冽之气不得发作,雾云待时而现。人们易患温疠病发作,喉闭咽干,烦燥口渴,喘息有音等病。太阳寒化之令,须待燥气过后,才能司天主治,若燥气过期不退,时令失去正常规律,对人们就会发生灾害。

⑦王洪图等《黄帝内经素问白话解》辰年、戌年,如果上一年司天的阳明燥金之气不退位,则本年的太阳寒水之气不能迁正,就会使冬天寒冷的气候迟延到春天才发生。肃杀的霜露提前下降,但寒冷坚冰的气候却迟迟不能到来。阳光充足,寒冷的凛冽之气不得发作,白色的云雾要到一定的时候才会出现。人们易患温疠、喉闭咽干、烦躁口渴、喘息而有声音等病证。寒水之气必须等到燥金之气退去才能主

持气化。燥气过时而不退,四时气候紊乱,而成为引起人们发病的灾害。

## 第十八解

（一）内经原文

帝曰:迁正早晚,以命其旨,愿闻退位,可得明哉?岐伯曰:所谓不退者,即天数未终,即天数有余,名曰复布政,故名曰再治天也,即天令如故而不退位也。

厥阴不退位,即大风早举,时雨不降,湿令不化。民病温疫,疵废风生,民病皆肢节痛[注1],头目痛,伏热内烦,咽喉干引饮。

少阴不退位,即温生春冬[注2],蛰虫早至,草木发生。民病膈热,咽干,血溢,惊骇,小便赤涩,丹瘤疹疮疡留毒。

太阴不退位,而取寒暑不时,埃昏布作,湿令不去。民病四肢少力,食饮不下,泄注,淋满,足胫寒,阴痿,闭塞,失溺,小便数。

少阳不退位,即热生于春,暑乃后化,冬温不冻,流水不冰,蛰虫出见。民病少气,寒热更作,便血,上热,小腹坚满,小便赤沃,甚则血溢。

阳明不退位,即春生清冷,草木晚荣,寒热间作。民病呕吐,暴注,食饮不下,大便干燥,四肢不举,目瞑掉眩。

太阳不退位,即春寒复作,冰雹乃降,沉阴昏翳,二之气寒犹不去。民病痹厥,阴痿,失溺,腰膝皆痛,温疠晚发[注3]。

[注1]民病皆肢节痛:郭霭春《黄帝内经素问校注》认为此"民病"二字为蒙上误衍,"皆肢节痛"应为"肢节皆痛";张灿玾等《黄帝内经素问校释》此处为"皆肢节痛",其注:此前原衍"民病"二字,《黄帝素问直解》删,上句已有"民病"二字,此为衍文,故从删;孟景春等《黄帝内经素问译释》、王洪图等《黄帝内经素问白话解》、1963人卫版《黄帝内经素问》、正统道藏《黄帝内经素问遗篇》、马莳《黄帝内经素问呢注证发微》此处为"民病皆肢节痛"。

[注2]温生春冬:郭霭春《黄帝内经素问校注》、孟景春等《黄帝内经素问译释》、王洪图等《黄帝内经素问白话解》、1963人卫版《黄帝内经素问》、正统道藏《黄帝内经素问遗篇》、马莳《黄帝内经素问注证发微》此处为"温温生春冬";张灿玾等《黄帝内经素问校释》此处为"温生于春冬"。

[注3]太阳不退位,即春寒复作,冰雹乃降,沉阴昏翳,二之气寒犹不去。民病痹厥,阴痿,失溺,腰膝皆痛,温疠晚发:郭霭春《黄帝内经素问校注》、王洪图等《黄帝内经素问白话解》、1963人卫版《黄帝内经素问》、正统道藏《黄帝内经素问遗篇》此处中无词句。其中郭霭春注:金本,读本"目瞑掉眩"下并有"太阳不退位,即春寒复作,冰雹乃降,沉阴昏翳,二之气寒犹不去,民病痹厥,阴痿,失溺,腰膝皆痛,温疠晚发"四十一字,应据补;孟景春等《黄帝内经素问译释》、张灿玾等《黄帝内经素问校释》此处有"太阳不退位,即春寒复作,冰雹乃降,沉阴昏翳,二之气寒犹不去。民病痹厥,阴痿,失溺,腰膝皆痛,温疠晚发。"其中张灿玾注:此四十一字原脱,据金刻本补。

（二）字词注释

（1）疵废

①正统道藏《黄帝内经素问遗篇》此词未具体注释。

②马莳《黄帝内经素问注证发微》此词未具体注释。

③张介宾《类经》疵,黑斑也。疵音慈。废,肢体偏废也。

④高士宗《黄帝素问直解》疵。

⑤孟景春等《黄帝内经素问译释》张介宾:"疵,黑斑也。废,体偏废也。"黑斑,肢体偏废。

⑥张灿玾等《黄帝内经素问校释》《类经》二十八卷第四十注:"疵,黑斑也。废,体偏废也"。

⑦王洪图等《黄帝内经素问白话解》黑斑、肢体偏废。

(2)惊骇

①正统道藏《黄帝内经素问遗篇》此词未具体注释。

②马蒔《黄帝内经素问注证发微》此词未具体注释。

③张介宾《类经》皆火盛之病。

④高士宗《黄帝素问直解》此词未具体注释。民病诸证,皆为太阴土湿之病也。

⑤孟景春等《黄帝内经素问译释》惊骇。

⑥张灿玾等《黄帝内经素问校释》惊骇。

⑦王洪图等《黄帝内经素问白话解》惊骇。

(3)不时

①正统道藏《黄帝内经素问遗篇》此词未具体注释。

②马蒔《黄帝内经素问注证发微》此词未具体注释。

③张介宾《类经》其至不时。

④高士宗《黄帝素问直解》不时。

⑤孟景春等《黄帝内经素问译释》不时发生。

⑥张灿玾等《黄帝内经素问校释》不时发生。

⑦王洪图等《黄帝内经素问白话解》不能按时。

(4)埃昏布作

①正统道藏《黄帝内经素问遗篇》此词未具体注释。

②马蒔《黄帝内经素问注证发微》此词未具体注释。

③张介宾《类经》埃昏布作。

④高士宗《黄帝素问直解》埃昏布作。

⑤孟景春等《黄帝内经素问译释》尘埃昏蒙弥漫天空。

⑥张灿玾等《黄帝内经素问校释》尘埃昏暗弥布天空。

⑦王洪图等《黄帝内经素问白话解》天气阴沉昏暗,尘埃弥漫天空。

(三)语句阐述

(1)帝曰:迁正早晚,以命其旨,愿闻退位,可得明哉?

①正统道藏《黄帝内经素问遗篇》此句未具体注释。

②马蒔《黄帝内经素问注证发微》此句未具体注释,总体概括此段为:此详言旧司天未得退位,则新司天未得迁正,而有天时民病之异也。

③张介宾《类经》此句未具体注释。

④高士宗《黄帝素问直解》迁正义明，愿闻退位。

⑤孟景春等《黄帝内经素问译释》黄帝道：迁正早晚的道理，我已明白，希望听听关于退位的问题，可以明白告诉我吗？

⑥张灿玾等《黄帝内经素问校释》命：告也。如《国语·晋语》"天以命矣。"

黄帝说：对于迁正早晚的问题，你已将它的意义告知了我，还想听听有关退位的情况，可以使我明白吗？

⑦王洪图等《黄帝内经素问白话解》黄帝说：关于迁正早晚的问题，你已经讲明白了，我希望再听听关于退位的问题，可以吗？

（2）岐伯曰：所谓不退者，即天数未终，即天数有余，名曰复布政，故名曰再治天也，即天令如故，而不退位也。

①正统道藏《黄帝内经素问遗篇》天数未终，其气仍治，虽遇交司，由未退位也。此治天下过而不退位，犹在天。

②马莳《黄帝内经素问注证发微》此句未具体注释，总体概括此段为：此详言旧司天未得退位，则新司天未得迁正，而有天时民病之异也。

③张介宾《类经》天数未终，余气仍在，虽遇交司，故犹不退位。天数有余，应退不退，故于新岁，犹行旧岁之令。

④高士宗《黄帝素问直解》至春不得温和之气，一如旧岁之冬，为不退位也。

⑤孟景春等《黄帝内经素问译释》岐伯：所谓不退位，就是司天之数未终，也就是天数有余，名叫复布政，也有称之为再司天的，就是天令仍如过去，而不退位的缘故。

⑥张灿玾等《黄帝内经素问校释》岐伯说：所谓不退位，就是指司天之数不尽，也就是司天之数有余，名叫复布政，所以也叫再治天，是由于司天之气有余，依然如故而不得退位的缘故。

⑦王洪图等《黄帝内经素问白话解》岐伯说：所谓不退位，是指天数未尽，也就是司天之气有余，把这个叫做"复布政"，又叫做"再治天"。也就是时令虽然已经过去，但由于司天之气有余，气化作用依然如故，仍由应退位而未退位的司天之气主持。

（3）厥阴不退位，即大风早举，时雨不降，湿令不化。民病温疫，疵废风生，皆肢节痛，头目痛，伏热内烦，咽喉干引饮。

①正统道藏《黄帝内经素问遗篇》厥阴天数有余，在本数之上司天，气高而灾化善也，令作布政而复下灾，故反甚之者也。

②马莳《黄帝内经素问注证发微》此句未具体注释，总体概括此段为：此详言旧司天未得退位，则新司天未得迁正，而有天时民病之异也。

③张介宾《类经》木制土，风胜湿也。疵，黑斑也。废，肢体偏废也。风气有余，故为此温疫疼痛伏热诸病。疵音慈。

④高士宗《黄帝素问直解》已亥厥阴不退位，则子午少阴未迁正。当子午之

年,即大风早举,木气胜也。时雨不降,湿会不化木制地也。民病温疫,疵发风生,风热病也。皆肢节痛,头目痛,伏热内烦,咽喉干,引饮,亦皆厥阴风热之病也。

⑤孟景春等《黄帝内经素问译释》疵(cí雌)废:张介宾"疵,黑斑也。废,体偏废也"。

厥阴不退位,就会不时大风早起,应该下雨的时候不下雨,湿令不能施化。人们易于患温疫,黑斑,肢体偏废,风病发生,一般多有肢节痛,头目痛,伏热内烦,咽喉发干引饮。

⑥张灿玾等《黄帝内经素问校释》疵废:《类经》二十八卷第四十注"疵,黑斑也。废,体偏废也"。

厥阴风木不退位时,则大风早起,时雨不得降下,湿令不能施化,人们易患温疫,斑疵偏废,风病发生,普遍出现肢节痛,头目痛,伏热在内而心烦,咽喉干燥,口渴引饮等病。

⑦王洪图等《黄帝内经素问白话解》例如:厥阴风木之气不退位,就会经常刮起大风,雨水不能按时而降。湿土之气不得散布。人们易患温疫、黑斑、肢体偏废等病证。风气过胜引起的疾病,普遍出现肢体关节疼痛、头痛、目痛、热扰于内而心烦、咽喉干燥喜饮水等病证。

(4)少阴不退位,即温生春冬,蛰虫早至,草木发生。民病膈热,咽干,血溢,惊骇,小便赤涩,丹瘤疹疮疡留毒。

①正统道藏《黄帝内经素问遗篇》少阴天下有余,过岁而复作布政,天令酷灾矣。

②马莳《黄帝内经素问注证发微》此句未具体注释,总体概括此段为:此详言旧司天未得退位,则新司天未得迁正,而有天时民病之异也。

③张介宾《类经》君火再布,温热盛行也。皆火盛之病。

④高士宗《黄帝素问直解》子午少阴不退位,则丑未太阴未迁正。当丑未之年,即温生春冬,蛰虫早至,草木发生,火气胜也。民病膈热诸证,亦皆少阴火热之病也。

⑤孟景春等《黄帝内经素问译释》少阴不退位,温暖的气候发生于初春季冬,蛰伏的虫类早期发动,草木提前发芽生长。人们易患膈热,咽干,出血,惊骇,小便赤涩,丹瘤疹疮疡留毒。

⑥张灿玾等《黄帝内经素问校释》少阴君火不退位时,则温暖之气发生于春冬季节,蛰虫早期出现,草木提前发芽生长,人们易患膈热咽干,血液外溢,惊骇,小便赤涩,丹瘤疹疮疡留毒等病。

⑦王洪图等《黄帝内经素问白话解》少阴君火之气不退让,就会有温暖的气候出现在冬季或初春,蛰虫提前出来活动,花草树木也提前萌芽生长,人们易患胸膈热、咽干、出血、惊骇、小便短赤涩痛、丹、瘤、疹、疮疡、留毒等病证。

（5）太阴不退位，而取寒暑不时，埃昏布作，湿令不去。民病四肢少力，食饮不下，泄注，淋满，足胫寒，阴痿，闭塞，失溺，小便数。

①正统道藏《黄帝内经素问遗篇》太阴天下有余，过岁而犹尚治天，其气其下矣，病至肾也。

②马莳《黄帝内经素问注证发微》此句未具体注释，总体概括此段为：此详言旧司天未得退位，则新司天未得迁正，而有天时民病之异也。

③张介宾《类经》太阴土气，王在四维，再治不退，故或寒或暑，其至不时，而埃昏布作矣。土气不退，湿滞在脾，故为四肢少力，食饮不下等病。土邪伤肾，故为阴痿失溺等病。

④高士宗《黄帝素问直解》丑未太阴不退位，则寅申少阳未迁正。当寅申之年，而且寒暑不时，埃昏布作，湿令不去，土气胜也。民病诸证，皆为太阴土湿之病也。

⑤孟景春等《黄帝内经素问译释》取：《素问直解》作"且"，义长。

太阴不退位，寒冷与暑热不时发生，尘埃昏蒙弥漫天空，太阴湿土之令不去。人们易患四肢少力，饮食不下，大便泄泻，小便淋沥，腹满，足胫寒冷，阴痿，大便不通，尿失禁，小便频数。

⑥张灿玾等《黄帝内经素问校释》太阴湿土不退位时，则寒冷与暑热不时发生，尘埃昏暗弥布天空，湿令不去，人们易患四肢少力，饮食不下，泄泻如注，小便淋沥，腹满，足胫寒冷，阴痿，大便闭塞，小便失禁或小便频数等病。

⑦王洪图等《黄帝内经素问白话解》太阴湿土之气不退位，就会出现寒冷与暑热的气候都不能按时到来，天气阴沉昏暗，尘埃弥漫天空。湿土之气应去而不得去，人们易患四肢无力、饮食不下、泄泻如注、小便淋漓、腹部胀满、足胫寒冷、阴痿、大便闭塞不通、小便失禁或频数等病证。

（6）少阳不退位，即热生于春，暑乃后化，冬温不冻，流水不冰，蛰虫出见。民病少气，寒热更作，便血，上热，小腹坚满，小便赤沃，甚则血溢。

①正统道藏《黄帝内经素问遗篇》少阳天数有余，至过岁由治天，甚则气复下，其灾至脾肺藏也。

②马莳《黄帝内经素问注证发微》此句未具体注释，总体概括此段为：此详言旧司天未得退位，则新司天未得迁正，而有天时民病之异也。

③张介宾《类经》上年相火不退，故热生于春，后化迟留不去也。民病少气，热伤气也。赤沃，赤尿也。皆相火之为病。

④高士宗《黄帝素问直解》寅申少阳不退数，则卯酉阳明未迁正。当卯酉之年，即热生于春，暑乃后化，冬温不冻，流水不冰，蛰虫出见，皆火热之气有余也。民病诸证，亦皆少阳火热之病也。

⑤孟景春等《黄帝内经素问译释》少阳不退位，就会炎热的天气发生于春天，暑热逗留不去，冬天温暖不寒，流水不能凝结成冰，蛰伏的虫类出现。人们易患少

气,寒热往来,便血,上部发热,小腹坚硬胀满,小便赤,甚则出血。

⑥张灿玾等《黄帝内经素问校释》赤沃:《类经》二十八卷第四十注"赤尿也"。

少阳相火不退位时,则炎热的气候发生于春季,由于暑热在后期布化,故冬季温暖而不冻,流水不冰,蛰虫出现,人们易患少气,寒热交替发作,便血,上部发热,小腹坚硬而胀满,小便赤,甚则血液外溢等病。

⑦王洪图等《黄帝内经素问白话解》少阳相火之气不退位,就会在春天出现炎热的气候,暑热之气持续时间长,冬天温暖而不封冻,流水不结冰,蛰虫仍出来活动。人们易患少气、寒热交替发作、便血、上部发热、小腹坚硬胀满、小便赤色而热,甚至出血等病证。

(7)阳明不退位,即春生清冷,草木晚荣,寒热间作。民病呕吐,暴注,食饮不下,大便干燥,四肢不举,目瞑掉眩。

①正统道藏《黄帝内经素问遗篇》阳明天数太过,至交岁而犹尚治天,气复降,其灾至甚于肝藏也。

②马莳《黄帝内经素问注证发微》此句未具体注释,总体概括此段为:此详言旧司天未得退位,则新司天未得迁正,而有天时民病之异也。

③张介宾《类经》金气清肃,阳和不舒,故寒热间作。呕吐暴注,食饮不下,清寒犯胃也。大便干燥,金之气也,木受金邪,肝筋为病,故四肢不举,目瞑掉眩。此下独缺太阳不退位一条,古文之脱失也。

④高士宗《黄帝素问直解》卯酉阳明不退位,则辰戌太阳未迁正。当辰戌之年,值寒水之气,即春生清冷,而草木晚荣,清气惟寒,燥气则热,故寒热间作。民病诸证,亦皆阳明清寒燥热之病也。言此五气,不反太阳,可类推矣。

⑤孟景春等《黄帝内经素问译释》阳明不退位,春天气候清冷,草木推迟繁荣,气候或寒或热相间而发。人们易患呕吐,剧烈泄泻,或饮食不下,或大便干燥,四肢不能举动,头目眩晕。

⑥张灿玾等《黄帝内经素问校释》阳明燥金不退位时,则春天发生清冷之气,草木繁荣推迟,寒气与热气相间发作。人们易患呕吐,暴发泄泻,饮食不下,大便干燥,四肢不能举动,头目眩晕等病。

⑦王洪图等《黄帝内经素问白话解》阳明燥金之气不退位,就会在春季发生清凉的气候,花草树木生长繁荣的时间推迟,天气寒热交替。人们易患呕吐、暴骤泄泻如注、饮食不下、大便干燥、四肢不能举动、视物不清、头晕目眩等病证。

(8)太阳不退位,即春寒复作,冷雹乃降,沉阴昏翳,二之气寒犹不去。民病痹厥,阴痿,失溺,腰膝皆痛,温疠晚发。

①正统道藏《黄帝内经素问遗篇》此句未具体注释。

②马莳《黄帝内经素问注证发微》此句未具体注释,总体概括此段为:此详言旧司天未得退位,则新司天未得迁正,而有天时民病之异也。

③张介宾《类经》此句未具体注释。

④高士宗《黄帝素问直解》此句未具体注释。

⑤孟景春等《黄帝内经素问译释》太阳不退位,春季又发生寒冷的气候,于是冰雹降下,阴沉之气昏暗覆盖,至二之气时寒气仍未退去。人们易患痹证厥冷,阴痿,小便失禁,腰膝部疼痛,温病疫疬晚发。

⑥张灿玾等《黄帝内经素问校释》太阳寒水不退位时,则春季又发生寒冷的气候,冰雹降下,阴沉之气昏暗覆盖,至二之气时,寒气尚未退去,人们易患寒痹厥逆,阴痿不用,小便失禁,腰膝皆痛等病,温疬之发作较晚。

⑦王洪图等《黄帝内经素问白话解》此句未具体注释。

## 第十九解

### (一)内经原文

帝曰:天岁早晚,余以知之,愿闻地数,可得闻乎?

岐伯曰:地下迁正升天及退位不前之法,即**地土产化**,万物失时之化也。

帝曰:余闻天地二甲子,十干[注1]十二支,上下经纬天地,数有迁移,失守其位,可得昭乎?岐伯曰:失之迁位者,谓虽得岁正,未得正位之司,即**四时不节**,即生大疫[注2]。注《玄珠密语》云:阳三十年,除六年天刑,计有太过二十四年,除此六年,皆作太过之用,令不然之旨,今言**迁支迁位**,皆可作其不及也。

[注1]十干:郭霭春《黄帝内经素问校注》、张灿玾等《黄帝内经素问校释》、孟景春等《黄帝内经素问译释》、王洪图等《黄帝内经素问白话解》、1963人卫版《黄帝内经素问》、马莳《黄帝内经素问呢注证发微》此处为"十干";正统道藏《黄帝内经素问遗篇》此处为"二",笔者认为此为错写。

[注2]大疫:张灿玾等《黄帝内经素问校释》此处后无此句,其注:此后原有注"注《玄珠密语》云阳年三十年,除六年天刑,计有太过二十四年,除此六年,皆作太过之用,令不然之旨,今言迁支迁位,皆可作其不及也"一段,语气与正文难合,今本《玄珠密语》亦无此语,或为后人注语混入正文,《内经评文》云:"此数语上,明有注字以冠之,即前篇资取之法,今出《蜜语》,亦注文,《玄珠密语》乃王冰所撰,二篇固伪托,亦何至以此语入黄帝口中,是可知注者之陋极矣。"今从删。郭霭春《黄帝内经素问校注》、孟景春等《黄帝内经素问译释》、王洪图等《黄帝内经素问白话解》、1963人卫版《黄帝内经素问》、正统道藏《黄帝内经素问遗篇》、马莳《黄帝内经素问注证发微》此处后加"注《玄珠密语》云:阳年三十年,除六年天刑,计有太过二十四年,除此六年,皆作太过之用,令不然之旨,今言迁支迁位,皆可作其不及也"。

### (二)字词注释

(1)地土产化

①正统道藏《黄帝内经素问遗篇》此词未具体注释。

②马莳《黄帝内经素问注证发微》此词未具体注释。

③张介宾《类经》即应于地土之产化。

④高士宗《黄帝素问直解》地土产化。

⑤孟景春等《黄帝内经素问译释》大地上物产变化。

⑥张灿玾等《黄帝内经素问校释》土地的生化。

⑦王洪图等《黄帝内经素问白话解》大地上的万物生化。

（2）四时不节

①正统道藏《黄帝内经素问遗篇》此词未具体注释。

②马莳《黄帝内经素问注证发微》此词未具体注释。

③张介宾《类经》四时失其节气。

④高士宗《黄帝素问直解》四时不节。

⑤孟景春等《黄帝内经素问译释》四时失去节令变化。

⑥张灿玾等《黄帝内经素问校释》四时不节。

⑦王洪图等《黄帝内经素问白话解》四时节气失常。

（3）迭支迭位

①正统道藏《黄帝内经素问遗篇》此词未具体注释。

②马莳《黄帝内经素问注证发微》此词未具体注释。

③张介宾《类经》刚柔迭失其位，气有不正。

④高士宗《黄帝素问直解》叠支叠位。

⑤孟景春等《黄帝内经素问译释》刚柔迭失其位。

⑥张灿玾等《黄帝内经素问校释》此句未具体注释。

⑦王洪图等《黄帝内经素问白话解》司天、在泉之气不能按时迁居正位，以至于虽为太过之年，而仍可作为不及来看待。

（三）语句阐述

（1）帝曰：天岁早晚，余已知之，愿闻地数，可得闻乎？岐伯曰：地下迁正升天及退位不前之法，即地土产化，万物失时之化也。

①正统道藏《黄帝内经素问遗篇》即应之生万物之不时，数无次序，天令与民作灾，令于上下二干，失移之中者也。

②马莳《黄帝内经素问注证发微》此言司地之未得退位迁正，由于司天之未得退位迁正，而天时民病当与司天同也。

③张介宾《类经》天气三，地气亦三。地三者，左间当迁正，右间当升天，在泉当退位也。若地数不前而失其正，即应于地土之产化，皆万物失时之化也。旧本升字下无天字，失也，今增补之。

④高士宗《黄帝素问直解》司天者，谓之天岁，司地者，谓之地数。下迁，从天而迁于地也。正升，从地而升于天也。退位，成功者退也。不前，司令者当升不升也。中有所失，即地土产化，皆为万物失时之化也。此一节中明下篇升降迁正退位之义。

⑤孟景春等《黄帝内经素问译释》天岁：司天的意思。地数：在泉之数。

黄帝道：司天之气的早晚，我已经知道了，希望听你讲讲在泉之数，可以告诉我吗？岐伯说：地下迁正、升天及退位不能如时前进，可应于大地上物产变化，使万物失却时令的正常生化。

⑥张灿玾等《黄帝内经素问校释》地数：指在泉之数。地下迁正升天……即地

土产化:《类经》二十八卷第四十注"天气三,地气亦三。地之三者,左间当迁正,右间当升天,在泉当退位也,若地数不前而失其正,即应于地土之产化"。

黄帝说:岁气司天的早晚,我已经知道了。还想听听在泉之数,你可以告知我吗?岐伯说:地之三气,每年有一气迁正,一气升天,一气退位,其不得前进,便应于土地的生化,使万物的生化失于正常的时令。

⑦王洪图等《黄帝内经素问白话解》天岁:司天之意。地数:在泉之意。

黄帝说:司天之气迁正、退位早晚的问题,我已经知道了,希望再听听在泉之气的变化,可以讲给我听吗?岐伯说:在泉及其左间、右间三气,每年有一气迁正,一气升天,一气退让,若不能正常前进,就会使大地上的万物生化也不按时令季节进行了。

(2)帝曰:余闻天地二甲子,十干十二支,上下经纬天地,数有迭移,失守其位,可得昭乎?

①正统道藏《黄帝内经素问遗篇》同天地二甲子,有上下不合其德者,为失守也。

②马莳《黄帝内经素问注证发微》此句未具体注释,总体概括此段为:此详言刚柔失守之义也。

③张介宾《类经》天地二甲子,言刚正于上,则柔合于下,柔正于上,则刚合于下,如上甲则下己,上己则下甲,故曰二甲子。凡十干十二支上下相合,经纬皆然。

④高士宗《黄帝素问直解》上篇岐伯有下地甲子之说,故问天地二甲子,叠移失位,即上篇刚柔失守之意。

⑤孟景春等《黄帝内经素问译释》天地二甲子:张介宾"天地二甲子,言刚正于上,则柔合于下,柔正于上,则刚合于下,如上甲则下己,上己则下甲,故曰二甲子"。

黄帝道:我听说天地二甲子,十干与十二支,上下相合经纬天地之气,其数有相互更移的,有失守其位的,可以明白告诉我吗?

⑥张灿玾等《黄帝内经素问校释》天地二甲子:《类经》二十八卷第四十二注"天地二甲子,言刚正于上,则柔合于下,柔正于上,则刚合于下。如上甲则下己,上己则下甲,故曰二甲子"。上下经纬天地:此指天干地支所属之五运六气,应于司天在泉等,主治天地间之气候变化。经纬,治理、主治的意思。

黄帝说:我听说天地二甲子,十干与十二支配合。司天在泉,上下相合而主治天地之气,其数能互相更移,有时失守其位,你可以使我明白吗?

⑦王洪图等《黄帝内经素问白话解》黄帝说:我听说天地间的运气用甲子来推算,十天干纪运,十二地支纪气,司天与在泉之气上下升降相互配合,而分别主持天地的气化,它们按照一定的规律更迭迁移,但有时也失常而不能守其本位,您可以把这些情况明白地讲一讲吗?

(3)岐伯曰:失之迭位者,谓虽得岁正,未得正位之司,即四时不节,即生大疫。

①正统道藏《黄帝内经素问遗篇》天地不合德,即名天地失节,即上下二管音

不相应,即大不主与天主失节,上下失音,万物不安也。

②马莳《黄帝内经素问注证发微》此句未具体注释,总体概括此段为:此详言刚柔失守之义也。

③张介宾《类经》应司天而不司天,应在泉而不在泉,是未得正位之司也。四时失其节气,则大疫必至矣。

④高士宗《黄帝素问直解》失之,犹言失守。叠位,更移其位也。失守叠位,谓虽得岁正,未得正位之司,即四时不节,即生大疫矣。

⑤孟景春等《黄帝内经素问译释》岐伯说:失却更移之正位,则虽得当岁之正位,而未能得其司正位之气,就使四时失去节令变化,将会发生大疫了。

⑥张灿玾等《黄帝内经素问校释》虽得岁正,未得正位之司:指六气按节气虽已得一年中的正式时位,但时至而气不至,则为未得正位当司之气。《类经》二十八卷第四十二注:"应司天而不司天,应在泉而不在泉,是未得正位之司也。"

岐伯说:失其更移之正位的,就是说虽然已得岁时之正位,但是未得司正位之气,就会四时不节,发生大疫。

⑦王洪图等《黄帝内经素问白话解》岐伯说:不能按照正常次序迁移位置的,虽然主岁的中运正当其位,但司天之气未能迁正,以致四时节气失常,因而引起疫气大规模流行。

(4)注《玄珠密语》云:阳年三十年,除六年天刑,计有太过二十四年,除此六年,皆作太过之用。

①正统道藏《黄帝内经素问遗篇》除庚子、庚午,君火刑金运;庚寅、庚申,相火刑金运;戊戌、戊辰,太阳刑火运也。此为与其天地气,上临中运,不得太过者也。此即太过,作阳年中运余也,忽有上下,失支迭位,故不为者也。

②马莳《黄帝内经素问注证发微》此句未具体注释,总体概括此段为:此详言刚柔失守之义也。

③张介宾《类经》庚子庚午,君火刑金运,庚寅庚申,相火刑金运,戊辰戊戌,寒水刑火运,此阳运之天刑,其计六年,本非有余。其外二十四年,则皆阳刚太过之运。三十年中,除此六年天刑之外,皆作太过,乃阳运自胜而无邪伤者也。

④高士宗《黄帝素问直解》《玄珠密语》,书名也。以甲丙戊寅壬阳干,配子寅辰午申戌阳支,计有三十年。除甲辰甲戌,丙子戊午,庚申壬寅岁会六年为天刑,尚计有二十四年,主阳年为太过。除此天刑六年,皆作太过之用。

⑤孟景春等《黄帝内经素问译释》注《玄珠密语》……不及也:此段显系后人注解的文字,传抄误入正文,所以《玄珠密语》前有一"注"字。

注《玄珠密语》上说过,阳年三十年,除去六年天刑,计有二十四个太过年,除此六年,皆是太过的。

⑥张灿玾等《黄帝内经素问校释》此句未具体注释。《玄珠密语》云:"阳年三十年,除六年天刑,计有太过二十四年,除此六年,皆作太过之用,令不然之旨。今

言迭支迭位,皆可作其不及也"一段,语气与正文难合,今本《玄珠密语》亦无此语,或为后人注语混入正文。《内经评文》云:"此数语上,明有注字以冠之,即前篇资取之法,今出《密语》,亦注文也。《玄珠密语》乃王冰所撰,二篇固伪托,亦何至以此语入黄帝口中,是可知注者之陋极矣。"今从删。

⑦王洪图等《黄帝内经素问白话解》注《玄珠密语》:从此"注"字至"皆可作其不及也"一段,可能是后人注解的文字,传抄误入正文,所以在《玄珠密语》前有一"注"字。天刑:是年岁的冲克。

《玄珠密语》上说过:阳年甲子有三十年,除去六年天地之气相互克制,而成为运气不及之年外,尚有二十四年,这二十四年都是运气太过之年。

(5)令不然之旨,今言迭支迭位,皆可作其不及也。

①正统道藏《黄帝内经素问遗篇》阳年者,运太过也,五音皆定矣,太音也,运自胜有余,而无邪伤,故名正化疫也。其刚干不相对柔干,即上下不相招,即阴阳相错,天地不合德,中运虽阳多而作太过,故有胜复乃至者也。

②马莳《黄帝内经素问注证发微》此句未具体注释,总体概括此段为:此详言刚柔失守之义也。

③张介宾《类经》若刚柔迭失其位,气有不正,虽属阳年亦为不及也。

④高士宗《黄帝素问直解》除此天刑六年,皆作太过之用,今也若令有不然之旨,所谓不然之旨者,今言叠支叠位,虽太过有余,皆可作其不及也,盖言当位不位,虽有余亦不及也。

⑤孟景春等《黄帝内经素问译释》若不然的话,是因为刚柔迭失其位,虽是太过有余,亦当作为不及。

⑥张灿玾等《黄帝内经素问校释》《玄珠密语》云:"阳年三十年,除六年天刑,计有太过二十四年,除此六年,皆作太过之用,令不然之旨。今言迭支迭位,皆可作其不及也"一段,语气与正文难合,今本《玄珠密语》亦无此语,或为后人注语混入正文。《内经评文》云:"此数语上,明有注字以冠之,即前篇资取之法,今出《密语》,亦注文也。《玄珠密语》乃王冰所撰,二篇固伪托,亦何至以此语入黄帝口中,是可知注者之陋极矣。"今从删。

⑦王洪图等《黄帝内经素问白话解》若不然的话,那就是因为司天、在泉之气不能按时迁居正位,以至于虽为太过之年,而仍可作为不及来看待。

## 第二十解

### (一)内经原文

假令甲子阳年,土运太窒,如癸亥天数有余者,年虽交得甲子,厥阴犹尚治天,地已迁正,阳明在泉,去岁少阳以作右间,即厥阴之地阳明,故不相和奉者也。癸巳[注1]相会,土运太过,虚反受木胜,故非太过也,何以言土运太过?况**黄钟**不应太窒,木既胜而金还复,金既复而少阴如至,即木胜如火而金复微,如此则甲己失守,后三年化成土疫,晚至丁卯,早至丙寅,土疫至也。大小善恶,推其天地,详乎太一。又只如甲子年,如甲至子而合,应交司而治天,即**下己卯**未迁正,而戊寅少阳未退位者,亦甲己下有合也[注2],即土运非太过,而木乃乘虚而胜土也,金次又行复胜之,即反邪化也。阴阳天地殊异尔,故其大小善恶,一如天地之法旨也。

[注1]癸巳:郭霭春《黄帝内经素问校注》、孟景春等《黄帝内经素问译释》、1963 人卫版《黄帝内经素问》、正统道藏《黄帝内经素问遗篇》、马莳《黄帝内经素问呢注证发微》此处为"癸巳";王洪图等《黄帝内经素问白话解》、张灿玾等《黄帝内经素问校释》此处为"癸己"。

[注2]下有合也:郭霭春《黄帝内经素问校注》、孟景春等《黄帝内经素问译释》、王洪图等《黄帝内经素问白话解》、1963 人卫版《黄帝内经素问》、正统道藏《黄帝内经素问遗篇》、马莳《黄帝内经素问注证发微》此处为"下有合也";张灿玾等《黄帝内经素问校释》此处为"未合德也",其注:原作"下有合也",本条所述,上甲与下己未合,而此曰"下有合",义不通,故据以下文例改。

**(二)字词注释**

**(1)黄钟**

①正统道藏《黄帝内经素问遗篇》黄钟之管。

②马莳《黄帝内经素问注证发微》此词未具体注释。

③张介宾《类经》为太宫之律。

④高士宗《黄帝素问直解》黄钟。

⑤孟景春等《黄帝内经素问译释》太宫。

⑥张灿玾等《黄帝内经素问校释》黄钟。《类经》二十八卷第四十二注:"黄钟为太宫之律,阳土运室则黄钟不叶,木乃胜之,木胜必金复,金既复而子年司天,少阴忽至,则木反助火克金,其复必微,而甲己之土皆失守矣。"

⑦王洪图等《黄帝内经素问白话解》土的音律(太宫)。

**(2)下己卯**

①正统道藏《黄帝内经素问遗篇》此词未具体注释。

②马莳《黄帝内经素问注证发微》此词未具体注释。

③张介宾《类经》己卯阳明。

④高士宗《黄帝素问直解》在下之己卯。

⑤孟景春等《黄帝内经素问译释》在下的阳明己卯。

⑥张灿玾等《黄帝内经素问校释》在下的己卯。

⑦王洪图等《黄帝内经素问白话解》本年在泉的阳明燥金。

**(三)语句阐述**

(1)假令甲子阳年,土运太室,如癸亥天数有余者,年虽交得甲子,厥阴犹尚治天,地已迁正,阳明在泉,去岁少阳以作右间,即厥阴之地阳明,故不相和奉者也。

①正统道藏《黄帝内经素问遗篇》土太过即运伤,鳞虫胜及,肾藏气不及,土胜于水也,即黄钟之管音高,故曰太室也。候甲子之气应者,上应镇星,大而明也。甲虽临子,未得迁正。年虽甲子司天,尚化风冷,厥阴犹复布正于天也。或名司地,即数高者。癸亥司地,少阳退位,以作地下之右间气者也。故曰上下不相招,阴阳有

相错,即癸与巳相对,故天地不合德,即以不合甲也。

②马莳《黄帝内经素问注证发微》此句未具体注释,总体概括此段为:此详言刚柔失守之义也。

③张介宾《类经》窒,抑塞也。此下皆重明前章刚柔失守之义。窒音只。癸亥年厥阴司天不退位,则甲子年少阴司天不得迁正,是为窒也。甲子年在泉,阳明己卯也。甲未迁正于上,己巳得位于下,故上年在泉之少阳,退作地之右间矣。以癸亥年之司天,临甲子年之在泉,则上癸下巳,不相和合者也。

④高士宗《黄帝素问直解》窒,有余而不通也。甲子皆阳甲己化土,甲为有余,己为不及。假令甲子阳年,土运太过而窒,今年甲子,上年癸亥,如癸亥天数有余者,今年虽交得甲子,上年厥阴犹尚治天,此司天之失守也。子午少阴司天,则阳明在泉。若司天失守,而地已迁正,则阳明在泉矣。去岁当少阳在泉者,今岁已作阳明之右间。夫地已迁正,而厥阴犹尚治天,即为厥阴之地阳明,阳明金气上制其木,故不相和奉者也。

⑤孟景春等《黄帝内经素问译释》譬如甲子年为阳年,土运太过而抑塞,若癸亥年司天之数有余,年虽已交得甲子,可是去年司天之厥阴尚未退位,今年在泉的阳明已经迁正,去年在泉之少阳已退作在泉右间,就是去年的厥阴仍在司天的位置,在泉之阳明已迁正,所以上下不能相合了。

⑥张灿玾等《黄帝内经素问校释》假如甲子年,本为阳年,而土运受到抑塞,如果上年癸亥年,司天的气数太过而有余,在时间上虽已交得甲子年,但厥阴风木仍居于司天之位,本年地气已经迁正,阳明在泉,去年在泉之少阳,已退为本年在泉的右间,这样,去年司天之厥阴不退位在上,本年在泉之阳明已迁正在下,因此两者不相奉和。

⑦王洪图等《黄帝内经素问白话解》假若甲子年,甲为阳干,土运太过就可能引起窒塞。如若上一年(癸亥),司天的厥阴风木之气有余,所以虽然在时间上已交到甲子年,但风木之气不退位,仍占据着司天的位置,而本年的地气已经迁正,也就是阳明燥金进入了在泉的位置。这样,就形成了癸年的司天之气不退位,继续在上,而本年的在泉之气已经迁正,出现上厥阴下阳明的局面,因此司天与在泉之气不相协调。

(2)癸巳相会,土运太过,虚反受木胜,故非太过也,何以言土运太过?

①正统道藏《黄帝内经素问遗篇》此句未具体注释。

②马莳《黄帝内经素问注证发微》此句未具体注释,总体概括此段为:此详言刚柔失守之义也。

③张介宾《类经》癸巳相会,则甲失其位,虽曰阳土,其气已虚,土虚则受木胜,尚何太过之有?

④高士宗《黄帝素问直解》上年癸亥,犹未退位,甲己运土,则癸巳相会,巳为阴土,故土运太虚,虚则反受厥阴木胜,夫癸主化火,火能生土,土应太过,巳运不

及,故非太过也。此因甲而兼论乎己也。

⑤孟景春等《黄帝内经素问译释》癸巳相会,虽是土运太过,但其气已虚,反受木克,所以就不是太过,怎么能说土运太过呢?

⑥张灿玾等《黄帝内经素问校释》癸己相会:甲子年,上甲刚,则下己为柔,甲己相合,刚柔相配,为正常之会。今上年癸亥天数有余而不退位,则上为癸,而地已迁正,己卯当其位,就是癸己相会,则土运失其正常之化。以下丙寅、庚辰等年义同此。

由于在上之癸与在下之己反而相会,则本应太过的土运,却变虚而为木气所胜,所以就不是太过了。

⑦王洪图等《黄帝内经素问白话解》本年虽为甲年,但甲己都属土运,甲为阳干、己为阴干,在泉之气属于阴,所以甲年在泉也用己来表示。本年司天与在泉失调的情况,称为上癸而下己。癸己相会,以致土运本应太过,而由于司天与在泉失调,变得虚弱,又受到上年司天厥阴风木之气的克制,土运还哪里谈得上太过呢?

(3)况黄钟不应太室,木既胜而金还复,金既复而少阴如至,即木胜如火而金复微,如此则甲己失守,后三年化成土疫,晚至丁卯,早至丙寅,土疫至也。

①正统道藏《黄帝内经素问遗篇》谓少阴见厥阴退位,而少阴立至,故金欲复而火至,故复有少也。甲子至丁卯四年至。甲子至丙寅三年至。至于四维时也。

②马莳《黄帝内经素问注证发微》此句未具体注释,总体概括此段为:此详言刚柔失守之义也。

③张介宾《类经》黄钟为太宫之律,阳土运窒则黄钟不叶,木乃胜之,木胜必金复,金既复而子年司天,少阴忽至,则木反助火克金,其复必微,而甲己之土皆失守矣。甲己化土,故发为土疫,即后世所谓湿温之类。自甲子至丙寅,三年首也;至丁卯,三年后也。

④高士宗《黄帝素问直解》甲主土运,是为太宫,今司天失守,即黄钟不应太宫,土虚而木既胜,始焉木胜,既而金还复。金既复,而少阴如至,至,迁正也。少阴,火也,始则木胜,终则火胜,故曰木胜如火,犹言火之胜一如木胜也。火胜而金复微矣,胜复如此,则皆甲己土运之失守也。后三年,化成土疫,晚至丁卯,三年后也,早至丙寅,正三年也,土疫至也。

⑤孟景春等《黄帝内经素问译释》况且六律的黄钟(太宫)不应太室,木既胜土,则土之子金必来报复,金既来报复而少阴司天忽至,则木反助火克金,故金的报复力必微,如此则甲己失守,其后三年化成土疫,迟至丁卯年,早至丙寅年,土疫就要发生。

⑥张灿玾等《黄帝内经素问校释》如:在此为随从的意思。《说文》"从随也。一曰若也,同也"。况黄钟不应太室……如此则甲己失守:《类经》二十八卷第四十二注"黄钟为太宫之律,阳土运窒则黄钟不叶,木乃胜之,木胜必金复,金既复而子年司天,少阴忽至,则木反助火克金,其复必微,而甲己之土皆失守矣"。

况且应于土运之黄钟阳年不应受到抑塞,今木气既胜,则土之子金气来复,金气来复,若少阴君火随之而至,则木之胜气随从君火之气,故金之复气乃微,这样,上甲与下己失守其位,其后三年则化成土疫,晚至丁卯年,早在丙寅年,土疫就要发作。

⑦王洪图等《黄帝内经素问白话解》况且土的音律(太宫)不应窒塞,现在木气既然克制土气,木气胜,就会有金气来制约报复它。而金气来报复之时,少阴君火之气又忽然到来,于是木气支持火气,又来制约金气,使金气变得微弱。这样,司天与在泉失守其位,也就是土运之年,运气反常,之后三年变化成为土疫,迟至丁卯年,早则丙寅年,土疫必然会发生。

(4)大小善恶,推其天地,详乎太乙。

①正统道藏《黄帝内经素问遗篇》此句未具体注释。

②马莳《黄帝内经素问注证发微》此句未具体注释,总体概括此段为:此详言刚柔失守之义也。

③张介宾《类经》推其天地,察司天在泉之盛衰也。太乙义详本类前七及三十五。

④高士宗《黄帝素问直解》病之大小善恶,推其天地之阴阳,详乎太一之出入可以知之。

⑤孟景春等《黄帝内经素问译释》其大小轻重和预后良恶,就要察看当年司天在泉之气的盛衰和北极星所指的月令了。

⑥张灿玾等《黄帝内经素问校释》太一:与下文丙寅年太乙游宫义同。太乙游宫,出《灵枢·九宫八风》篇。谓太乙常自冬至日至立春前,居北方叶蛰宫四十六日;其次自立春日至春分前,居东北方天留宫四十六日;再次自春分日至立夏前,居东方仓门宫四十六日;再次自立夏日至夏至前,居东南方阴洛宫四十五日;再次自夏至日至立秋前,居南方天宫四十六日;再次自立秋日至秋分前,居西南方玄委宫四十六日;再次自秋分日至立冬前,居西方仓果宫四十六日;再次自立冬日至冬至前,居西北方新洛宫四十五日。八宫游遍,一年为尽,复归北方叶蛰宫,常如是无已,终而复始。

发作的大小和善恶,可以根据当年司天在泉之气的盛衰及太乙游宫的情况去推断。

⑦王洪图等《黄帝内经素问白话解》至于疫气流行的大小轻重,那就要根据天地之气失守的程度和北斗七星所指的方向,来推算。

(5)又只如甲子年,如甲至子而合,应交司而治天,即下己卯未迁正,而戊寅少阳未退位者,亦甲己下有合也,即土运非太过,而木乃乘虚而胜土也,金次又行复胜之,即反邪化也。

①正统道藏《黄帝内经素问遗篇》少阴主甲子年,司天迁正应时也。即甲与戊相对,子与寅配位也。即胜之小而或不复,后三年化疠,名曰土疠,其状如土疫者,

本是自天来疬,从地至,故反化邪生也。

②马莳《黄帝内经素问注证发微》此句未具体注释,总体概括此段为:此详言刚柔失守之义也。

③张介宾《类经》甲与子合,则少阴君火,应交司治天也。甲子年在泉,己卯阳明未迁正者,以癸亥年在泉,戊寅少阳不退位也。故令甲与戊对,子与寅配,而甲己不能合,是己之阴土窒于下,柔失其守矣。己土不正于下,则亦为木胜而金复,三年之后,必化土疬,故云邪化也。

④高士宗《黄帝素问直解》又只如甲子之年,如甲至子而合,阳合阳也,合则甲与子应交司而治天,即在下之己卯未迁正,而在地上年之戊寅少阳未退位者,亦甲与己下有合也。谓从上合下也。即土运虽非太过,而木乃乘虚胜土也,金次又行复胜其木,即反致邪化而病疫也。

⑤孟景春等《黄帝内经素问译释》又如甲子年,在上的甲与子合,相应司天之位,在下的阳明己卯未能迁正在泉,去年戊寅的少阳未曾退位,也就形成甲己与在下之戊寅相合,土运就不是太过,而木乃乘虚克土,它所生的金又行复胜,即反化成病邪。

⑥张灿玾等《黄帝内经素问校释》又如甲子年,在上的甲与子相结合,交于司天以治天之位,而在下的己卯未得迁正,上年戊寅在泉之少阳不得退位,也属于上甲与下己未能合德,也就是土运不算太过,而木气也要乘虚克土,土之子金气又有复气,以反其邪气之化。

⑦王洪图等《黄帝内经素问白话解》又如甲子年,甲年为土运,子年的司天为少阴君火,中运的土运与少阴君火相合,而主持天气。但若本年在泉的阳明燥金未能迁正,上年在泉的少阳相火未能退位。形成甲己年司天与在泉之气不相合;这种情况土运也不算做太过。土运不太过。木气乘虚来侵犯,木气胜,金气又来制约报复它,所以反而成为邪气。

(6)阴阳天地殊异尔,故其大小善恶,一如天地之法旨也。

①正统道藏《黄帝内经素问遗篇》此句未具体注释。

②马莳《黄帝内经素问注证发微》此句未具体注释,总体概括此段为:此详言刚柔失守之义也。

③张介宾《类经》在上则应天,在下则应地,明天地之法旨,则大小善恶之应可知矣。

④高士宗《黄帝素问直解》此皆阴阳天地之殊异尔。故其病之大小善恶,一如天地之法旨,以推乎天数,详乎太一也。

⑤孟景春等《黄帝内经素问译释》在上的司天与在下的在泉,阴阳属性不同,所以产生疫疬的大小与善恶,和司天在泉的变化是一样的。

⑥张灿玾等《黄帝内经素问校释》司天在泉,阴阳属性不同,其变为疫疬之气的大小善恶,和司天在泉失守其位的变化规律是一致的。

⑦王洪图等《黄帝内经素问白话解》司天、在泉失调的程度不同,所引起疫疠之气就有大小、轻重的区别,这是自然界气候变化的规律。

## 第二十一解

### (一)内经原文

假令丙寅阳年太过,如乙丑天数有余者,虽交得丙寅,太阴尚治天也,地已迁正,厥阴司地,去岁太阳以作右间,即天太阴而地厥阴,故地不奉天化也。乙辛相会,水运太虚,反受土胜,故非太过,即太簇之管,**太羽**不应,土胜而雨化,木[注1]复即风,此者丙辛失守其会,后三年化成水疫,晚至己巳,早至戊辰,甚即速,微即徐,水疫至也。大小善恶,推其天地数,及[注2]**太乙游宫**。又只如丙寅年,丙至寅且合,应交司而治天,即辛巳未得迁正,而庚辰太阳未退位者,亦丙辛不合德也,即水运亦小虚而小胜,或有复,后三年化疠,名曰水疠,其状如水疫。治法如前。

[注1]木:郭霭春《黄帝内经素问校注》、孟景春等《黄帝内经素问译释》、1963人卫版《黄帝内经素问》、正统道藏《黄帝内经素问遗篇》此处为"水",其中郭霭春注:金本作"木";孟景春注:原作"水",据金刻本、《类经》改;张灿玾等《黄帝内经素问校释》、王洪图等《黄帝内经素问白话解》、马蒔《黄帝内经素问呢注证发微》此处为"木",其中张灿玾注:原作"水",据金刻本、《类经》二十八卷第四十二改。

[注2]及:郭霭春《黄帝内经素问校注》此处为"乃",金本、读本并作"及";张灿玾等《黄帝内经素问校释》、孟景春等《黄帝内经素问译释》此处为"及",其注:原作"乃",据金刻本及以下文例改;王洪图等《黄帝内经素问白话解》、1963人卫版《黄帝内经素问》、正统道藏《黄帝内经素问遗篇》、马蒔《黄帝内经素问呢注证发微》此处为"乃"。

### (二)字词注释

(1)太羽

①正统道藏《黄帝内经素问遗篇》此词未具体注释。

②马蒔《黄帝内经素问注证发微》此词未具体注释。

③张介宾《类经》羽音阳律也。

④高士宗《黄帝素问直解》丙主水运,是为太羽。

⑤孟景春等《黄帝内经素问译释》太羽。

⑥张灿玾等《黄帝内经素问校释》《类经》二十八卷第四十二注:"太簇之管,羽音阳律也。丙运失守,故太羽不应。"

⑦王洪图等《黄帝内经素问白话解》太羽之音。

(2)太乙游宫

①正统道藏《黄帝内经素问遗篇》此词未具体注释。

②马蒔《黄帝内经素问注证发微》此词未具体注释。

③张介宾《类经》天地太乙义见前。

④高士宗《黄帝素问直解》太一游宫。

⑤孟景春等《黄帝内经素问译释》北斗所指的月令。

⑥张灿玾等《黄帝内经素问校释》太乙游宫。

⑦王洪图等《黄帝内经素问白话解》北斗七星所指的力向。

（三）语句阐述

（1）假令丙寅阳年太过，如乙丑天数有余者，虽交得丙寅，太阴尚治天也。

①正统道藏《黄帝内经素问遗篇》虽丙得寅，犹未迁正而作司天。或作在泉。

②马莳《黄帝内经素问注证发微》此句未具体注释，总体概括此段为：此详言刚柔失守之义也。

③张介宾《类经》乙丑司天，太阴不退位，则本年少阳亦不得迁正。

④高士宗《黄帝素问直解》寅申干支皆阳。假令丙寅阳年太过，如上年乙丑天数有余者，虽然得丙寅，上年太阴尚治天也。

⑤孟景春等《黄帝内经素问译释》譬如丙寅是阳年太过，若去年乙丑年司天之数有余，今年虽交得丙寅，而去年司天之太阴尚未退位。

⑥张灿玾等《黄帝内经素问校释》假如丙寅年，本为阳年太过，如果上年乙丑年司天的气数太过而有余，在时间上虽已交得丙寅年，但太阴湿土仍居于司天之位。

⑦王洪图等《黄帝内经素问白话解》假若丙寅年，丙为阳干，本应水运太过。如若上一年（乙丑），司天的太阴湿土之气有余，所以虽然在时间上已交到丙寅年，但因湿土之气不退位，仍然占据着司天的位置。

（2）地已迁正，厥阴司地，去岁太阳以作右间，即天太阴而地厥阴，故地不奉天化也。

①正统道藏《黄帝内经素问遗篇》乙丑司地，庚辰以退位而作右间。即上下不相招，阴阳有相错，即辛与乙不相合，故不合其德也。

②马莳《黄帝内经素问注证发微》此句未具体注释，总体概括此段为：此详言刚柔失守之义也。

③张介宾《类经》丙寅少阳虽未司天，辛巳厥阴，巳正在泉，故上年司地庚辰，当退位作右间也。上乙下辛非合，故地不奉天。

④高士宗《黄帝素问直解》寅年少阳司天，则厥阴在地。如地已迁正，则厥阴司地，去岁太阳在泉者，今已作地之右间。地已迁正，而太阳尚治天，即天太阳阴而地厥阴，厥阴木气上制其土，故地不奉天化也。

⑤孟景春等《黄帝内经素问译释》但今年在泉的厥阴已经迁正，是去年在泉之太阳已经退位而作地之右间，形成司天太阴、司地厥阴的局面，所以地下不能承奉天令所化。

⑥张灿玾等《黄帝内经素问校释》本年地气已经迁正，厥阴在泉，去年在泉之太阳，已退为本年在泉的右间，这样，去年司天之太阴不退位在上，本年在泉之厥阴已迁正在下，因此，在泉的厥阴不能奉和于司天的气化。

⑦王洪图等《黄帝内经素问白话解》而本年的地气已经迁正，也就是厥阴风木之气进入了在泉的位置，上一年在泉的太阳寒水，已经退为在泉的右间。这样就形成了乙年的司天之气不退位，继续留在上，而本年的在泉之气已经迁正，出现上太

阴下厥阴的局面，因此司天与在泉之气不相协调。

（3）乙辛相会，水运太虚，反受土胜，故非太过，即太簇之管，太羽不应，土胜而雨化，木复即风，此者丙辛失守其会，后三年化成水疫，晚至己巳，早至戊辰，甚即速，微即徐，水疫至也。

①正统道藏《黄帝内经素问遗篇》即天地非其时而有其气，有化大疫，即与阴阳复不同也。丙寅至己巳四年。丙寅至戊辰三年。徐至己巳。

②马莳《黄帝内经素问注证发微》此句未具体注释，总体概括此段为：此详言刚柔失守之义也。

③张介宾《类经》丙辛未合，水运虚也，故土胜之。太簇之管，羽音阳律也。丙运失守，故太羽不应，而雨为之胜，风为之复也。速即戊辰，徐即己巳也。

④高士宗《黄帝素问直解》上年乙丑犹未退位，丙辛运水，则乙辛相会。辛为阴，故水运太虚，反受太阳土胜，故非太过，此因丙兼论乎辛也。丙主水运，是为太羽，司天失守，即太簇之管，太羽不应，土气胜而雨湿化。雨，水也，水生木，故水复即风。风，木也，此论丙辛水运失守其会也。至后三年，化成水疫，晚至三年，后之己巳，早至三年之戊辰。其即速，微即综，水疫至也。

⑤孟景春等《黄帝内经素问译释》水疫：张介宾"即后世寒疫阴证之类"。

如上乙下辛相会，水运太虚，反受土克，故不得算阳土太过，即如太簇与太羽音律不能相应，土胜而雨化，木来相应则化为风，此是丙辛失守其会，后三年化成水疫，迟到己巳年，早到戊辰年，甚者其至速，微者其至迟，水疫就要发生。

⑥张灿玾等《黄帝内经素问校释》管：指律管，阴六吕与阳六律，各以一定长度之管为之，方能发出固定的标准音。太羽不应：《类经》二十八卷第四十二注"太簇之管，羽音阳律也。丙运失守，故太羽不应"。

由于在上的乙与在下的辛相合，则本应太过的水运，却变虚而为土气所胜，所以就不是太过了，也就是太簇之律管，不应太羽之音。土胜而雨气施化，水之子木气来复为风化，这样，上丙与下辛失守其位而不得相会，其后三年则化成水疫，晚至己巳年，早在戊辰年，水疫甚者发作迅速，水疫微者发作徐缓。

⑦王洪图等《黄帝内经素问白话解》本年虽为丙年，但丙辛都属水运，丙为阳干、辛为阴干，在泉之气属阴，所以丙年在泉也用辛来表示。本年司天与在泉失调的情况，称为上乙而下辛。乙辛相会，以致水运本应太过，而由于司天与在泉失调，变得虚弱，又受到上一年司天的太阴湿土之气的克制，水运也就不太过了，如同太簇的律管不能与太羽之音相协调一样。湿土之气过胜，则雨气布散而主持气化，土气胜就会有风木之气制约报复它。气候又变得多风。丙辛年司天与在泉失守，气候反常，之后三年，会变成水疫。迟至己巳年，早至戊辰年，疫气就会发生。司天与在泉失调重的，发作就快，失调轻微的，发作就迟。

（4）大小善恶，推其天地数及太乙游宫。

①正统道藏《黄帝内经素问遗篇》此句未具体注释。

②马莳《黄帝内经素问注证发微》此句未具体注释,总体概括此段为:此详言刚柔失守之义也。

③张介宾《类经》天地太乙义见前。

④高士宗《黄帝素问直解》病之大小善恶,推其天地之数,乃在太一游宫可以知之。

⑤孟景春等《黄帝内经素问译释》其大小与善恶,要根据司天在泉的气数及北斗所指的月令来推算。

⑥张灿玾等《黄帝内经素问校释》水疫发作的大小善恶,可以根据当年司天在泉之气的盛衰及太乙游宫的情况去推断。

⑦王洪图等《黄帝内经素问白话解》水疫流行的大小轻重,要根据天地之气失守的程度和北斗七星所指的力向来推算。

(5)又只如丙寅年,丙至寅且合,应交司而治天,即辛巳未得迁正,而庚辰太阳未退位者,亦丙辛不合德也。即水运亦小虚而小胜,或有复,后三年化疠,名曰水疠,其状如水疫。治法如前。

①正统道藏《黄帝内经素问遗篇》少阳至而作司天,应时迁正。即丙与庚相对,辰与寅相配位也,即水运非太过也。丙寅至也,即无复也。一名寒疫。

②马莳《黄帝内经素问注证发微》此句未具体注释,总体概括此段为:此详言刚柔失守之义也。

③张介宾《类经》丙与寅合,则少阳相火应交司而治天。辛巳乃本年在泉,庚辰乃上年在泉,庚辰不退位则辛巳不迁正,有丙无辛,孤立于上,不合其德,亦水运之失守也。凡失守者,即虽小虚,小有胜复,亦不免于为疠,则甚者可知。水疫水疠,即后世寒疫阴证之类,其治法如前章。

④高士宗《黄帝素问直解》又只如丙寅年,丙与寅且合,应交司而治天,然丙与辛合,又少阳寅在上,则厥阴巳在下,即辛巳未得迁正,而上年庚辰太阳未退位者,干虽在丙,亦丙辛之不合德也。即水运之虚,亦小虚而小胜,小胜或有复也。后三年,病地气而化疠者,名曰水疠,其状即如水疫,治法如前篇《刺法论》。

⑤孟景春等《黄帝内经素问译释》又如丙寅年,丙与寅合,少阳应作司天,即辛巳厥阴未得迁正在泉,庚辰太阳未得退位,那上位司天之丙不能得下位在泉之辛,使水运小虚而有小胜小复,以后三年化为疫疠,名为水疠,病状如水疫。治法同前。

⑥张灿玾等《黄帝内经素问校释》治法如前:指前篇《刺法论》中所举治法。后同。

又如丙寅年,在上的丙与寅相合,交于司天以治天之位,而在下的辛巳未得迁正,上年庚辰在泉的太阳不得退位,也属于上丙与下辛未能合德,便使水运小虚而有小的胜气,或有小的复气,其后三年化而为疠,名叫水疠,其症状如水疫,治法同前。

⑦王洪图等《黄帝内经素问白话解》又如丙寅年,中运的水运与寅年司天的少

阳相火相合主持大气,如果本年的在泉厥阴风木不能迁正,上年的在泉太阳寒水未退位,也是司天与在泉之气不相协调,也属于上丙下辛不相合。如此,就会使水运稍虚,而有小的胜气或小的复气发生。之后三年,变成疠气,叫做水疠,其症状及治疗方法均同水疫。

## 第二十二解

### (一)内经原文

假令庚辰阳年太过,如己卯天数有余者,虽交得庚辰年也,阳明犹尚治天,地已迁正,太阴司地,去岁少阴以作右间,即天阳明而地太阴也,故地不[注1]奉天也。乙己[注2]相会,金运太虚,反受火胜,故非太过也,即姑洗之管,**太商**不应,火胜热化,水复寒刑,此乙庚失守,其后三年化成金疫也,速至壬午,徐至癸未,金疫至也。大小善恶,推本年天数及太乙[注3]也。又只如庚辰,如庚至辰,且应交司而治天,即**下乙未**未得迁正者,即地甲午少阴未退位者,且乙庚不合德也,即下乙未干[注4]失刚,亦金运小虚也,有小胜或无复,后三年化疠[注5],名曰金疠,其状如金疫也。治法如前。

[注1]不:郭霭春《黄帝内经素问校注》、王洪图等《黄帝内经素问白话解》、1963人卫版《黄帝内经素问》、正统道藏《黄帝内经素问遗篇》此处为"下";张灿玾等《黄帝内经素问校释》、孟景春等《黄帝内经素问译释》此处为"不"。其中张灿玾注:原作"下",据金刻本、《类经》二十八卷第四十二、《内经评文》改。孟景春注:原作"下",据金刻本、《类经》改。

[注2]乙己:郭霭春《黄帝内经素问校注》、孟景春等《黄帝内经素问译释》、王洪图等《黄帝内经素问白话解》、1963人卫版《黄帝内经素问》、正统道藏《黄帝内经素问遗篇》、马莳《黄帝内经素问呢注证发微》此处为"乙巳";张灿玾等《黄帝内经素问校释》此处为"乙己"。

[注3]乙:郭霭春《黄帝内经素问校注》、张灿玾等《黄帝内经素问校释》、王洪图等《黄帝内经素问白话解》、1963人卫版《黄帝内经素问》、马莳《黄帝内经素问注证发微》此处为"太一"。其中郭霭春注:赵本、藏本并作"乙";孟景春等《黄帝内经素问译释》、正统道藏《黄帝内经素问遗篇》此处为"太乙"。

[注4]干:郭霭春《黄帝内经素问校注》、王洪图等《黄帝内经素问白话解》、1963人卫版《黄帝内经素问》、正统道藏《黄帝内经素问遗篇》、马莳《黄帝内经素问注证发微》此处无"柔"字。其中郭霭春注:律以下文体例,疑"未"下脱"柔"字;张灿玾等《黄帝内经素问校释》、孟景春等《黄帝内经素问译释》此处为"即下乙未,柔干失刚"字,二者均注:原无,据以下文例补。

[注5]有小胜或无复,后三年化疠:郭霭春《黄帝内经素问校注》、张灿玾等《黄帝内经素问校释》、孟景春等《黄帝内经素问译释》、1963人卫版《黄帝内经素问》此处为"有小胜或无复,后三年化疠";马莳《黄帝内经素问注证发微》此处为"有小胜,或无复,后三年化疠";王洪图等《黄帝内经素问白话解》此处为"有小胜或无复后,三年化疠"。

### (二)字词注释

(1)太商

①正统道藏《黄帝内经素问遗篇》此词未具体注释。

②马莳《黄帝内经素问注证发微》此词未具体注释。

③张介宾《类经》太商。

④高士宗《黄帝素问直解》庚主金运,谓之太商。

⑤孟景春等《黄帝内经素问译释》太商。

⑥张灿玾等《黄帝内经素问校释》太商。

⑦王洪图等《黄帝内经素问白话解》太商之音。

（2）下乙未

①正统道藏《黄帝内经素问遗篇》此词未具体注释。

②马莳《黄帝内经素问注证发微》此词未具体注释。

③张介宾《类经》乙未太阴乃本年在泉。

④高士宗《黄帝素问直解》太阳辰在上，则太阳未在下。

⑤孟景春等《黄帝内经素问译释》下乙未。

⑥张灿玾等《黄帝内经素问校释》在下的乙未。

⑦王洪图等《黄帝内经素问白话解》本年的在泉之气。

（三）语句阐述

（1）假令庚辰阳年太过，如己卯天数有余者，虽交得庚辰年也，阳明犹尚治天，地已迁正，太阴司地，去岁少阴以作右间，即天阳明地太阴也，故地不奉天也。

①正统道藏《黄帝内经素问遗篇》虽庚临辰，未迁正。即是在泉。己卯年，地甲子以退少阴，作右间也。

②马莳《黄帝内经素问注证发微》此句未具体注释，总体概括此段为：此详言刚柔失守之义也。

③张介宾《类经》阳明乃己卯年司天，若不退位，则庚辰不能迁正。庚辰在泉，太阴也，既已迁正，则己卯之少阴在泉者，以退作地之右间也。天阳明，己卯也。地太阴，乙未也。己乙非合，故地不奉天。

④高士宗《黄帝素问直解》庚与辰为阳年太过。如上年己卯天数有余者，本年虽交得庚辰年也，而上年阳明犹尚治天，此司天之失守也。辰年太阳司天，则太阳在地。如地已迁正，则太阴司地矣。去岁少阴在泉者今岁以作地之右间。即天乃上年之阳明，而地乃今岁之太阴也，太阴在泉土也，阳明在天金也，泉在地之下，土生其金，故地下而上奉于天也。

⑤孟景春等《黄帝内经素问译释》譬如庚辰年是阳年太过，若去年己卯司天之数有余，今年虽交得庚辰，阳明还在司天，下面的太阴已经迁正在泉，去年在泉之己卯少阴退位，已作地之右间，就成为司天阳明而司地太阴，所以司地不能承奉天令所化。

⑥张灿玾等《黄帝内经素问校释》假如庚辰年，本为阳年太过，如果上年己卯年司天的气数太过而有余，在时间上虽已交得庚辰年，但阳明燥金仍居于司天之位，本年地气已经迁正，太阴在泉，去年在泉的少阴已退为本年在泉的右间，这样，去年司天之阳明不退位在上，本年在泉之太阴已迁正在下，因此，在泉的太阴不能奉和于司天的气化。

⑦王洪图等《黄帝内经素问白话解》假若庚辰年，庚为阳干，应金运太过。如果上一年（己卯）司天的阳明燥金之气有余，虽然在时间上已交到庚辰年，但因阳明

燥金之气不退位,仍占据司天的位置,而本年的地气已经迁正,即太阴湿土之气已经进入到在泉的位置,去年的在泉少阴君火退到了本年在泉的右间。去年(己年)司天的阳明燥金不退位,继续留在上,本年的太阴之气已进入在泉的位置。

(2)乙己相会,金运太虚,反受火胜,故非太过也,即姑洗之管,太商不应,火胜热化,水复寒刑,此乙庚失守,其后三年化成金疫也,速至壬午,徐至癸未,金疫至也。

①正统道藏《黄帝内经素问遗篇》此天地非时,行不节之令,即三年始成大疫,行天下也。庚辰至壬午三年,是其速至。庚辰至壬午三年,是其速至。

②马莳《黄帝内经素问注证发微》此句未具体注释,总体概括此段为:此详言刚柔失守之义也。

③张介宾《类经》乙庚不合而乙己合,故金运虚而火胜之。庚金失守,则太商不应,姑洗之管,乃其律也。金虚则火胜,火胜则水复,故当先热而后寒。本年天数及太乙,言所至之年也。

④高士宗《黄帝素问直解》上年己卯犹未退位,乙庚同运,则乙己相会。乙为阴,故金运太虚,反受少阴火胜。夫乙为金运,阳明司天,则金气太过,以受少阴火胜,故非太过也。此因庚而兼论乎乙也。庚主金运,谓之太商,司天失守,即姑洗之管太商不应,金失守而不及,则火胜而热化,金气正位则金生其水,而水复寒刑,以胜其火。凡此皆论乙庚金运失守,其后三年化成金疫也,速至壬午三年,徐至癸未三年后也,金疫至也。

⑤孟景春等《黄帝内经素问译释》上乙下己相会,金运太虚,反受火克,故不得算阳土太过,即如姑洗与太商不能相应,火胜水复,气候当先热后寒,此是乙庚失守,其后三年当化成金疫,快的至壬午年,慢的至癸未年,金疫就要发生。

⑥张灿玾等《黄帝内经素问校释》姑洗之管,太商不应:《类经》二十八卷第四十二注"庚金失守,则太商不应,姑洗之管,乃其律也"。

由于在上的己与在下的乙相会,则本应太过的金运,却变虚而为火气所胜,所以就不是太过了,也就是姑洗之律管,不应太商之音。火之胜气热化,则金之子水气来复,寒而制热,这样上庚与下乙失守其位而不得相会,其后三年化成金疫,迅速的至壬午年,徐缓的至癸未年,金疫就要发作。

⑦王洪图等《黄帝内经素问白话解》庚乙年均属金运,庚为阳干、乙为阴干,所以在泉用乙代表。把本年司天与在泉失调,称为上己下乙。己乙相会,因司天与在泉失调,致使本应太过的金运,变得虚弱。金运虚弱,又受到火气的克制,金运就不太过了,宛如姑洗的律管不能与太商之音相协调一样。火气胜则布散热气,主持气化,寒水之气就会制约报复它。乙庚年司天与在泉上下失调,之后三年,就会变为金疫。早至壬午年,迟至癸未年,金疫必会发生。

(3)大小善恶,推本年天数及太乙也。

①正统道藏《黄帝内经素问遗篇》疫至之年,又遇失守,其灾大也。不见五福

下篇 本病论

及其太乙,且恶死人太半也。如却会合德者,灾小尔。如见五福与其太一者,其灾且小善灭其半也。

②马莳《黄帝内经素问注证发微》此句未具体注释,总体概括此段为:此详言刚柔失守之义也。

③张介宾《类经》又遇其逆则灾大,若逢其顺则灾微。

④高士宗《黄帝素问直解》大小善恶,推本年天数,及乎太一可以知之。

⑤孟景春等《黄帝内经素问译释》至其病的大小与善恶,要根据本年司天在泉的气数及北斗所指之月令而定。

⑥张灿玾等《黄帝内经素问校释》发作的大小善恶,可以根据当年司天之气的盛衰及太一游宫的情况去推断。

⑦王洪图等《黄帝内经素问白话解》金疫流行的大小轻重,要根据司天、在泉之气失守的程度以及北斗七星所指的方向来推算。

(4)又只如庚辰,如庚至辰,且应交司而治天,即下乙未未得迁正者,即地甲午少阴未退位者,且乙庚不合德也,即下乙未柔干失刚,亦金运小虚也,有小胜或无复,后三年化疠,名曰金疠,其状如金疫也。治法如前。

①正统道藏《黄帝内经素问遗篇》太阳主庚辰年司天,应时迁正而治天也。即甲庚相对,辰午相配,此令失守,非配太过。太阴至未,即不复也。金疫又名杀疫,金疠又名杀疠。

②马莳《黄帝内经素问注证发微》此句未具体注释,总体概括此段为:此详言刚柔失守之义也。

③张介宾《类经》若庚辰既合,则太阳寒水,当于交司之日而治天矣。乙未太阴乃本年在泉,甲午少阴乃上年在泉,若甲午未退则乙未不正,庚虽正于上,乙失守于下,乙庚不合,亦金运之亏也。乙未干失刚,以柔不正而失其刚也。柔失其正,故金曰小虚。火有小胜及太阴气至,则水不得行,故或无复也。金疫亦名杀疫,金疠亦名杀疠,其治法皆如前章。

④高士宗《黄帝素问直解》又只如庚辰之年,庚与辰,且应交司而治天,乙与庚合,皆为金运。太阳辰在上,则太阳未在下,引而伸之,即下乙来未得迁正者,本年乙未则上年甲午,即上年地甲午少阴未退位者。夫在上则庚失守,在下则乙失守。且乙庚不合德也,即下乙未未得迁正,是柔干失刚,亦金运小虚也。有小虚则有小胜,小胜或无复也。后三年化疠,名曰金疠,其状如金疫,治法如前篇。

⑤孟景春等《黄帝内经素问译释》又如庚辰应时迁正司天,而下乙未未得迁正在泉,去年甲午少阴未得退位,那么上位司天便形成孤立,不能合德,即在下乙未柔干不能合刚,亦金运稍衰,有小胜或无复,后三年化成疫疠,名为金疠,其症状与金疫相似。治法同前。

⑥张灿玾等《黄帝内经素问校释》下乙未柔干失刚:庚辰年,庚辰在上,乙未在下,为刚柔相合,今下乙未不得迁正,则上刚干孤立无配,故曰柔干失刚。

又如庚辰年，在上的庚与辰相合，交于司天以治天之位，而在下的乙未未得迁正，也就是上年甲午在泉的少阴未得退位，也属于上庚与下乙未能合德，也就是下乙的柔干失于与上庚刚干的配合，使金运小虚而小有胜气，或虽有胜气而无复气，其后三年化为疫疠，名叫金疠，治法同前。

⑦王洪图等《黄帝内经素问白话解》又如庚辰年，庚年的金运与辰年的司天太阳寒水之气相合主持天气。但如果本年的在泉之气未得迁正，就是上一年（己卯）在泉的少阴君火未退位，也是乙庚年司天与在泉之气不协调，即在下的在泉阴柔之气不能与司天的阳刚之气相调和，就会使金运稍虚，出现小的胜气，而无复气发生。之后三年，就会变成疠气，名叫金疠。其症状及治疗方法与金疫相同。

## 第二十三解

### (一)内经原文

假令壬午阳年太过，如辛巳天数有余者，虽交后壬午年也，厥阴犹尚治天，地已迁正，阳明在泉，去岁丙申少阳以作右间，即天厥阴而地阳明，故地不奉天者也。丁辛相合会，木运太虚，反受金胜，故非太过也，即**蕤宾之管**，**太角**不应，金行燥胜，火化热复[注1]，甚即速，微即徐。疫至大小善恶，推疫至之年天数及太乙[注2]。又只如壬至午，且应交司而治之，即下丁酉未得迁正者，即地下丙申少阳未得退位者，见丁壬不合德也，即丁柔干失刚，亦木运小虚也，有小胜小复，后三年化疠，名曰木疠，其状如风疫。治法如前[注3]。

[注1]火化热复：郭霭春《黄帝内经素问校注》、孟景春等《黄帝内经素问译释》、张灿玾等《黄帝内经素问校释》、王洪图等《黄帝内经素问白话解》、1963人卫版《黄帝内经素问》、正统道藏《黄帝内经素问遗篇》、马莳《黄帝内经素问注证发微》此处均为"火化热复"。但郭霭春注：据上下文体例，此句下疑脱"此丁壬不合德也，其后三年化成木疫也"十六字。孟景春注：按文例此后似脱"此丁壬不合德也，其后三年化成木疫也"二句。

[注2]乙：郭霭春《黄帝内经素问校注》、张灿玾等《黄帝内经素问校释》、王洪图等《黄帝内经素问白话解》、马莳《黄帝内经素问注证发微》、1963人卫版《黄帝内经素问》此处为"太一"。其中郭霭春注：赵本作"乙"；孟景春等《黄帝内经素问译释》、正统道藏《黄帝内经素问遗篇》此处为"太乙"。

[注3]治法如前：郭霭春《黄帝内经素问校注》、王洪图等《黄帝内经素问白话解》、1963人卫版《黄帝内经素问》此处为"法治如前"；张灿玾等《黄帝内经素问校释》、孟景春等《黄帝内经素问译释》、正统道藏《黄帝内经素问遗篇》、马莳《黄帝内经素问注证发微》此处为"治法如前"。

### (二)字词注释

(1)蕤宾之管

①正统道藏《黄帝内经素问遗篇》此词未具体注释。

②马莳《黄帝内经素问注证发微》此词未具体注释。

③张介宾《类经》太角之律也。

④高士宗《黄帝素问直解》壬主木运，谓之太角，司天失守，即蕤宾之管。

⑤孟景春等《黄帝内经素问译释》蕤宾与太角不能相应。

⑥张灿玾等《黄帝内经素问校释》《类经》二十八卷第四十二注"蕤宾之管，太角之律也，阳木不正，故蕤宾失音"。

⑦王洪图等《黄帝内经素问白话解》蕤宾的律管。

（2）太角

①正统道藏《黄帝内经素问遗篇》此词未具体注释。

②马莳《黄帝内经素问注证发微》此词未具体注释。

③张介宾《类经》此词未具体注释。

④高士宗《黄帝素问直解》壬主木运,谓之太角。

⑤孟景春等《黄帝内经素问译释》太角。

⑥张灿玾等《黄帝内经素问校释》太角之音。

⑦王洪图等《黄帝内经素问白话解》太角之音。

（三）语句阐述

（1）假令壬午阳年太过,如辛巳天数有余者,虽交后壬午年也,厥阴犹尚治天,地已迁正,阳明在泉,去岁丙申少阳以作右间,即天厥阴而地阳明,故地不奉天者也。

①正统道藏《黄帝内经素问遗篇》虽壬临午,犹未迁正。丁酉治也。壬午年丁酉迁正,辛巳年丙申退位也。即阳明当上奉少阴,不与厥阴奉合也,故丁酉与辛巳不相合德也。

②马莳《黄帝内经素问注证发微》此句未具体注释,总体概括此段为:此详言刚柔失守之义也。

③张介宾《类经》辛巳之厥阴当退不,则壬虽阳木,亦不能正其运。壬午之丁酉阳明迁正在泉,辛巳之丙申少阳,当退作地之右间也。以辛巳之天,临壬午之地,故不相和奉也。

④高士宗《黄帝素问直解》壬午之岁,阳气太过。如上年辛巳,天数有余者,虽交后壬午年也。上年辛巳厥阴犹尚治天,此司天之失守也。午年少阴司天,当阳明在地。如地已迁正,则阳明在泉奂。去岁丙寅少阳在泉者,今岁以作右闻,天即上年之厥阴,而地乃今岁之阳明。阳明金气上刑其木,故不奉天者也。

⑤孟景春等《黄帝内经素问译释》譬如壬午年是阳年太过,若去年辛巳司天之数有余,今天虽交得壬午,但厥阴尚在司天,下面的阳明已迁正在泉,去年在泉之丙申少阳已作地之右间,成为司天厥阴而司地阳明,所以地不能承奉天令所化。

⑥张灿玾等《黄帝内经素问校释》假使壬午年,本为阳年太过,如果上年辛巳年司天的气数太过而有余,在时间上虽已交得壬午年,但厥阴风木仍居于司天之位,本年地气已经迁正,阳明在泉,去年丙申在泉的少阳已退为本年在泉的右间,这样,去年司天之厥阴不退位在上,本年在泉之阳明已迁正在下,因此,在泉的阳明不能奉和于司天的气化。

⑦王洪图等《黄帝内经素问白话解》假若壬午年,壬为阳干,本应木运太过。如果上一年(辛巳)司天的厥阴风木之气有余,在时间上虽然已交到壬午年,但因厥阴风木之气不退位仍占据司天的位置,而本年的地气已经迁正,即阳明燥金之气已

进入在泉的位置,上一年在泉的少阳已退为本年在泉的右间。这样司天仍是辛年的厥阴风木,在泉已是壬年的阳明燥金,上下不相协调。

(2)丁辛相合会,木运太虚,反受金胜,故非太过也,即蕤宾之管。太角不应,金行燥胜,火化热复,甚即速,微即徐。

①正统道藏《黄帝内经素问遗篇》此天地非时行不节之气,即三年始成大疫。速即首尾二年,徐即后三年作。

②马莳《黄帝内经素问注证发微》此句未具体注释,总体概括此段为:此详言刚柔失守之义也。

③张介宾《类经》辛不退,壬不正,丁不合壬而会辛,木运失守,金必胜之,亦犹不及也。蕤宾之管,太角之律也。阳木不正,故蕤宾失音。金所以胜,火所以复,而邪至矣。其速其徐,总不出三年之外。

④高士宗《黄帝素问直解》上年辛巳,犹未退位,丁壬运木,则丁辛相会合。丁为阴,故木运太虚,虚则反受金胜,木虚金胜,故非太过也。此因壬而兼论乎丁也。壬主木运,谓之太角,司天失守,即蕤宾之管太角不应,木失守而不及,则金行燥胜,木气正位,则木生火,而火化热复,以胜其金。胜之甚者,病即速,胜之微者,病即徐。速与徐,则疫至也。

⑤孟景春等《黄帝内经素问译释》如上丁下辛相会合,木运太虚,反受金克,故不得算阳土太过,即如蕤宾与太角不能相应,所以有金行燥令之胜,火化热气之复,其后化成木疫,严重的其至快,轻微的其至慢。

⑥张灿玾等《黄帝内经素问校释》蕤宾之管,太角不应:《类经》二十八卷第四十二注"蕤宾之管,太角之律也,阳木不正,故蕤宾失音"。

由于在上的辛与在下的丁相会,则本应太过的木运,却变虚而为金气所胜,所以就不是太过了,也就是蕤宾之律管,不应太角之音。金气行而燥气胜,木之子火气来复则热化,其后化成木疫,疫甚的发作迅速,疫微的发作徐缓。

⑦王洪图等《黄帝内经素问白话解》丁壬年都属木运,壬为阳干、丁为阴干,在泉属阴,故在泉之气用丁来表示,即上辛下丁。丁辛相会,致使本应太过的木运变得虚弱。木运虚弱,又受到金气的克制,所以木运就不太过了,如同蕤宾的律管与太角之音不相协调一样。金气太过,燥气偏胜,就会有火气制约报复它,而热气布散。气候反常,变成疫气,运气失常严重的,疫气到来的就迅速,失常轻微的疫气到来的也较徐缓。

(3)疫至大小善恶,推疫至之年天数及太乙。

①正统道藏《黄帝内经素问遗篇》此句未具体注释。

②马莳《黄帝内经素问注证发微》此句未具体注释,总体概括此段为:此详言刚柔失守之义也。

③张介宾《类经》大小善恶,又当推疫至之年神也。

④高士宗《黄帝素问直解》大小善恶,推疫至之年天数及太一,可以知之。

⑤孟景春等《黄帝内经素问译释》疫至大小与善恶,当看疫至之年的天数与北斗所指的月令。

⑥张灿玾等《黄帝内经素问校释》木疫发作的大小善恶,可以根据当年司天之数的盛衰和太一游宫的情况去推断。

⑦王洪图等《黄帝内经素问白话解》疫情的大小轻重,要根据天地之气失常的程度以及北斗七星所指的方向来推算。

(4)又只如壬至午,且应交司而治之,即下丁酉未得迁正者,即地下丙申少阳未得退位者,见丁壬不合德也,即丁柔干失刚,亦木运小虚也,有小胜小复,后三年化疠,名曰木疠,其状如风疫。治法如前。

①正统道藏《黄帝内经素问遗篇》少阴壬至午年司天,应时而迁正得位者。即壬丙相对,午申相配,此失守非合德,见非太过也。阳明如至,即不复也。可大吐而治之。

②马莳《黄帝内经素问注证发微》此句未具体注释,总体概括此段为:此详言刚柔失守之义也。

③张介宾《类经》壬与午,合其交司之日,则少阴治天矣。丁酉阳明为本年在泉,丙申少阳乃上年在泉,丙申不退则丁酉不正,有壬无丁,木德不合也。柔不合刚,下不应上,亦为小虚,故有胜复。木疠风疫,即后吐风温之类。

④高士宗《黄帝素问直解》又只如壬午年,如壬至午,且应交司而治之。壬与丁合,皆为木运,少阴午在上,则阳明酉在下,引而伸之,即下丁酉未迁正者,即地下上年丙申少阳未退位者,在上则壬不迁正,在下则丁不迁正,见丁壬不合德也。即丁柔干亦失其刚,失刚谓不迁正也,此亦木运之小虚也。虚而有小胜,则有小复,后三年化疠,名曰木疠,其状如风疫,治法如前篇。

⑤孟景春等《黄帝内经素问译释》风疫:张介宾"木疠风疫,即后世风温之类"。

又如壬午应时迁正司天,而下位丁酉未得迁正在泉,去年在泉之丙申少阳未得退位,那么上位司天便形成孤立,上下不能合德,这就是丁柔干不能合刚,木运亦小虚,有小胜,同时也有小复,其后三年化成疫疠,名为木疠,病状如风疫。治法同前。

⑥张灿玾等《黄帝内经素问校释》又如壬午年,在上的壬与午相会,交于司天以治天之位。而在下的丁酉未得迁正,上年丙申在泉的少阳未得退位,也属于上壬与下丁未能合德,也就是下丁的干失于与上壬刚干的配合,也可以使木运小虚,并有小胜气与小复气,其后三年化而为疠,名叫木疠,其症状与风疫相似,治法同前。

⑦王洪图等《黄帝内经素问白话解》又如壬午年,木运与司天的少阴君火相合共同主持天气。如果本年的在泉阳明燥金之气未能迁正,上一年(辛巳)在泉的少阳相火未退位。丁壬年司天与在泉之气不相协调,即阴柔的在泉之气与阳刚的司天之气不调和,也会使木运稍衰,而出现小的胜气和小的复气。之后三年,变成疠气,叫做木疠。其症状及治疗方法都与木疫相同。

第二十四解

（一）内经原文

假令戊申阳年太过，如丁未天数太过者，虽交得戊申年也，太阴犹尚治天，地已迁正，厥阴在泉，去岁壬戌太阳以退位作右间，即天丁未，地癸亥，故地不奉天化也。丁癸相会，火运太虚，反受水胜，故非太过也，即**夷则之管**，上太微不应，此戊癸失守其会，后三年化疫也，速至庚戌，大小善恶，推疫至之年天数及太乙[注]。又只如戊申，如戊至申，且应交司而治天，即下癸亥未得迁正者，即地下壬戌太阳未退位者，见戊癸未合德也，即下癸柔干失刚，见火运小虚也，有小胜或无复也，后三年化疠，名曰**火疠**也。治法如前，治之法可寒之泄之。

[注]太乙：郭霭春《黄帝内经素问校注》、张灿玾等《黄帝内经素问校释》、王洪图等《黄帝内经素问白话解》、1963人卫版《黄帝内经素问》、正统道藏《黄帝内经素问遗篇》、马莳《黄帝内经素问注证发微》此处为"太一"。其中郭霭春注：赵本作"太乙"；孟景春等《黄帝内经素问译释》此处为"太乙"。

（二）字词注释

（1）夷则之管

①正统道藏《黄帝内经素问遗篇》夷则。

②马莳《黄帝内经素问注证发微》此词未具体注释。

③张介宾《类经》夷则之管，火之律也。

④高士宗《黄帝素问直解》戊主火运，谓之太微，司天失守，即夷则之管。

⑤孟景春等《黄帝内经素问译释》夷则与太微不能相应。

⑥张灿玾等《黄帝内经素问校释》《类经》二十八卷第四十二注"夷则之管，火之律也，上管属阳，太微也，下管属阴，少微也。戊不得正，故上之太微不应"。

⑦王洪图等《黄帝内经素问白话解》夷则的律管。

（2）火疠

①正统道藏《黄帝内经素问遗篇》此词未具体注释。

②马莳《黄帝内经素问注证发微》此词未具体注释。

③张介宾《类经》火疠，即后世所谓温疫热病之类。

④高士宗《黄帝素问直解》火疠。

⑤孟景春等《黄帝内经素问译释》张介宾"即后世所谓温疫热病之类"。

⑥张灿玾等《黄帝内经素问校释》使火运小虚，有小胜气，或虽有胜气而无复气，其后三年化而为疠，名叫火疠。

⑦王洪图等《黄帝内经素问白话解》使本应太过的火运，变得稍衰，出现小的胜气，或不出现复气。之后三年，变成疠气，名叫火疠。

（三）语句阐述

（1）假令戊申阳年太过，如丁未天数太过者，虽交得戊申年也。太阴犹尚治天，地已迁正，厥阴在泉，去岁壬戌太阳以退位作右间，即天丁未，地癸亥，故地不奉天化也。

①正统道藏《黄帝内经素问遗篇》虽戊临申,犹未迁正也。癸亥治地。即厥阴当上奉少阳,故不与太阴奉合,故丁未与癸亥不相合。

②马莳《黄帝内经素问注证发微》此句未具体注释,总体概括此段为:此详言刚柔失守之义也。

③张介宾《类经》丁未之太阴不退位,戊申虽阳年太过,不能正其火运。戊申年天未正而地已正,则上年太阳在泉者,已退作地之右间矣。是天仍丁未,地则癸亥,癸不得戊,故地不奉天之火化。

④高士宗《黄帝素问直解》戊申之岁,阳年太过。如上年丁未天数太过者,虽交得戊申年也,上年丁未太阴犹尚治天,此司天之失守也。申年少阳司天,当厥阴在地,如地已迁正,则厥阴在泉矣。去岁壬戌太阳在泉者,今岁以退位而作地之右间。天即上年丁未之太阴,而地乃癸亥之厥阴也。厥阴木气上胜其土,故地不奉天化也。

⑤孟景春等《黄帝内经素问译释》譬如戊申年是阳年太过,若去年丁未司天之数有余,今年虽交得戊申,太阴犹尚司天,下面的厥阴已迁正在泉,去年在泉之壬戌太阴,已退位作地之右间,就成为司天丁未,司地癸亥,所以地不能承奉天令所化。

⑥张灿玾等《黄帝内经素问校释》假使戊申年,本为阳年太过,如果上年丁未年司天的气数太过而有余,在时间上虽已变得戊申年,但太阴湿土仍居于司天之位,本年地气已经迁正,厥阴在泉,去年壬戌在泉的太阳已经退为本年在泉的右间,这样,去年丁未司天之太阴不退位而仍在上,本年癸亥在泉之厥阴已迁正而在下,因此在泉的厥阴不能奉和于司天的气化。

⑦王洪图等《黄帝内经素问白话解》假如戊申年,戊为阳年,应火运太过。如果上一年(丁未)司天的太阴湿土之气有余,在时间上虽然已交到戊申年,但湿土之气不退位仍占据司天的位置,本年的地气已经迁正,即厥阴风木之气已经进入在泉的位置,上一年在泉的太阳寒水已退到在泉的右间。就形成了丁未年的司天之气不退位继续留在上,本年的在泉之气在下,司天与在泉不相协调的局面。

(2)丁癸相会,火运太虚,反受水胜,故非太过也,即夷则之管,上太徵不应,此戊癸失守其会,后三年化疫也,速至庚戌。

①正统道藏《黄帝内经素问遗篇》非戊癸相合也,故火运不应,其夷则未应其征也,下管癸亥,少征应之,即下见癸亥,主司地,故同声之不相应,即上下天地不相合德,故不相应也。首尾三年。

②马莳《黄帝内经素问注证发微》此句未具体注释,总体概括此段为:此详言刚柔失守之义也。

③张介宾《类经》戊癸不合,火运必虚,故受水之胜。夷则之管,火之律也。上管属阳,太徵也。下管属阴,少徵也。戊不得正,故上之太徵不应。速在庚戌,远在辛亥,三年内外,火气为疫也。

④高士宗《黄帝素问直解》戊癸皆火运,而上年丁未退位,是为丁癸相会,癸之

火运太虚,则反受水胜,火虚水胜,故非太过也。此因戊而兼论乎癸也。戊主火运,谓之太徵,司天失守,即夷则之管,上太徵不应,此戊癸失守其会也。至后三年,当化疫也,连至庚戌,戊申己酉庚戌,交三年也。

⑤孟景春等《黄帝内经素问译释》上丁下癸相会,火运太虚,反受水克,故不得算作阳土太过,即如夷则与太徵不能相应,此时戊癸失守其会,后三年将化疫疠,快的发在庚戌年。

⑥张灿玾等《黄帝内经素问校释》夷则之管,上太徵不应:《类经》二十八卷第四十二注"夷则之管,火之律也,上管属阳,太徵也,下管属阴,少徵也。戊不得正,故上之太徵不应"。

由于在上的丁与在下的癸相会,则本应太过的火运,却变虚而为水气所胜,所以就不是太过了,也就是夷则之律管,不应太徵之音。这样上戊与下癸失守其位而不得相会,其后三年则化为疫,迅速的至庚戌年便要发作。

⑦王洪图等《黄帝内经素问白话解》戊癸年都属火运,戊为阳干,癸为阴干,在泉属阴,所以戊年的在泉之气用癸代表。把这种司天与在泉失调的情况称为上丁而下癸。丁癸相会,致使本应太过的火运变得虚弱。火运虚弱,又受到水气的克制,火运也就不太过了,如同夷则的律管不能与太徵之音相协调一样。戊癸年司天与在泉之气失调,三年之后变为疫气,发作迅速的至庚戌年便会流行。

(3)大小善恶,推疫至之年天数及太乙。

①正统道藏《黄帝内经素问遗篇》此句未具体注释。

②马莳《黄帝内经素问注证发微》此句未具体注释,总体概括此段为:此详言刚柔失守之义也。

③张介宾《类经》此句未具体注释。

④高士宗《黄帝素问直解》疫之大小善恶,惟疫至之年,并天数及太一,可以知之。

⑤孟景春等《黄帝内经素问译释》其疫大小与善恶,要看疫至之年的天数和北斗所指的月令。

⑥张灿玾等《黄帝内经素问校释》发作的大小善恶,可以根据当年司天之气的盛衰及太一游宫的情况而推断。

⑦王洪图等《黄帝内经素问白话解》疫情的大小轻重,应根据天地之气失调的程度,及北斗七星所指的方向来推算。

(4)又只如戊申,如戊至申,且应交司而治天,即下癸亥未得迁正者,即地下壬戌太阳未退位者,见戊癸未合德也,即下癸柔干失刚,见火运小虚也,有小胜或无复也,后三年化疠,名曰火疠也。治法如前,治之法可寒之泄之。

①正统道藏《黄帝内经素问遗篇》少阳主戊申年司天,应时迁正而治天也。即壬戊相对,申戌相配,此失守,非合德,又非太过。厥阴至即无复。已上五失守变五疫,下五失守变五疠也。即上刚柔二干共主运,有失支不守之者,以此五法,即诸阳

年也。

②马莳《黄帝内经素问注证发微》此句未具体注释,总体概括此段为:此详言刚柔失守之义也。

③张介宾《类经》戊申既合交司之日,少阳当治天也。戊申年当厥阴癸亥在泉,若上年壬戌不退,则癸亥不正,戊癸火运不合其德也。火运不足,水必胜之,水胜则土复,当其复时而厥阴若正,则土或无复也。火疬,即后世所谓温疫热病之类。其针治之法如前章。此言针治之外,又当药治者如此。火邪为病,故宜寒之泄之。由此观之,则凡上文五刚化疫,五柔化疬,或针或药,皆宜因气施治,又在不言可知也。

④高士宗《黄帝素问直解》又只如戊申,戊火运在中也,申少阳司天也。如戊至申,且应交司而治天。戊与癸合,少阳中在上,则厥阴亥在下,即下厥阴未得迁正者,即地下上年壬戌太阳未退位者,在上则戊不迁正,在下则癸不迁正,见戊癸未合德也。即下癸柔干失刚,而不迁正,亦见火运小虚也。小虚有小胜,或无复也。后三年化疬名曰火疬也,治法如前篇。又曰治之法可寒之泄之者,以明寒泄之法可治火疬也。推而及之,则土金水木,亦可仿此义以治之,不但如前篇治法也。

此一节申明上篇刚柔二干失守及三年变疫疬之义。

⑤孟景春等《黄帝内经素问译释》火疬:张介宾"即后世所谓瘟疫热病之类"。

又如戊申应时迁正司天,而下面癸亥未得迁正在泉,壬戌太阳未得退位,那么上位司天便形成孤立,不能与在泉合德,这是下癸柔干不能合刚,火运稍衰,或有小胜,或无复,其后三年化成疫疬,名为火疬。治法同前,治疗的方法可用寒法泄法。

⑥张灿玾等《黄帝内经素问校释》又如戊申年,在上的戊与申相会,且应交于司天以治天之位,而在下的癸亥未得迁正,也就是上年壬戌在泉的太阳未得退位,属于上戊与下癸未能合德,即下癸的柔干失于与戊刚干的配合,使火运小虚,有小胜气,或虽有胜气而无复气,其后三年化而为疬,名叫火疬,治法同前,其治法可以用寒法与泄法。

⑦王洪图等《黄帝内经素问白话解》又如戊申年,戊年火运与申年司天的少阳相火相合主持天气。如果本年的在泉厥阴风木之气未能迁正,上一年在泉的太阳寒水之气不退位,属于戊癸年司天与在泉不相协调,即在泉的阴柔之气不能与阳刚的司天之气相协调。这样,使本应太过的火运,变得稍衰,出现小的胜气,或不出现复气。之后三年,变成疬气,名叫火疬。治法与火疫相同,可用寒法、泄法治疗。

## 第二十五解

### (一)内经原文

黄帝曰:人气不足,天气如虚,人神失守,神光不聚,邪鬼干人,致有夭亡,可得闻乎? 岐伯曰:人之五藏,一藏不足,又会**天虚**,感邪之至也。人忧愁思虑即伤心,又或遇少阴司天,天数不及,太阴作接间至,即谓天虚也,此即人气天气同虚也。又遇惊而夺精,汗出于心,因而三虚,神明失守。心为君主之官,神明出焉,神失守位,即神游上丹田,在帝太一帝君泥丸宫下。神既失守,神光不聚,却遇火不及之岁,有黑尸鬼见之,令人暴亡。

（二）字词注释

（1）天虚

①正统道藏《黄帝内经素问遗篇》此词未具体注释。

②马莳《黄帝内经素问注证发微》此词未具体注释。

③张介宾《类经》天虚之气。

④高士宗《黄帝素问直解》二虚也。

⑤孟景春等《黄帝内经素问译释》人过度忧愁思虑,就会损伤心脏,又或遇到少阴司天而天数不足,太阴作为接替的主司,这样就叫天虚。

⑥张灿玾等《黄帝内经素问校释》岁气不及。

⑦王洪图等《黄帝内经素问白话解》运气不及。

（2）三虚

①正统道藏《黄帝内经素问遗篇》此词未具体注释。

②马莳《黄帝内经素问注证发微》此词未具体注释。

③张介宾《类经》先有忧愁之伤,又有少阴不及,再遇惊而夺精。

④高士宗《黄帝素问直解》少阳少阴,作接间至同,人气天气虚,又遇惊而夺精,汗出于心,是为三虚。

⑤孟景春等《黄帝内经素问译释》人过度忧愁思虑,就会损伤心脏,又或遇到少阴司天而天数不足,太阴作为接替的主司,这样就叫天虚,也就是人气和天气皆虚。如果再遇到惊而损伤心精,汗出伤其心液,便成为三虚,以致神明失藏。

⑥张灿玾等《黄帝内经素问校释》人若过度忧愁思虑就要伤心,又或遇少阴司天之年,天气不及,则间气太阴接之而至,这就是所谓天虚,也就是人气与天气同虚。又遇因惊而劫夺精气,汗出而伤心之液,因而形成三虚。

⑦王洪图等《黄帝内经素问白话解》受到惊骇的情绪刺激,就会损伤精气,汗液外出而伤心脏,形成天气、人气、邪气三虚。

（三）语句阐述

（1）黄帝曰:人气不足,天气如虚,人神失守,神光不聚,邪鬼干人,致有天亡,可得闻乎?

①正统道藏《黄帝内经素问遗篇》人气与天气同失守,即鬼邪干人致死也。

②马莳《黄帝内经素问注证发微》此句未具体注释,总体概括此段为:此详言人有二虚,及感天虚则为三虚,乃五神失守,即神光不圆,而尸鬼众邪犯之,皆致暴亡也。大义见前篇第八节。

③张介宾《类经》神光,神明也。人气与天气皆失守,则阳神不聚,阴鬼干人,致死之兆也。

④高士宗《黄帝素问直解》帝承上篇三虚之意以问。

⑤孟景春等《黄帝内经素问译释》黄帝道：人体的正气不足，天气也不正常，精神不振，神明不聚，病邪伤人，致有夭亡，可以告诉我这个道理吗？

⑥张灿玾等《黄帝内经素问校释》神光：原注"神光，即飞圆光也"。《类经》二十八卷第四十四注："神光，神明也。"或为气功者所见之光。

黄帝说：人的正气不足，天气如不正常，则神志失守，神光不得聚敛，邪气伤人，导致暴亡，我可以听听这是什么道理吗？

⑦王洪图等《黄帝内经素问白话解》黄帝说：人体的正气不足，遇到天地之气失常，人的精神就不能藏在内脏中，神气散漫，而有邪气乘虚伤害人体，就会暴死，你可以讲讲其中的道理吗？

（2）岐伯曰：人之五藏，一藏不足，又会天虚，感邪之至也。

①正统道藏《黄帝内经素问遗篇》其不足之藏，与天气同声虚也。

②马莳《黄帝内经素问注证发微》此句未具体注释，总体概括此段为：此详言人有二虚，及感天虚则为三虚，乃五神失守，即神光不圆，而尸鬼众邪犯之，皆致暴亡也。大义见前篇第八节。

③张介宾《类经》人有不足之藏，与天虚之气相会者，其邪至甚，如肝遇木虚，心遇火虚之类也。

④高士宗《黄帝素问直解》藏不足，一虚也。天虚，二虚也。感邪，三虚也。有如下文所云也。

⑤孟景春等《黄帝内经素问译释》岐伯说：人的五脏如果有一脏不足，再遇到天虚，感受的邪气就厉害。

⑥张灿玾等《黄帝内经素问校释》会：遇的意思。

岐伯说：人的五脏，只要有一脏不足，又遇上岁气不及，就要感受邪气。

⑦王洪图等《黄帝内经素问白话解》岐伯说：人身的五脏，只要有一脏虚弱不足，再遇上运气不及，就会感受邪气而加重病情。

（3）人忧愁思虑即伤心，又或遇少阴司天，天数不及，太阴作接间至，即谓天虚也，此即人气天气同虚也。

①正统道藏《黄帝内经素问遗篇》此句未具体注释。

②马莳《黄帝内经素问注证发微》此句未具体注释，总体概括此段为：此详言人有二虚，及感天虚则为三虚，乃五神失守，即神光不圆，而尸鬼众邪犯之，皆致暴亡也。大义见前篇第八节。

③张介宾《类经》少阴司天之年，太阴尚在左间。若少阴不足，则太阴作接者，未当至而至矣。此以君火之虚，与人心气同虚也。

④高士宗《黄帝素问直解》子午之后，丑未继之，故子午少阴天数不及，而丑未太阴作接间至。下少阳少阴，作接间至同，人气天气虚。

⑤孟景春等《黄帝内经素问译释》人过度忧愁思虑，就会损伤心脏，又或遇到

少阴司天而天数不足,太阴作为接替的主司,这样就叫天虚,也就是人气和天气皆虚。

⑥张灿玾等《黄帝内经素问校释》太阴作接间至:《类经》二十八卷第四十四注"少阴司天之年,太阴尚在左间,若少阴不足,则太阴作接者,未当至而至矣"。

人若过度忧愁思虑就要伤心,又或遇少阴司天之年,天气不及,则间气太阴接之而至,这就是所谓天虚,也就是人气与天气同虚。

⑦王洪图等《黄帝内经素问白话解》举例如下。人如果过度忧愁思虑就会伤害心脏;再遇到少阴君火司天之气不足,于是司天的左间太阴湿土之气就接替司天的位置,这就是所谓的天虚,即人气与天气同虚。

(4)又遇惊而夺精,汗出于心,因而三虚,神明失守。

①正统道藏《黄帝内经素问遗篇》惊汗出于心,即心中精脉减少,故神失守心也。先有劳神之病,又遇少阴天数不及也,又更惊而夺精,此三会而神明失守也。

②马莳《黄帝内经素问注证发微》此句未具体注释,总体概括此段为:此详言人有二虚,及感天虚则为三虚,乃五神失守,即神光不圆,而尸鬼众邪犯之,皆致暴亡也。大义见前篇第八节。

③张介宾《类经》夺精者,夺心之精也。五藏各有其精,如《本神篇》曰:五藏主藏精者也,不可伤,伤则失守而阴虚。即此之义。先有忧愁之伤,又有少阴不及,再遇惊而夺精,三虚相会,神明失守矣。

④高士宗《黄帝素问直解》又遇惊而夺精,汗出于心,是为三虚。

⑤孟景春等《黄帝内经素问译释》如果再遇到惊而损伤心精,汗出伤其心液,便成为三虚,以致神明失藏。

⑥张灿玾等《黄帝内经素问校释》又遇因惊而劫夺精气,汗出而伤心之液,因而形成三虚,则神明失守。

⑦王洪图等《黄帝内经素问白话解》在这种情况下,受到惊骇的情绪刺激,就会损伤精气,汗液外出而伤心脏,形成天气、人气、邪气三虚。心脏在人体中犹如一国之君,精神智慧都是从它那里产生出来的。

(5)心为君主之官,神明出焉,神失守位,即神游上丹田,在帝太一帝君泥丸宫下。神既失守,神光不聚,却遇火不及之岁,有黑尸鬼见之,令人暴亡。

①正统道藏《黄帝内经素问遗篇》心先有病,又遇天虚而感天重虚也。心者,任治于物,故为君主之官。清静栖灵,故曰神明出焉。太一帝君,在头曰泥丸君,总众神,地君主之官,神明失守其位,游于此处,不守心位。神光,即飞圆光也。圆光不洁,即圆光缺矣,即鬼邪阴尸干人。其火运不及,非只癸年、戊年,失守亦然,火司天数不及亦然也。黑尸鬼,形如黑犬,头似妇人发蓬不髻,目大,人见之,吸人神魂。皆作大声,卒然而亡。

②马莳《黄帝内经素问注证发微》此句未具体注释,总体概括此段为:此详言人有二虚,及感天虚则为三虚,乃五神失守,即神光不圆,而尸鬼众邪犯之,皆致暴

亡也。大义见前篇第八节。

③张介宾《类经》人之脑为髓海,是谓上丹田,太乙帝君所居,亦曰泥丸君,总众神者也。心之神明失守其位,则浮游于此。心属火,心神失守,神明衰也,又遇火运不及,故见水色之鬼。非但癸年,即戊年失守亦然,司天二火不及亦然。尸鬼者,魄之阴气。阳脱阴孤,其人必死,故尸鬼见也。

④高士宗《黄帝素问直解》心为火藏,黑尸鬼见之,水克火也,此三虚相搏令人暴亡也。

⑤孟景春等《黄帝内经素问译释》上丹田:张介宾认为即髓海。帝太一帝君泥丸宫:帝太一帝君,即脑神。泥丸宫,即脑室,是脑神所居之地。

心是君主之官,神明出于此,神明失守其位,也就是神明游离于上丹田泥丸宫之下。神明既失其位,精神便不能振作,却遇到火运不及的年岁,则水疫之邪致病,使人猝然死亡。

⑥张灿玾等《黄帝内经素问校释》上丹田:道家通谓人身脐下三寸为丹田。又《抱朴子·地真篇》认为丹田有三,在脐下为下丹田,在心下为中丹田,或在两眉间为上丹田。张景岳认为上丹田即髓海。在此似指脑而言。帝太一帝君泥丸宫:原注:"太一帝君在头曰泥丸君,总众神也"。《类经》二十八卷第四十四注:"人之脑为髓海,是谓上丹田,太一帝君所居,亦曰泥丸君,总众神者也。"

心为一身之君主,神明由此而出,神明失守其位,则游离于上丹田,也就是泥丸宫下,神既失守而不得聚敛,却又遇到火运不及之年,必有水疫之邪气发病,使人突然死亡。

⑦王洪图等《黄帝内经素问白话解》上丹田:两眉之间印堂穴处。帝太一帝君泥丸宫:指脑。

心脏受伤,精神智慧便不能藏守,浮游到印堂穴,即脑下。心神不能藏守,精神便散漫而不振作,抵抗力就下降,再遇到火运不及的年份,就会有水疫之邪产生,侵犯人体就可以引起突然死亡。

## 第二十六解

### (一)内经原文

人饮食劳倦即伤脾,又或遇太阴司天,天数不及,即少阳作接间至,即谓之虚也[注1],此即人气虚而天气虚也。又遇饮食饱甚,汗出于胃,醉饱行房,汗出于脾,因而三虚,脾神失守。脾为谏议之官,智周出焉。神既失守,神光失位而不聚也,却遇土不及之年,或己年或甲年失守,或太阴天虚,青尸鬼见之,令人卒亡[注2]。

人久坐湿地,强力入水即伤肾,肾为作强之官,伎巧出焉,因而三虚,肾神失守,神志失位,神光不聚,却遇水不及之年,或辛不会符,或丙年失守,或太阳司天虚,有黄尸鬼至,见之令人暴亡。

[注1]即谓之虚也:郭霭春《黄帝内经素问校注》、王洪图等《黄帝内经素问白话解》、孟景春等《黄帝内经

素问译释》、1963 人卫版《黄帝内经素问》、马莳《黄帝内经素问注证发微》此处为"即谓之虚也",其中郭霭春注"律以上下文例,'之'似应作'天'";张灿玾等《黄帝内经素问校释》此处为"即谓天虚也",其注"'天'原作'之'据前后文例改";正统道藏《黄帝内经素问遗篇》此处为阙本。

[注 2]令人卒亡:郭霭春《黄帝内经素问校注》、孟景春等《黄帝内经素问译释》、张灿玾等《黄帝内经素问校释》、王洪图等《黄帝内经素问白话解》、1963 人卫版《黄帝内经素问》、马莳《黄帝内经素问注证发微》此处均为"令人卒亡"。但郭霭春注:本节言五藏感邪,"令人卒亡"下疑脱"肺虚感邪伤肺"一证,张介宾谓为"脱简",当从;正统道藏《黄帝内经素问遗篇》此处为阙本。

(二)字词注释

(1)三虚

①正统道藏《黄帝内经素问遗篇》先有病于脾,次遇天虚,脾感天重虚,又遇汗出而喊其精血,乃故名三虚也。

②马莳《黄帝内经素问注证发微》此词未具体注释。

③张介宾《类经》既伤于脾,次遇天虚,再加汗出,是三虚也。

④高士宗《黄帝素问直解》此词未具体注释。

⑤孟景春等《黄帝内经素问译释》人饮食不节、过度劳累则伤脾脏,又遇太阴司天,天数不足,少阳作司天的左间来代表,这叫做虚,就是人气虚天气也虚。又逢到饮食过饱,伤胃出汗,或者酒醉行房,伤脾出汗,因而形成三虚。

⑥张灿玾等《黄帝内经素问校释》人若饮食不节,劳倦过度就要伤脾,又或遇太阴司天之年,天气不及,则间气少阳接之而至,这就是所谓天虚,也就是人气虚与天气虚。又遇饮食过饱,汗出伤胃之液,或醉饱行房,汗出伤脾之液,因而形成三虚。

⑦王洪图等《黄帝内经素问白话解》在这种情况下,遇饮食过饱,汗液外出而伤胃,或酒醉饱食后行房事,使汗液外出伤脾,形成天气、人气、邪气三虚。

(2)不会符

①正统道藏《黄帝内经素问遗篇》此词未具体注释。

②马莳《黄帝内经素问注证发微》此词未具体注释。

③张介宾《类经》此词未具体注释。

④高士宗《黄帝素问直解》符,犹合也。不会符,犹言不会合也,亦失守意。

⑤孟景春等《黄帝内经素问译释》不会合。

⑥张灿玾等《黄帝内经素问校释》上辛与下丙不相符合。

⑦王洪图等《黄帝内经素问白话解》司天与在泉之气。

(三)语句阐述

(1)人饮食、劳倦即伤脾,又或遇太阴司天,天数不及,即少阳作接间至,即谓之虚也,此即人气虚而天气虚也。

①正统道藏《黄帝内经素问遗篇》即饮食饱举房事,即气滞于脾,以劳疫气满间,脾藏有病也。人气与天气不及,即感天人气虚,及又虚也。

②马莳《黄帝内经素问注证发微》此句未具体注释,总体概括此段为:此详言

人有二虚,及感天虚则为三虚,乃五神失守,即神光不圆,而尸鬼众邪犯之,皆致暴亡也。大义见前篇第八节。

③张介宾《类经》太阴司天之年,少阳尚为天之左间。若太阴不足,则接者先至而少阳得政。脾气既伤,又遇太阴失守,是重虚也。

④高士宗《黄帝素问直解》此句未具体注释,总体概括此段为:脾与胃以膜相连,故论脾而兼言胃也。

⑤孟景春《黄帝内经素问译释》人饮食不节、过度劳累则伤脾脏,又遇太阴司天,天数不足,少阳作司天的左间来代表,这叫做虚,就是人气虚天气也虚。

⑥张灿玾等《黄帝内经素问校释》人若饮食不节,劳倦过度就要伤脾,又或遇太阴司天之年,天气不及,则间气少阳接之而至,这就是所谓天虚,也就是人气虚与天气虚。

⑦王洪图等《黄帝内经素问白话解》人如果饮食失调、劳倦过度,就会伤害脾脏;再遇到太阴湿土司天之气不足,司天的左间少阳相火就接替司天的位置,这就是所谓的天虚,即天气与人气同虚。

(2)又遇饮食饱甚,汗出于胃,醉饱行房,汗出于脾,因而三虚,脾神失守。

①正统道藏《黄帝内经素问遗篇》脾胃汗出,即精血减少,感天虚而作三虚,脾神失守其位。先有病于脾,次遇天虚,脾感天重虚,又遇汗出而减其精血,乃故名三虚也。

②马莳《黄帝内经素问注证发微》此句未具体注释,总体概括此段为:此详言人有二虚,及感天虚则为三虚,乃五神失守,即神光不圆,而尸鬼众邪犯之,皆致暴亡也。大义见前篇第八节。

③张介宾《类经》卫气不固,则五藏汗泄于外,邪得乘而犯之,故致人神失守也。既伤于脾,次遇天虚,再加汗出,是三虚也。

④高士宗《黄帝素问直解》此句未具体注释,总体概括此段为:脾与胃以膜相连,故论脾而兼言胃也。

⑤孟景春等《黄帝内经素问译释》又逢到饮食过饱,伤胃出汗,或者酒醉行房,伤脾出汗,因而形成三虚,以致脾神失藏。

⑥张灿玾等《黄帝内经素问校释》又遇饮食过饱,汗出伤胃之液,或醉饱行房,汗出伤脾之液,因而形成三虚,则脾之神志失守。

⑦王洪图等《黄帝内经素问白话解》在这种情况下,遇饮食过饱,汗液外出而伤胃,或酒醉饱食后行房事,使汗液外出伤脾,形成天气、人气、邪气三虚。人精神活动中的"意"藏在脾脏,称为脾神,脾受伤则意不能藏守。

(3)脾为谏议之官,智周出焉。神既失守,神光失位而不聚也,却遇土不及之年,或己年或甲年失守,或太阴天虚,青尸鬼见之,令人卒亡。

①正统道藏《黄帝内经素问遗篇》脾者心之子,心有所忆谓之意,意中所出谓之智,智周万物谓之神,即脾胃神意智,乃故失守其位者也。神光不聚,鬼乃干之。

②马莳《黄帝内经素问注证发微》此句未具体注释,总体概括此段为:此详言人有二虚,及感天虚则为三虚,乃五神失守,即神光不圆,而尸鬼众邪犯之,皆致暴亡也。大义见前篇第八节。

③张介宾《类经》脾神失守,意智乱也。土运不及,不止己年,而甲亦有之,又或太阴司天,失守其位,故木邪鬼见,令人卒亡。

④高士宗《黄帝素问直解》此句未具体注释,总体概括此段为脾与胃以膜相连,故论脾而兼言胃也。

⑤孟景春等《黄帝内经素问译释》脾如谏议之官,智慧周密由此而出。脾神既失其位,精神不振,又遇岁土不及的年份,或逢己年或甲年失守,或太阴司天天数不足,便有木疫之邪为病,使人猝然死亡。

⑥张灿玾等《黄帝内经素问校释》脾的职能比之于谏议,智谋周密自此而出,神既失守其位而不得聚敛,却又遇土运不及之年,或己年或甲年失守其位而天地不能合德,或太阴司天不及之年,必有土疫之邪气发病,使人突然死亡。

⑦王洪图等《黄帝内经素问白话解》脾脏好比谏议之官,处事周密与智谋是从它那里生出来的。脾神不能藏守,意识思考等精神活动也就不能集中,抵抗力下降。再遇到土运不及的年份,或甲年、己年,运气失常,或太阴湿土司天之气虚弱,就会发生木疫之邪,侵犯人体,就可以引起突然死亡。

(4)人久坐湿地,强力入水即伤肾。肾为作强之官,伎巧出焉。

①正统道藏《黄帝内经素问遗篇》汗出于肾,即精血减少,故作三虚。即精亡,心神失守其位也。神、精、志三神虚失位,游于黄庭司命君之下,乃即圆光缺矣。

②马莳《黄帝内经素问注证发微》此句未具体注释,总体概括此段为:此详言人有二虚,及感天虚则为三虚,乃五神失守,即神光不圆,而尸鬼众邪犯之,皆致暴亡也。大义见前篇第八节。

③张介宾《类经》诸藏皆言作接间至及汗出之由,惟此不言,必脱失也。

④高士宗《黄帝素问直解》此句未具体注释。

⑤孟景春等《黄帝内经素问译释》人久居潮湿的地方,或者先强用体力,然后又感受水湿,就会伤肾。肾如作强之官,伎巧由此而出。

⑥张灿玾等《黄帝内经素问校释》人若久坐湿地,或强力劳动而又入水则必伤肾脏。肾的职能是作强,一切伎巧都由此而出。

⑦王洪图等《黄帝内经素问白话解》人如果久坐或居住在潮湿的环境中,或强力劳动后进入冷水中,都会损害肾脏;肾脏的作用强大而有力,人的技术灵巧都是从肾脏产生出来的。

(5)因而三虚,肾神失守,神志失位,神光不聚,却遇水不及之年,或辛不会符,或丙年失守,或太阳司天虚,有黄尸鬼至,见之令人暴亡。

①正统道藏《黄帝内经素问遗篇》有此三虚,又遇水不及,即黄尸鬼干人,牛头身黄,见之时,吸人神魂,皆暴亡也。

②马莳《黄帝内经素问注证发微》此句未具体注释,总体概括此段为:此详言人有二虚,及感天虚则为三虚,乃五神失守,即神光不圆,而尸鬼众邪犯之,皆致暴亡也。大义见前篇第八节。

③张介宾《类经》太阳寒水司天之年,厥阴尚为左间。若太阳不足,则厥阴作接间至,此天虚也。经脉别论云:持重远行,汗出于肾。兼之坐湿入水,肾气必伤,是为三虚。肾神不守,则精衰志失也。水不及者,土邪犯之,故黄尸鬼见,卒然伤人。

④高士宗《黄帝素问直解》符,犹合也。不会符,犹言不会合也,亦失守意。

⑤孟景春等《黄帝内经素问译释》今有三虚,肾神失藏,精衰志失,精神不振,却遇到水运不及的年岁,或者辛不会合,或者逢丙年失守,或者太阳司天不及,就有土疫之邪致病,使人猝然死亡。

⑥张灿玾等《黄帝内经素问校释》由于人虚加以天气虚,因而形成三虚,使肾的神志失守,神志失守其位而不得聚敛,却又遇水运不及之年或上辛与下丙不相符合,或上丙与下辛失守其位,或太阳司天不及之年,必有土疫邪气发病,使人突然死亡。

⑦王洪图等《黄帝内经素问白话解》人类精神活动中的"志"藏在肾中,叫做肾神。人气、天气、邪气三虚,肾神不能藏守,就会使人的意志薄弱,抵抗力下降。再遇到水运不及的年份,或辛年的司天与在泉之气不相协调,或两年的运气失常,或太阳对司天而虚弱,都会有土疫之邪发生,侵犯人体,就可以引起突然死亡。

## 第二十七解

### (一)内经原文

人或恚怒,气逆上而不下,即伤肝也。又遇厥阴司天,天数不及,即少阴作接间至,是谓天虚也,此谓天虚人虚也。又遇疾走恐惧,汗出于肝。肝为将军之官,谋虑出焉。神位失守,神光不聚,又遇木不及年,或丁年不符,或壬年失守,或厥阴司天虚也,有**白尸鬼**见之,令人暴亡也。

已上五失守者,天虚而人虚也,神游失守其位,即有**五尸鬼干人**,令人暴亡也,谓之曰尸厥。人犯五神易位,即神光不圆也。非但尸鬼,即一切邪犯者,皆是神失守位故也。此谓得守者生,失守者死,得神者昌,失神者亡。

### (二)字词注释

(1)恚(huì)怒

①正统道藏《黄帝内经素问遗篇》此词未具体注释。

②马莳《黄帝内经素问注证发微》此词未具体注释。

③张介宾《类经》此词未具体注释。

④高士宗《黄帝素问直解》此词未具体注释。

⑤孟景春等《黄帝内经素问译释》恚怒。

⑥张灿玾等《黄帝内经素问校释》愤怒。

⑦王洪图等《黄帝内经素问白话解》忿怒。

（2）白尸鬼

①正统道藏《黄帝内经素问遗篇》尸鬼干人，头如鹞身白，有白毛，见之吸人神魂。

②马莳《黄帝内经素问注证发微》此词未具体注释。

③张介宾《类经》白尸鬼见，金胜木也。

④高士宗《黄帝素问直解》此词未具体注释。

⑤孟景春等《黄帝内经素问译释》金疫之邪。

⑥张灿玾等《黄帝内经素问校释》金疫邪气。

⑦王洪图等《黄帝内经素问白话解》金疫之气。

（3）五尸鬼干人

①正统道藏《黄帝内经素问遗篇》此词未具体注释。

②马莳《黄帝内经素问注证发微》尸鬼众邪犯之。

③张介宾《类经》尸鬼干人，则厥逆而死，故谓尸厥。

④高士宗《黄帝素问直解》此词未具体注释。

⑤孟景春等《黄帝内经素问译释》五种病邪侵袭。

⑥张灿玾等《黄帝内经素问校释》五疫之邪。

⑦王洪图等《黄帝内经素问白话解》五疫之气。

（三）语句阐述

（1）人或恚怒，气逆上而不下，即伤肝也。又遇厥阴司天，天数不及，即少阴作接间至，是谓天虚也，此谓天虚人虚也。

①正统道藏《黄帝内经素问遗篇》肝先病，又遇天虚而感重虚也。

②马莳《黄帝内经素问注证发微》此句未具体注释，总体概括此段为：此详言人有二虚，及感天虚则为三虚，乃五神失守，即神光不圆，而尸鬼众邪犯之，皆致暴亡也。大义见前篇第八节。

③张介宾《类经》厥阴司天之年，少阴当为左间。若厥阴不足，则少阴预至。肝气既伤，厥阴又虚，天人俱不足也。

④高士宗《黄帝素问直解》此句未具体注释，总体概括此段为：言心脾胃肝，不及肺者，可类推也。

⑤孟景春等《黄帝内经素问译释》人或有恚怒，气上逆而不能下降，损伤肝脏。又遇厥阴司天，天数不足，即少阴作司天左间来代替，这叫天虚，成为天人两虚。

⑥张灿玾等《黄帝内经素问校释》人或愤怒，气上逆而不下，就要伤肝。又或遇厥阴司天，天气不及，则间气少阴接之而至，这就是所谓天虚，也就是天虚与人虚。

⑦王洪图等《黄帝内经素问白话解》人如果忿怒，肝气上逆而不下降，就会伤

害肝脏;再遇到厥阴司天之气不足,司天的左间少阴君火之气,就会接替司天的位置,就是所谓的天虚,即人气与天气同虚。

(2)又遇疾走恐惧,汗出于肝。肝为将军之官,谋虑出焉。

①正统道藏《黄帝内经素问遗篇》此句未具体注释。

②马莳《黄帝内经素问注证发微》此句未具体注释,总体概括此段为:此详言人有二虚,及感天虚则为三虚,乃五神失守,即神光不圆,而尸鬼众邪犯之,皆致暴亡也。大义见前篇第八节。

③张介宾《类经》天虚人虚,又汗出于肝,是为三虚。

④高士宗《黄帝素问直解》此句未具体注释,总体概括此段为:言心脾胃肝,不及肺者,可类推也。

⑤孟景春等《黄帝内经素问译释》又或奔走恐惧,汗出伤肝。肝如将军之官,谋虑由此而出。

⑥张灿玾等《黄帝内经素问校释》又或遇急走恐惧,则汗出而伤肝之液。肝的职能,比之于将军,人的谋虑自此而出。

⑦王洪图等《黄帝内经素问白话解》再加之奔跑恐惧,汗液外出而伤肝脏。肝脏如同将军,人们的谋虑就是从肝脏产生出来的,精神活动中的"魂"藏在肝之中。

(3)神位失守,神光不聚,又遇木不及年,或丁年不符,或壬年失守,或厥阴司天虚也,有白尸鬼见之,令人暴亡也。

①正统道藏《黄帝内经素问遗篇》神光不聚,即圆光缺而不周,尸鬼乃干人也。有此三虚者,即神游失守,白尸鬼干人,头如鹞身白,有白毛,见之吸人神魂,皆卒然而亡也。

②马莳《黄帝内经素问注证发微》此句未具体注释,总体概括此段为:此详言人有二虚,及感天虚则为三虚,乃五神失守,即神光不圆,而尸鬼众邪犯之,皆致暴亡也。大义见前篇第八节。

③张介宾《类经》肝藏魂,失守则魂神不聚也。白尸鬼见,金胜木也。

④高士宗《黄帝素问直解》此句未具体注释,总体概括此段为:言心脾胃肝,不及肺者,可类推也。

⑤孟景春等《黄帝内经素问译释》精神失藏,神明不振,又遇到木运不及的年份,或丁年不相会合,或壬年失守,或厥阴司天不及,就有金疫之邪致病,使人猝然死亡。

⑥张灿玾等《黄帝内经素问校释》神志失守其位而不聚敛,又遇木运不及之年,或丁年上丁与下壬不相符合,或上壬与下丁失守其位,或厥阴司天天气不及,必有金疫邪气发病,使人突然死亡。

⑦王洪图等《黄帝内经素问白话解》肝受伤,魂不能藏守而浮越,抵抗力下降。又遇到木运不及之年,或丁年司天与在泉不相协调,或壬年的运气不正常,或厥阴司天而虚弱,都会有金疫之气产生,侵犯人体,就可以引起突然死亡。

（4）已上五失守者，天虚而人虚也，神游失守其位，即有五尸鬼干人，令人暴亡也，谓之曰尸厥。

①正统道藏《黄帝内经素问遗篇》但卒然而亡，口中无涎者，舌卵卵缩者，尸厥若出涎而舌卵者，盛厥也。

②马莳《黄帝内经素问注证发微》此句未具体注释，总体概括此段为：此详言人有二虚，及感天虚则为三虚，乃五神失守，即神光不圆，而尸鬼众邪犯之，皆致暴亡也。大义见前篇第八节。

③张介宾《类经》尸鬼干人，则厥逆而死，故谓尸厥。神游者，神气虽游，未离于身，尚不即死。若脉绝身冷，口中涎塞，舌短卵缩，则无及矣，否则速救可苏也。以上五藏失守，独缺金虚伤肺，赤尸鬼一证，必脱简也。惟《邪气藏府病形篇》所言五藏之伤俱全，但与此稍有不同。详《疾病类》三。

④高士宗《黄帝素问直解》此句未具体注释，总体概括此段为：此一节申明上篇三虚暴亡，十二藏不得相失之义。

⑤孟景春等《黄帝内经素问译释》以上五种失守其位的，由于天虚和人虚的关系，使精神离散，失于守藏，便有五种病邪侵袭，使人猝然死亡，这叫做尸厥。

⑥张灿玾等《黄帝内经素问校释》上述五种失守其位的，乃是由于天气虚与人气虚，致使神志游离失守其位，便会有五疫之邪伤人，使人突然死亡，名叫尸厥。

⑦王洪图等《黄帝内经素问白话解》以上五种运气失常的情况，都是因天气虚、加之人气虚，使神气离散不能藏守在本位，才会产生五疫之气侵犯人体，而导致突然死亡，把这种病证，叫做尸厥。

（5）人犯五神易位，即神光不圆也。非但尸鬼，即一切邪犯者，皆是神失守位故也。

①正统道藏《黄帝内经素问遗篇》神失守位，虽其体中而二气失位也，即神光不聚而邪犯之，有妖魅交通往来，皆是五神失守，乃邪所至也。

②马莳《黄帝内经素问注证发微》此句未具体注释，总体概括此段为：此详言人有二虚，及感天虚则为三虚，乃五神失守，即神光不圆，而尸鬼众邪犯之，皆致暴亡也。大义见前篇第八节。

③张介宾《类经》神光，即阳明之气。凡阳气不足，则阴邪犯之。二十难曰：脱阳者见鬼。即神失守位之义。愚按：此二篇所言五鬼干人，其义最详。盖天地间万物万殊，莫非五行之化，人之藏气，鬼之干人，亦惟此耳。故五鬼为邪，各因所胜，此相制之理，出乎当然者也。然以余所验，则有如心神失守、火自为邪者，多见赤鬼；肺金不足、气虚茫然者，多见白鬼；肾阴亏损、目光昏暗者，多见黑鬼；肝木亡阳者，多见青鬼；脾湿为祟者，多见黄鬼。是皆不待胜制，而本藏之邪自见也。至如山野之间，幽隐之处，鬼魅情形，诚有不测；若明本篇之义，则虽千态万状，只此五行包罗尽之，治之以胜，将安遁哉？然鬼本无形，乃能形见，既觉其无中之有，独不能觉其有中之无乎？反之之明，在正心以壮气，虚明以定神。神定，彼将自灭矣。天命所

在,彼亦焉能以非祸加人哉?此全神却鬼之道也。古德云:山鬼之伎俩有限,老僧之不见不闻无穷,斯言至矣。《论治类》十六章有按当考。

④高士宗《黄帝素问直解》此句未具体注释,总体概括此段为:此一节申明上篇三虚暴亡,十二藏不得相失之义。

⑤孟景春等《黄帝内经素问译释》人或患了五脏之神失其常位,就会使神明不完满了。在这种情况之下,非但疫邪为患,就是一切邪气都会来侵袭,这都是由于精神不守的缘故。

⑥张灿玾等《黄帝内经素问校释》人犯了五脏神志易位,就会使神光不圆,不但是疫邪,一切邪气伤人,都是由于神志失守其位的缘故。

⑦王洪图等《黄帝内经素问白话解》如果人的五脏不能藏神,就会使神气亏损,不但疫疠之气可以侵犯,其他一切邪气也都可以乘虚侵犯,这都是因神气不能藏守所引起的。

(6)此谓得守者生,失守者死。得神者昌,失神者亡。

①正统道藏《黄帝内经素问遗篇》得守者,本位而五神各得其居,即神光乃圆明而聚矣,故一切邪不犯之乃生也。老子云:气来入身谓之生,神去于身谓之死。故曰命由神生,命生神在,即命生神去,即命夭矣。所谓神游失守,即不离身,故不可便死也,其主管在头上,三尊高位灵主言也,即太一帝君在头,曰泥丸,总神也,无英君左制三魂也,白元君右拘七魄也,即魂为阳神也,魄为阴鬼也,若无上三虚主之,神离位者死。今五神失守,亦有主归,即神光不聚,圆光亦缺,故邪干犯之。若神失守其位,即知人生神昌。

②马莳《黄帝内经素问注证发微》此句未具体注释,总体概括此段为:此详言人有二虚,及感天虚则为三虚,乃五神失守,即神光不圆,而尸鬼众邪犯之,皆致暴亡也。大义见前篇第八节。

③张介宾《类经》得守则神全,失守则神散。神全则灵明圆聚,故生。神散则魂魄分离,故死。阳气为神,阳盛则神全。阴气为鬼,阳衰则鬼见。阴阳合气,命之曰人。其生在阳,其死在阴,故曰得神者昌,得其阳也。失神者亡,失其阳也。明阴阳聚散之道,则鬼神之妙固不难知,而得失之柄还由于我。古云人定胜天,本非虚语。观孟子曰:求则得之,舍则失之。不于斯言益信乎!

④高士宗《黄帝素问直解》此句未具体注释,总体概括此段为:此一节申明上篇三虚暴亡,十二藏不得相失之义。

⑤孟景春等《黄帝内经素问译释》所以说:精神能够守藏则生存,不能守藏则死亡。得神的就会安康,失神的就要死亡。

⑥张灿玾等《黄帝内经素问校释》得守者生,失守者死:《类经》二十八卷第四十四注"得守则神全,失守则神散,神全则灵明圆聚,故生;神散则魂魄分离,故死"。

所以说,神志内守的就可以生,神志失守的就要死亡,得神者就会安康,失神者就要死亡。

⑦王洪图等《黄帝内经素问白话解》总言之就是,神气能守其位的就可以生,神气不能守其位的就会死亡;神气充沛的身体就健康,神气散失的就会死亡。

# 参考文献

[1] 王晓毅."天地""阴阳"易位与汉代气化宇宙论的发展[J].孔子研究,2003(04):83-90.

[2] 孔庆洪."气化结构"假说之探讨[J].中国医药学报,1996,11(05):56-58.

[3] 张立平.中医整体思维模式下的《黄帝内经》经典治则治法探析[J].中国中医药现代远程教育,2015,13(17):6-8.

[4] 岳东辉.中医疫病病因学理论探析[J].中华中医药杂志,2012,27(12):3045.

[5] 单施超,赵博.回溯运气学说的争鸣与比较[J].中华中医药杂志,2015,30(06):1885-1888.

[6] 史桂荣,王雷,李春巧.五运六气在中医理论中的独特价值[J].中医学报,2013,28(01):56-57.

[7] 汤巧玲,张家玮,宋佳,等.论中医运气学说的哲学基础[J].中国中医基础医学杂志,2016,22(04):488-489.

[8] 杨力.中医运气学[M].北京:北京科学技术出版社,1999:9.

[9] 方药中,许家松.黄帝内经素问运气七篇讲解[M].北京:人民卫生出版社,2007:10,152,9.

[10] 顾植山.从阴阳五行与五运六气的关系谈五运六气在中医理论中的地位[J].中国中医基础杂志,2006,12(06):463-465.

[11] 左帮平,陈涛,杨会军,等.五运六气与疫病关系的现代研究综述[J].辽宁中医药大学学报,2009,11(05):217-219.

[12] 喻嘉兴.《内经》运气构架初探[J].湖南中医杂志,2000,16(02):7-10.

[13] 郭蕾.天人相应论的思想文化基础[J].山西中医学院学报,2002,3(04):6-9.

[14] 蒲晓田,马淑然,陈玉萍等.关于中医"天人相应"理论内涵的探讨[J].中医杂志,2012,53(23):1984-1986.

[15] 郭霞珍.《黄帝内经》"五脏应时"说与天人相应观[J].中华中医药杂志,2012,27(05):1223-1226.

[16] 黄辉,王键.天人合一思想的本体意义及其比较学研究[J].南京中医药大学学

报(社会科学版),2016,17(04):219-224.

[17] 张娜,刘晓燕,郭霞珍.基于"天人相应"理论的四时—阴阳—五脏关系的探讨[J].世界中医药,2016,11(02):224-227.

[18] 张青龙,郑晓红,马伯英.《黄帝内经》自然观浅议[J].中医药导报,2016,22(09):9-13.

[19] 王钊.论阴阳为天人相应之中介[J].北京中医学院学报,1988,(2):15.

[20] 余云岫,恽铁樵.灵枢商兑与群经见智录[M].北京:学苑出版社,2007:108-111.

[21] 傅遂山.浅谈五行学说对中医养生的指导作用[J].河南中医,2010,30(06):530-533.

[22] 潘毅.《黄帝内经》脏气法时理论的变通[J].中医学报,2011,26(08):926-927,932.

[23] 李檬.五脏的生理特性是中医的特征性内容[J].河南中医,2008,28(02):11-12.

[24] 常立果.《内经》"脏气法时"思想研究[D].北京:北京中医药大学,2007.

[25] 程世德.内经理论体系纲要[M].北京:人民卫生出版社,1993.

[26] 许筱颖,郭霞珍.基于中医"天人相应"理论探讨藏象时间结构本质研究的思考[C]//中国中西医结合学会时间生物医学专业委员会.2009全国时间生物医学学术会议论文集,2009:6.

[27] 烟建华.《内经》五脏概念研究[J].中医药学刊,2005,23(3):395-399,406.

[28] 烟建华.论《内经》生命的四时法则[J].北京中医药大学学报,1998,21(04):3-6,72.

[29] 邢玉瑞.中医方法全书[M].西安:陕西科学技术出版社,1997:8.

[30] 王玉川.关于五行休王问题[J].中医杂志,1984,32(10):54-57.

[31] 吉凤霞.五行休王与精气盛衰节律探讨[J].中国医药学报,1998,13(04):9-11,81.

[32] 孟庆云.五运六气对中医学理论的贡献[J].北京中医药,2009,28(12):937-940.

[33] 陈曦.中医"气化"概念诠释[J].世界中医药,2014,11(9):1413-1418,1442.

[34] 王慧峰,严世芸.论藏象体系的天人气化和谐[J].中华中医药学刊,2011,29(10):2296-2297.

[35] 汤铁城.气化论精华初探——略论"气"与"火"的辩证法[J].医学与哲学,1984(02):15-18.

[36] 祝世讷.气化学说——开辟解剖结构的发生学研究[J].山东中医药大学学报,2007,31(3):179-181.

[37] 倪卫东.探讨运气学说核心理论及其《伤寒论》理论研究中的价值[D].南京:

南京中医药大学,2009.

[38] 吕凌.钱乙五行思想研究[D].沈阳:辽宁中医药大学,2006.

[39] 高巧林.朱震亨中医心理学思想[D].济南:山东师范大学,2009.

[40] 朱文浩,庄泽澄.李杲"阴火"浅说[J].甘肃中医,2005,(01):9-10.

[41] 杨威,潘桂娟,于峥,等.中医基础理论研究的要素与实践[J].中国中医基础医
学杂志,2012,18(11):1177-1178,1180.

[42] 郑洪.五脏相关学说理论研究与临床分析[D].广州:广州中医药大学,
2002:43.

[43] 邓铁涛.略论五脏相关取代五行学说[J].广州中医学院学报,1988(02):
65-68.

[44] 王琦.专题讲座——中医原创思维十讲(四)气为一元的一元观[J].中华中医
药杂志,2012,27(05):1353-1354.

[45] 孙以楷,甄长松.庄子通论[M].北京:东方出版社,1995:168.

[46] 恽铁樵.伤寒论研究(线装书)[M].恽氏铅印本,1935:7,19.

[47] 王庆国,李宇航,王震.《伤寒论》六经研究41说[J].北京中医药大学学报,
1997,20(4),23-30.

[48] 戴玉.《伤寒论》六经气化学说的形成和发展[J].江苏中医杂志,1982(04):
4-6.

[49] 刘渡舟.《伤寒论》的气化学说[J].新中医,1983(02):6-8.

[50] 刘温舒著.张立平校注.素问运气论奥校注[M].北京:学苑出版社,2009:191.

[51] 杨威.五运六气研究[M].北京:中国中医药出版社,2011:289.

[52] 王象礼.陈无择医学全书[M].北京:中国中医药出版社,2005:237.

[53] 陈曦.从《内经》气化理论解析中药气味学说[J].中国中医基础医学杂志,
2014,20(10):1321-1323.

[54] 李磊.三阴三阳学说文化哲学探源[J].南京中医药大学学报(社会科学版)
2006,7(2):74-77.

[55] 孙志其,韩涛.基于气本体论的三阴三阳体系构建与应用[J].中华中医药杂
志,2017,32(05):2307-2310.

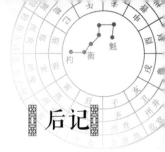

《黄帝内经》"运气九篇"所阐述的"五运六气理论",虽然千百年来纷争不断,但是"五运六气理论"所蕴含的主要学术思想,极具价值,这一点毋庸置疑,这也是作为一个中医学者,必须潜心学习、研究"五运六气理论"的原因所在。

"五运六气理论"是对天地之气的交互变化,所形成的六十种自然气候状态,以及其与人、生物、植物相适应的周期性变化规律的高度总结,其理论充分展示了中医学"天人相应"的学术思想。《素问·六微旨大论》曰:"上下之位,气交之中,人之居也。故曰天枢之上,天气主之;天枢之下,地气主之;气交之分,人气从之,万物由之,此之谓也。""天人相应"是中医学中阴阳五行学说的灵魂,"五运六气理论"正是这一学术思想的集中体现,只有深刻理解"五运六气理论",才可以更好地理解、掌握、体悟中医学阴阳五行学说的"天人相应"思想。"五运六气理论"是在中国古代传统文化的土壤中孕育、形成和发展的,是古人基于长期的对自然界气候、物候、病候的观察,并充分运用了我国古代先进的天体结构理论以及古代天文历法成就而形成的天、地、人一体的结构模型,从时空角度揭示了自然界的气候、物候、病候周期运动规律,揭示了中医学"天人相应"思想的科学性。

中医学理论认为气是宇宙的本原,气的升降相因,交错相感是产生自然界一切事物及现象的根源。《六微旨大论》说:"气之升降,天地之更用也……天气下降,气流于地,地气上升,气腾于天;故高下相召,升降相因,而变作矣。"自然界一切气候现象都是由"五运"和"六气"交错叠加,综合而形成的。故《五运行大论》谓"上下相遘,寒暑相临,气相得则和,不相得则病",人及生物、植物如果适应自然界气候的变化就可以健康,反之则生灾病,即"从其气则和,逆其气则病"。因此,在治疗上必须遵从"必先岁气,无伐天和"的"法时而治"的学术思想。所以作为一名医生必须"上知天文,下知地理,中知人事"。可以说,五运六气理论是中医学认识环境与人体健康关系的学说,其本质是探索人与环境协调统一的"天人相应"关系。人类生存环境可以分为外环境和内环境,外环境可以分为天文环境、地理环境、社会环境,人的生存,离不开环境,人必须适应环境才可以生存。"天人相应"正是阐述人与环境协调统一的重要学说。五运六气理论所展示的主要学术思想,包括两个方面:第一,基于五运六气对人体脏腑功能的影响，建立起气候—物候—病候相关的天、地、人结构体系。将人体置于整个宇宙空间的整体论角度考察人体生命现象和健康、疾病，充分体现出天人相应的"脏气法时"学术思想；第二，通过"天人一气""天人同构""天人相应"，建立起来的天、地、人气化理论。"五运六气理论"所体现出来的"天人相应"的"整体衡动观"及"气化论"思想与《黄帝内经》其他篇章一脉相承。研究"五运六气"对于继承、理解、学习、运用、创新与发展中医学理论具有重要的启发作用。

本团队在学习、理解、运用并研究"五运六气理论"的基础上，通过古籍研究、文献分析、逻辑推理、经验总结、整合归纳等方法，并结合传统辨证论治方法，建立了以"五运六气理论"为基础，以五脏生克制化为推演方法的五脏功能兼顾的"五脏生克制化辨证模式"。其具体内容是基于三个时间点（出生时间、发病时间、就诊时间）"五运六气"影响下的五脏功能盛衰情况，根据脏腑间生、克、复的关系，全面分析患者的体质、脏腑发病规律，以及疾病的病因病机，并综合传统辨证论治方法，实现五脏平衡辨证。"五脏生克制化辨证模式"将中医学"天人相应"典范学术思想——"五运六气学说"与临床密切结合起来，是对中医学核心思想的继承、发展与创新，它可大大简化临证诊治流程，提高辨证的准确性，提高临床疗效，是临证治疗中简便易行的辨证方法，值得在临床疾病治疗中做更深、更全面的运用。本书对于理解学习"五运六气理论"并探索其临床应用具有一定指导意义。

**杜武勋**

二〇一八年九月